Experimentelle Medizin, Pathologie und Klinik

Band 23

Herausgegeben von

R. Hegglin · F. Leuthardt · R. Schoen · H. Schwiegk

A. Studer · H. U. Zollinger

Lutz-Dietrich Leder

Der Blutmonocyt

Morphologie - Herkunft - Funktion und prospektive
Potenz - Monocytenleukämie

Mit einem Geleitwort von Professor Dr. K. Lennert, Kiel

Mit 73 Abbildungen, davon 10 farbig

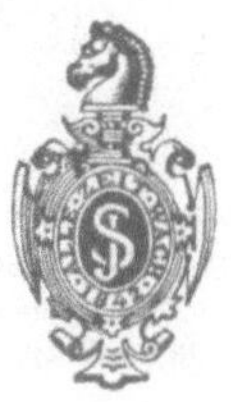

Springer-Verlag Berlin Heidelberg GmbH

Privatdozent Dr. med. L.-D. LEDER, Wissenschaftlicher Assistent am Pathologischen Institut der Universität Kiel

ISBN 978-3-642-86118-5   ISBN 978-3-642-86117-8 (eBook)
DOI 10.1007/978-3-642-86117-8

Meiner Mutter

Geleitwort

Noch bis vor wenigen Jahren galt der Monocyt als der Lohengrin des Blutes: niemand wußte, woher er stammt. Dualist oder Trialist zu sein, war danach mehr eine Sache des Glaubens als des Wissens. Die enzymhistochemischen Untersuchungen von L.-D. LEDER haben — zusammen mit anderen aktuellen Forschungen zur Monocytengenese — den Beweis erbracht, daß der Monocyt aus dem Knochenmark und zwar aus der granulopoetischen Reihe abzuleiten ist. Der Trialismus ist somit gegenstandslos geworden.

Die Ableitung des Monocyten aus dem Knochenmark hat auch für die Nomenklatur der malignen Hämoblastosen einige Konsequenzen: Eine Form der sog. Reticulosen, die „histiomonocytäre Reticulose", ist zu streichen. Die Hämoblastose der Monocyten ist keine Erkrankung des Reticulum, sondern eine Spezialform der myeloischen Leukämie, die man in ihrer reinen Form als Monocytenleukämie bezeichnen muß. Die Unterscheidung eines Typus Naegeli und Schilling ist bei Anwendung enzymhistochemischer Kriterien hinfällig.

Die Bedeutung des Monocyten bei der Entzündung, insbesondere bei der akuten Entzündung, wurde in den meisten Schulen sehr niedrig eingeschätzt, ja neuerdings sollten die Lymphocyten als „Westentaschen-Makrophagen" auf dem Entzündungsfeld erscheinen und in wenigen Stunden zu „Histiocyten" transformiert werden. Hier haben die Untersuchungen LEDERs, u. a. mit der Rebuckschen Hautfenstertechnik, eine klare Aussage ermöglicht: Die Makrophagen der akuten Entzündung stellen zumindest zum allergrößten Teil emigrierte Monocyten dar. Eine Umwandlung ausgewanderter Lymphocyten erfolgt nicht, gewebsständige Histiocyten spielen keine oder andernfalls eine untergeordnete Rolle.

Die vorliegende Monographie führt deutlich vor Augen, daß die Beherrschung weniger histochemischer Methoden — bei kritischer Anwendung und gediegener morphologischer Basis — es gestattet, in Kürze Fragen zu lösen, die jahrzehntelang der klinischen und pathologisch-anatomischen Klärung trotzten. Die nahezu vollständige und überaus gründliche Durchleuchtung der bisherigen Monocytenliteratur, die LEDER zur Grundlage seiner ausgezeichneten eigenen Studien machte, zeigt aber auch, wer von den Altmeistern der Hämatologie die beste Beobachtungs-gabe und den sichersten Instinkt hatte. KARL ROHR ragt hier als einer der einsamen Großen heraus.

Meine besten Wünsche begleiten das Buch. Möge es sich als brauch-bare Waffe gegen überkommene und aktuelle Irrlehren erweisen und dazu dienen, eine zu wenig beachtete und in ihren Potenzen unterschätzte Zelle in den Blickpunkt des Hämatologen und Pathologen zu rücken!

Kiel, im Oktober 1967

KARL LENNERT

Inhalt

A. Einleitung

In den Sachverzeichnissen auch neuerer hämatologischer oder patho-logisch-anatomischer Lehr- und Handbücher finden sich unter dem Stich-wort „Monocyt" meist nur wenige Seitenzahlen angeführt. Dies verdeut-licht recht gut, daß das im Grunde reichhaltige Wissen um diese seit mehr als 70 Jahren als eigenständig erkannte Blutzellart noch keineswegs medi-zinisches Allgemeingut geworden ist. Viele der Befunde sind in zahlreichen Einzelarbeiten verstreut und unter den verschiedensten Gesichtspunkten gewonnen worden.

So habe ich es mir zur Aufgabe gestellt, zunächst das über den nor-malen Blutmonocyten bisher Erarbeitete zusammenzutragen und hier und da durch eigene Untersuchungsergebnisse zu ergänzen. Von diesem Funda-ment ausgehend habe ich versucht, die verschiedenen Ansichten über die Herkunft des Blutmonocyten zu vergleichen und einer kritischen Prüfung zu unterwerfen. Darüber hinaus habe ich angestrebt, durch eigene Unter-suchungen einen Beitrag zu diesem umstrittenen Problem zu leisten.

Weiterhin war es mir darum zu tun, die funktionelle Bedeutung des Blut-monocyten herauszustellen. Sie betrifft — soweit wir bisher sehen — im wesentlichen Abwehrvorgänge und reparative Leistungen bei der Ent-zündung. Die Beteiligung des Blutmonocyten an solchen Geschehnissen ist vielfach diskutiert und erwähnt und wohl auch kaum bestritten worden. Hingegen ist über das Ausmaß, in welchem die Blutmonocyten an der-artigen Vorgängen teilnehmen, recht wenig bekannt, und die Meinungen gehen diesbezüglich weit auseinander. Daher habe ich mich besonders in diesem Punkte um Klarheit bemüht, zumal sich bei eigenen Studien heraus-stellte, daß man sich hierin vielfach nicht die richtigen Vorstellungen machte.

Besonderer Wert wurde darauf gelegt, alle Beobachtungen und Diskus-sionen soweit wie möglich auf die Verhältnisse beim Menschen zu beschrän-ken und diese ganz in den Mittelpunkt der Betrachtungen zu stellen. Denn in vielen Einzelheiten bestehen doch mannigfaltige Unterschiede zwischen tierischem und menschlichem Organismus. Deshalb erfuhr das Tierexperi-ment nur insoweit Berücksichtigung, als es Ergänzung oder Bestätigung der an menschlichem Untersuchungsgut gewonnenen Erkenntnisse erbrachte. Vor allem aber suchte ich zu vermeiden, aus tierexperimentellen Ergebnissen ohne entsprechende Befunde an menschlichem Untersuchungsgut verallge-meinernde Schlüsse zu ziehen.

1 Leder, Blutmonocyt

Schließlich habe ich mich im Anschluß an die Studien über die Genese des normalen Blutmonocyten mit dem Krankheitsbild der Monocytenleukämie beschäftigt. Diese Erkrankung ist seit der Beschreibung des ersten Falles durch RESCHAD und SCHILLING im Jahre 1913 immer wieder eine ergiebige Quelle heftiger Diskussionen und leidenschaftlicher Auseinandersetzungen unter den Hämatologen gewesen. Eine Einigung konnte jedoch bisher nicht erzielt werden, eher ist das Spektrum der Ansichten vielfältiger geworden. Ich glaube, in meinen Befunden Ansatzpunkte für eine Klärung des vielschichtigen Fragenkomplexes der Monocytenleukose sehen zu können.

Ein wesentlicher Teil der eigenen Befunde und Beobachtungen ist durch die Anwendung fermentcytochemischer Methoden ermöglicht worden. Für die meisten benutzten Verfahren arbeitete ich eigene Modifikationen aus, die eine einwandfreie hämatologisch-cytologische Diagnostik bei gleichzeitig exakter Enzymlokalisation erlauben. Diese Verfahren werden in einem Anhangsteil der Arbeit gesondert besprochen.

B. Der Monocyt des peripheren Blutes

(Literatur und eigene Untersuchungen)

Von den 6000—8000 weißen Zellen, die 1 mm³ Blut des Erwachsenen normalerweise enthält, sind 4—8%, also etwa 240—640, Monocyten. Verglichen mit den neutrophilen Granulocyten, die nach HEILMEYER und DICK, 1951 sowie nach WACHOLDER, 1952, durchschnittlich 55% bzw. 56,5% der Leukocyten ausmachen, kommt der Monocyt in relativ geringer Anzahl im Blute vor. Hieraus ist teils bewußt, zumeist wohl aber unbewußt, sicher jedoch fälschlich auf eine dieser Relation entsprechende geringe Bedeutung des Blutmonocyten geschlossen worden (z. B. SILBERBERG, 1930).

Berechnet man an Hand der oben genannten Zahl die Gesamtmenge der mit dem Blute zirkulierenden Monocyten, so kommt man auf ungefähr 1,2—3,2 Milliarden Monocyten, wenn eine Gesamtblutmenge von 5 l zugrunde gelegt ist. Außerdem hält das Knochenmark (s. S. 37) noch eine erhebliche Anzahl von Monocyten in Reserve. Daher kann bei plötzlichem Bedarf die Zahl der zirkulierenden Monocyten binnen kurzer Zeit mindestens verdreifacht werden (CHARTON, 1966).

Schon aus dieser Tatsache geht hervor, daß die Blutmonocyten keineswegs nur als zufällig in die Blutbahn geratene Zellen oder als „eine Art Hilfs- oder Ersatztruppe für die am Orte der Entzündung kämpfenden ortsansässigen Histiocyten" (HEILMEYER und BEGEMANN, 1951) anzusehen sind, sondern daß sie — wie die neutrophilen Granulocyten — einen höchst wichtigen Teil des cellulären Reaktionssystemes des Organismus repräsentieren.

I. Lichtmikroskopische Morphologie

Im normalen, nach PAPPENHEIM gefärbten Blutausstrich ist der Monocyt die größte Zelle (Abb. 1). Sein Durchmesser wird mit 12—20 μ angegeben (NAEGELI, 1931; HEILMEYER und BEGEMANN, 1951). SCHILLING, 1943, beschreibt ihn als „über doppelt so groß wie Erythrocyten, meist viel größer als Granulocyten". Doch sind solche Angaben mit Reserve zu betrachten, da sie einerseits von der Dicke des Blutausstriches und andererseits von der Ausbreitungsneigung bzw. -fähigkeit der betreffenden Zellart abhängig sind. Das Ausbreitungsvermögen und die Haftfähigkeit des Monocyten ist

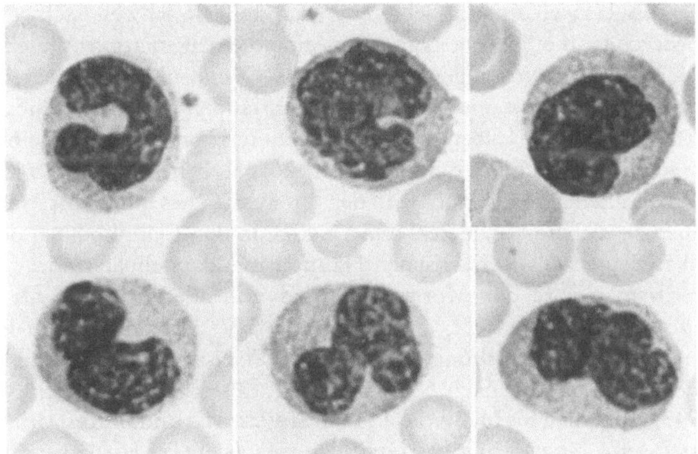

Abb. 1. Verschiedene Formvarianten normaler Monocyten im Blutausstrich. Pappenheim. 1400 mal

gegenüber Glasoberflächen hoch (BESSIS, 1959; FLOREY, 1961; RABINOWITZ, 1964), deshalb imponiert er auch in Ausstrichen als die größte Blutzelle. In Wahrheit ist der Monocyt aber genau so groß wie der neutrophile Granulocyt. Dies ist an dicken Ausstrichstellen leicht nachweisbar (UNDRITZ, 1963 a).

Von allen normalen kernhaltigen Blutzellen zeigt der Monocyt die stärkste morphologische Variabilität. Fast unbegrenzt ist die Vielfalt der Kernformen: von rundlich bis mehrfach segmentiert (ALDER, 1922; NAEGELI, 1931 u. v. a.) finden sich alle nur vorstellbaren Varianten. Die Kernstruktur wird als „schleißig bis schollig" beschrieben, wobei „in der feinen Netzzeichnung des Kernes besonders die Längsfäden deutlich sind und sich oft zur Bildung kleiner Schollen vereinigen" (HITTMAIR, 1944). Nach NAEGELI, 1931, besitzen die Monocytenkerne „ein eigenartiges Chromatinnetz mit kleinen Verdickungen an den Knoten des Netzes". Jugendliche Elemente sollen nach NAEGELI ein viel feineres, dünneres und zarteres Basi-

1*

chromatinnetz, ältere ein gröberes und dickeres enthalten. SCHILLING, 1943, sah in den Monocytenkernen eine „zarte, unscharf gefelderte Struktur". Nach HEILMEYER und BEGEMANN, 1951, zeigt der Monocytenkern einen „lockeren Bau mit einem eigenartigen Chromatinnetz mit Verdickungen zwischen den Lücken".

Über das Vorkommen von Nucleolen in den Monocyten werden unterschiedliche Angaben gemacht. SCHILLING, 1943, traf nur bei einem Teil der Monocyten Kernkörperchen an. NAEGELI, 1931, behauptete, daß bei jungen Monocyten mit feinem Chromatinnetz und geringer oder fehlender Kernpolymorphie mehrere Nucleolen nachweisbar seien. GONZALEZ-GUZMAN, 1957, beschrieb zwei bis fünf sehr feine und äußerst schwer nachweisbare Kernkörperchen, die im allgemeinen aus einem einzigen argyrophilen Granulum bestehen, das von einem sehr dünnen Grundsubstanzhäutchen umhüllt wird. STOCKINGER und KELLNER, 1952, fanden bei Anwendung von gepufferter Methylenblaulösung zur Darstellung von Nucleolen ein oder mehrere mehr oder weniger deutliche Kernkörperchen. Wir selbst wie auch POHL, 1961, sahen in den Monocyten des Blutausstriches mit dieser Methode bisher niemals sichere Nucleolen wie sie z. B. in den Lymphocyten oder in den Makrophagen des Rebuckschen Hautfensters darstellbar sind.

Die Plasmamenge der Monocyten wird von allen Autoren als hoch bezeichnet. Nach HITTMAIR, 1944, beträgt das Verhältnis Kern-Protoplasma = 1 : 1. Bei der Färbung nach PAPPENHEIM ist der Zelleib nach HITTMAIR, 1944, taubengrau, nach NAEGELI, 1931, düstergrau und nach SCHILLING, 1943, rauchblau bis blaßviolett. Nach HEILMEYER und BEGEMANN, 1951, zeigt das Plasma ein eigenartiges Graublau. Man sieht, es lassen sich hier — wie bei den Größenangaben — keine in strengem Sinne gültigen Angaben machen, denn auch die Plasmaanfärbung hängt vom Ausbreitungsgrad der Zellen und damit von der Ausstrichdicke ab und vor allem von der Färbedauer sowie der angewandten Farbstoffkonzentration. Dennoch ist sicher, daß die Blutmonocyten ein von den anderen Leukocyten deutlich unterschiedenes und im großen ganzen auch reproduzierbares färberisches Verhalten ihres Protoplasmaleibes aufweisen, welches dem Geübten in allen seinen Varianten durchaus geläufig ist, sich aber einer exakten Beschreibung entzieht.

Eine von allen Autoren übereinstimmend als wichtig und typisch empfundene Eigenart der Monocyten ist ihre Azurgranulation. NAEGELI, 1931, beschrieb sie als noch feiner und viel reichlicher als die Granulation der Neutrophilen. Nach SCHILLING, 1943, sind die Monocyten „deutlich fein rosa bestäubt, besonders intermediär". Von HEILMEYER und BEGEMANN, 1951, wurden die Granula als stäbchenartig bezeichnet.

Insgesamt ist der normale Blutmonocyt durch seine lockere, netzförmige Chromatinstruktur, die zwar sehr variable, aber gerade dadurch charakteristische Kerngestalt, die grau-blaue Plasmaanfärbung und die feine Azurgranulation im Pappenheim-Präparat gestaltlich wohl definiert und damit bei hinreichender Übung sicher von den anderen Leukocyten abtrennbar. Damit besteht keine Gefahr, diese Zelle in einem gut gefärbten normalen Blutausstrich mit einer anderen der weißen Reihe zu verwechseln. Ganz besonders betont sei, daß sich keinerlei „Übergangsformen" zwischen den Monocyten und anderen Leukocytenarten finden, vor allem nicht zwischen Monocyten und Lymphocyten, wie es z. B. WILLIS, 1953, behauptet. Deshalb ist es auch nicht recht verständlich, weshalb manche Autoren — besonders im anglo-amerikanischen Schrifttum — die „mononucleären Blutzellen" summarisch den anderen Leukocyten gegenüberstellen und höchstens noch zwischen „großen" und „kleinen" Mononucleären unterscheiden.

Nicht selten wird in der Literatur von Vacuolen und anderen, auf Phagocytose hinweisenden Plasmaeinschlüssen in den Blutmonocyten berichtet. NAEGELI, 1931, beschrieb Vacuolen sogar als häufiges Vorkommnis. Nach eigenen Erfahrungen sind derlei Befunde im Blute des Gesunden jedoch ziemlich selten anzutreffen. Im Gegensatz dazu scheinen sie bei krankhaften Zuständen häufiger zu sein. So sollen die Blutmonocyten Malariapigment aufnehmen (NAEGELI, 1931) und zuweilen auch Erythrophagie zeigen, z. B. bei schwerer Tuberkulose (WEILL, 1920), bei Lymphogranulomatose (NAEGELI, 1931), bei Hämoglobinurie (MEYER) und bei Sichelzellenanämie (HUCK, 1923). LIEBMANN, 1929, sah beim malignen Melanom in den Blutmonocyten Melanin. Es ist aber, wie auch NAEGELI, 1931, zu bedenken gegeben hat, nicht ohne weiteres gesagt, daß es sich bei solchen Zellen tatsächlich um Blutmonocyten handelt. Denn unter krankhaften Bedingungen können auch andere zur Phagocytose befähigte Zellen in den Blutstrom gelangen. Diese Frage hat in den Diskussionen um die Herkunft des Blutmonocyten eine große Rolle gespielt, sie soll daher in dem entsprechenden Kapitel (s. S. 66) ausführlich behandelt werden.

Während die Morphologie des Monocyten im Blutausstrich einen feststehenden Teil des allgemeinen medizinischen Wissensgutes darstellt, ist über die Gestalt dieser Zellen, wenn sie extravasculär im *Gewebsschnitt* liegen, fast nichts bekannt. Das hat seinen Grund darin, daß dem Monocyten keine Eigenschaften innewohnen, die zu seiner genauen Abgrenzung im histologischen Präparat vor allem von den gestaltlich so mannigfaltigen Bindegewebszellen geeignet wären. Da der Monocyt zudem eine amöboid bewegliche Zelle ist, wird er sich in seiner Form bei extravasculärem Aufenthalt der Umgebung anpassen. So besteht keine Möglichkeit der exakten morphologischen Definition des extravasalen Blutmonocyten. Dies ist ein Hauptgrund für zahlreiche einander widersprechende Angaben, für Fehldeutungen und Irrtümer, die sich insbesondere im pathologisch-anatomischen Schrifttum in bezug auf Probleme finden, die mit dem Blutmonocyten zusammenhängen.

Es soll aber nicht unerwähnt bleiben, daß die Identifizierung von Blutmonocyten *innerhalb von Gefäßlumina* histologischer Schnitte doch häufig
möglich ist (Abb. 2). Hier unterscheidet sich der Monocyt von den übrigen
Leukocyten durch sein breites, im Giemsapräparat graublaues Protoplasma,
in dem sich jedoch im Gegensatz zum Blutausstrich keine Azurgranulation
nachweisen läßt. Der Kern zeigt den typischen Formenreichtum. Er nimmt
bald rundliche, bald bohnenförmige oder E-förmige und auch gänzlich
unregelmäßige Gestalt an, weist eine deutlich gezeichnete Kernmembran

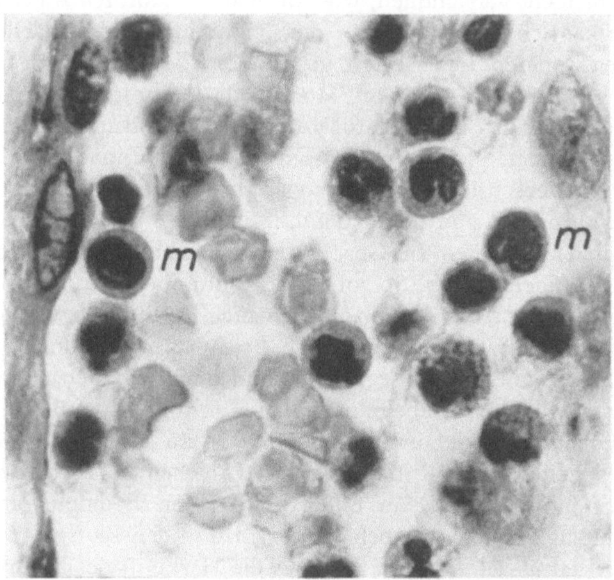

Abb. 2. Intravasale Leukocytenansammlung innerhalb eines akuten entzündlichen
Infiltrates. Bei *m* je ein Monocyt. Hämatoxylin-Eosin. 1400 mal

auf, die sich von dem zarten, gleichmäßig verteilten und schwach anfärb-
baren Chromatin gut abhebt, und besitzt keine sicher erkennbaren Nucleolen.
Er hat die gleiche Größe wie der neutrophile Granulocyt (UNDRITZ, 1950,
1963a). An Hand dieser Kriterien gelingt es, viele der intravasalen Blutmonocyten zu erkennen. Es gibt aber zweifellos häufig Leukocyten, bei
denen man mit morphologischen Methoden allein nicht sicher entscheiden
kann, ob Monocyten oder stabkernige bzw. gering segmentierte Neutrophile vorliegen.

II. Phasenkontrastmikroskopische Morphologie

Bei Lebendbeobachtung im Phasenkontrastmikroskop (MOESCHLIN,
1949; ACKERMAN und BELLIOS, 1955; TOMPKINS, 1955; KOSENOW, 1956;

RIND, 1958; BRAUNSTEINER und FELLINGER, 1960; JORKE, 1963 u. a.) ist der Monocyt leicht zu erkennen. Nach außen hin umgibt ihn eine Schicht von granulafreiem Hyaloplasma, welches sich nach Art einer undulierenden Membran bewegt und Pseudopodien aussendet. Bei Ortswechsel schiebt sich zuerst das granulierte Cytoplasma und dann auch der Kern in solche Pseudopodien hinein, wodurch eine für den Monocyten typische Bewegungsform zustande kommt. Das granulierte Cytoplasma enthält vor allem reichlich Mitochondrien, die in einer stetigen Bewegung begriffen sind. Daneben kommen viele Vacuolen vor, die nach Form und Größe dauernd Veränderungen unterliegen. In dem hellen, scharf abgrenzbaren Kern werden 1—3 kleine Nucleolen sowie einige verschieden geformte Verdichtungen beschrieben.

III. Elektronenoptische Morphologie

Mit der elektronenoptischen Untersuchung von Blutmonocyten haben sich unter anderen DE ROBERTIS, 1952; KAUTZ und DE MARSH, 1954; BERNHARD, HAGUENAU und LEPLUS, 1955; RINEHART, 1955; GREY und BIESELE, 1955; MILLER, 1956; GOODMAN, REILLY und MOORE, 1957; TANAKA, 1958; LOW und FREEMAN, 1958; PAEGLE, 1961; BESSIS und THIERY, 1961; REINAUER, 1961; JORKE, 1963; CAPONE, WEINREB und CHAPMAN, 1964 sowie ANDERSON, 1966, beschäftigt. Auch bei dieser Untersuchungstechnik unterscheiden sich die Monocyten eindeutig von den anderen Blutzellen.

Die Kerne fallen durch das häufige Vorkommen von Einbuchtungen auf, sie können aber auch rundlich oder sogar segmentiert sein. Die Kernmembran verläuft unregelmäßig mit zahlreichen kleinsten Einfaltungen. Das feingranuläre Chromatin ist nicht gleichmäßig verteilt, sondern an der Innenseite der Kernmembran in Form eines unregelmäßig breiten Bandes besonders dicht abgelagert. Dies entspricht wohl der bei den Monocyten auffallend scharf erkennbaren lichtmikroskopischen „Kernmembran". Einwärts von dieser dichten Randzone ist die Kernstruktur lockerer und heller. Hier findet sich nach REINAUER, 1961, meist ein Nucleolus; TANAKA, 1958, konnte im Gegensatz dazu jedoch kein Kernkörperchen nachweisen.

Das Cytoplasma ist im ganzen dicht und zeigt durch die große Anzahl der verschiedensten Organellen eine reichhaltige Gliederung. Insgesamt erscheint es dem Beobachter als getüpfelt, gesprenkelt oder gefleckt ("speckled"). In der Kernbucht ist der Golgiapparat mit seinen typischen Vacuolen- und Lamellenstrukturen zu finden. Der Gehalt an Paladegranula ist relativ hoch. Überall finden sich Anteile des endoplasmatischen Reticulum, dessen Anschnitte meist rundlich bis oval konfiguriert sind. Ihre Dimensionen werden von REINAUER, 1961, mit 100—200 : 200—450 mμ angegeben. Derselbe Autor fand an der Konvexseite des Kernes auch häufiger sackartige Ergastoplasmaformen. Mitochondrien kommen in größerer

Anzahl vor. Sie sind rundlich bis oval. Gelegentlich werden kleine Vacuolen im Plasma angetroffen. Schließlich enthalten die Monocyten nach REINAUER, 1961, noch zahlreiche 130—170: 200—300 mµ große Granula mit einer dichten Außenmembran und einem homogenen, kontrastreichen Inhalt. REINAUER betont eine große elektronenoptische Ähnlichkeit zwischen Monocyten und Promyelocyten, und TANAKA, 1958, weist darauf hin, daß in den Monocyten dichte Granula vorkommen, die auch in den Granulocytenvorstufen gefunden werden. Im übrigen unterscheiden sich nach ANDERSON, 1966, die Monocytengranula von den Azurgranula der Lymphocyten deutlich: diese enthalten dunkle, elektronendichte Gebilde, jene sind homogen.

PETRIS, KARLSBAD und PERNIS, 1962, haben in Monocyten des Menschen und des Meerschweinchens eigenartige, zu kleinen Bündeln vereinigte Filamente beschrieben, die sie auch in Peritonealmakrophagen, hier allerdings in viel größerer Anzahl, antrafen. Die Bedeutung dieser Filamente ist den Autoren unklar. Sie diskutieren die Möglichkeit, daß es sich um eine Art Gerüstwerk oder um das morphologische Substrat einer kontraktilen Substanz handelt. Eine Deutung der Filamente als Kollagenvorläufer lehnen sie ab, da sich diese Gebilde vor allem in phagocytotisch aktiven Zellen fänden und da diese Deutung allem bisher auf elektronenoptischem Gebiet über die Kollagenfaserbildung Bekannten widerspräche.

IV. Funktionelles Verhalten

Bei der Supravitalfärbung mit Neutralrot-Janusgrün unterscheiden sich die Blutmonocyten des Menschen und sämtlicher untersuchter Tierarten stark von den anderen weißen Blutzellen (SIMPSON, 1921a, b, c, 1922a, b; SABIN, 1923, 1932; MASUGI, 1926; SABIN und DOAN, 1927; CAPPELL, 1929; CUNNINGHAM und TOMPKINS, 1930; TOMPKINS, 1932, 1955; GABL, 1960 u. v. a.). Sie zeichnen sich durch die Bildung vieler Neutralrotgranula aus, die häufig in der Kernbucht zu einer Rosette vereinigt liegen, während sich die zahlreichen Mitochondrien mit Janusgrün darstellen.

Die supravitale Färbbarkeit mit Neutralrot und insbesondere die Ablagerung des Farbstoffes in Rosettenform wurde zunächst als besonderes Charakteristicum des Blutmonocyten angesehen. Insoweit nur die Blutleukocyten betrachtet werden, ist dies auch richtig. Es hat sich aber herausgestellt, daß die Fähigkeit zur Neutralrotspeicherung auch anderen Zellarten des Organismus zukommt (MASUGI, 1926; DOAN, 1926; SEEMANN, 1930b u. a.). So weisen auch die Histiocyten bzw. Makrophagen und die Epitheloidzellen des Tuberkels diese Eigenschaft auf (SABIN, 1932).

Außerdem färben sich nach MASUGI, 1926, CAPPELL, 1929 und SCHWIND, 1950, zwar alle Blutmonocyten mit Neutralrot an, bilden jedoch nicht immer Rosetten. Trotzdem haben alle Autoren festgestellt, daß die Neutralrotgranula der Monocyten nach Art und Zahl äußerst charakteristisch seien, so daß man sie bei Supravitalfärbung leicht von anderen Leukocyten unterscheiden kann. Insgesamt ist diese Methode zur Erkennung des Monocyten gut geeignet und auch vielfach angewendet worden (CUNNINGHAM, SABIN, SUGIYAMA und KINDWALD, 1925; DOAN, 1926; DOAN und SABIN, 1926; SABIN und DOAN, 1926, 1927; WEBB und WITTS, 1927; BLACKFAN und DIAMOND, 1929; KARMALLY, 1929; FORKNER, 1930; SEEMANN, 1930a,b, 1931; MERCER, 1931; SABIN, 1932; CUNNINGHAM, 1935; EPSTEIN und TOMPKINS, 1943 u. v. a.).

Anders als bei Supravitalfärbung verhalten sich die Blutmonocyten bei intravitalen Färbungsversuchen mit Lithiumcarmin und ähnlichen Stoffen. Einem Teil der Autoren gelang es nur bei sehr hochgetriebener Speicherung, einen relativ kleinen Prozentsatz der Monocyten darzustellen (ASCHOFF, 1913; ASCHOFF und KIYONO, 1913; KIYONO, 1914a,b; SCHITTENHELM und EHRHARDT, 1925; MASUGI, 1926; HIRSCHFELD, 1928; CAPPELL, 1929 u. a.). CAPPELL, 1929, fand, daß der Prozentsatz gespeicherter Monocyten unabhängig von Dosis und Häufigkeit der Farbstoffinjektionen immer gleich bleibt. Den höchsten Anteil intravital gefärbter Blutmonocyten beobachtete MASUGI, 1926, in seinen Versuchen. Er sah nach 6 maliger intravenöser Toluidinblauinjektion bei Kaninchen in etwa $^1/_3$ der Monocyten Farbpartikel.

Nach SIMPSON, 1921c, und TOMPKINS, 1955, dagegen soll sich der Blutmonocyt unter normalen Bedingungen intravital nicht anfärben lassen. WEBB und WITTS, 1927, kamen zu dem gleichen Ergebnis. Sie untersuchten die Monocyten bei Kaninchen nach Infektion mit B. monocytogenes. Obwohl sich die sehr stark vermehrt auftretenden mononucleären Zellen bei Supravitalfärbung einwandfrei als echte Blutmonocyten erwiesen, konnte auch bei hochgetriebener Speicherung keine Intravitalfärbung dieser Zellen erreicht werden. Wir selbst waren in einigen orientierenden Versuchen an Kaninchen mit verschiedenen Farbstoffen (Trypanblau, Lithiumcarmin, Vital New Red) trotz hoher Dosierung ebenfalls nicht in der Lage, vital gefärbte Monocyten im Ohrblut solcher Tiere nachzuweisen.

Bessere Ergebnisse erhält man bei intravenösen Tuscheinjektionen, wie sie von zahlreichen Autoren an Laboratoriumstieren vorgenommen wurden (MASUGI, 1926; BÜNGELER, 1926, 1927a; WEBB und WITTS, 1927; CAPPELL, 1929; EBERT und FLOREY, 1939 u. a.). Aber auch hier ist von der Tuschephagocytose immer nur ein Teil der Monocyten betroffen, und die Angaben, die die einzelnen Autoren über die Höhe dieses Anteiles machen, schwanken beträchtlich. So fand CAPPELL, 1929, in „einem großen Teil" der Monocyten Tuschepartikel. MASUGI, 1926, sah nach fünfmaliger Injektion sogar etwa die Hälfte der Monocyten tuschebeladen. BÜNGELER,

1927a, beobachtete in maximal 8% der Blutmonocyten Speicherung, wenn er nach viermaliger intravenöser Tuscheinjektion untersuchte. Ganz entsprechende Ergebnisse erhielt er bei Gabe von Kollargol und Eisendextran. WEBB und WITTS, 1927, konnten bei ihren Versuchen an Kaninchen mit B. monocytogenes-Infektion nur in 3% der Blutmonocyten Phagocytose von Tusche nachweisen. Wir selbst schließlich fanden bei Kaninchen auch nach hochgetriebener Tuschespeicherung nur wenige positive Monocyten.

Tuscheinjektionen beim Menschen scheinen etwa die gleichen Ergebnisse zu zeitigen wie bei Tieren. So konnte NORDENSON, 1939, nach mehrmaliger intrasternaler Applikation nur vereinzelt tuschehaltige Monocyten im peripheren Blut auffinden. Inkubiert man aber menschliche Blutmonocyten in vitro mit Tusche (POHL, 1961) oder Rußteilchen (McJUNKIN, 1918), so nehmen alle diese Zellen Partikel auf. In vitro gelingt es also viel leichter, die Monocyten zur Phagocytose zu bringen. Dies ist wahrscheinlich nicht allein eine Folge des in vitro höheren Angebotes von Tusche, denn nach CAPPELL, 1929, und anderen Autoren wird auch bei massivem Teilchenangebot in vivo ein bestimmtes Maximum an speichernden Monocyten nicht überschritten. Möglicherweise spielt für das unterschiedliche Verhalten ein Umgebungsfaktor eine Rolle.

Die stichhaltigste Erklärung dieser Diskrepanz ist aber wohl in der dauernden Neubildung und der gleichzeitigen Abwanderung der Blutmonocyten zu suchen (s. S. 86, 87). Denn die zum Zeitpunkt einer Tuscheinjektion zirkulierende und teilweise markierte Monocytenpopulation ist bei der nächsten Injektion bereits partiell geschwunden und durch neugebildete — nicht markierte — Monocyten ersetzt. Der dauernde Umsatz der Blutmonocytenpopulation macht damit ihre restlose Tuschemarkierung auch durch mehrmalige aufeinanderfolgende Injektionen unmöglich, weil jeweils eine andere Monocytenpopulation vorliegt. Dies gelänge nur durch eine einzige massive Tuschedosis, die eine gewisse Zeit auf die gleiche Monocytenpopulation wirken kann. Diese Situation ist nur im Reagenzglas herstellbar, hier phagocytieren auch alle Monocyten, in vivo aber würde eine solche Tusche- oder auch Farbstoffdosis augenblicklich letal wirken.

Insgesamt zeigen die Ergebnisse der Intravitalfärbungs- und Speicherungsversuche, daß die Blutmonocyten grundsätzlich in der Lage sind, Farbstoffe und kleine Partikel aufzunehmen. Gleichzeitig wird aber deutlich, daß diese Fähigkeit gegenüber Reticulumzellen, Kupfferschen Sternzellen und ähnlichen Elementen recht gering entwickelt ist. Denn diese stellen sich im Gegensatz zu den Blutmonocyten schon kurze Zeit nach der ersten Injektion von Farbstoffen oder Tusche deutlich dar und nehmen die verabreichten Markierungsmittel geradezu gierig auf, wie alle Autoren übereinstimmend berichten.

Lange Zeit war es sehr fraglich, ob die Monocyten sich gegenüber chemotaktischen Reizen in ähnlicher oder gleicher Weise verhalten wie die neutrophilen Granulocyten. Vielfach wurde sogar angenommen, daß dem Monocyten eine chemotaktische Reizbarkeit fehle. Nachdem COMAN, 1940, an Rattenmonocyten eine positive Chemotaxis gegenüber Aluminiumsilicat beobachtete, gelang HARRIS, 1953, 1961, der Nachweis, daß die Monocyten prinzipiell in gleicher Weise reagieren wie die neutrophilen Granulocyten. Zwar führten beide Autoren ihre Untersuchungen an Bauchhöhlenmakrophagen aus, doch lassen sich die Ergebnisse ohne weiteres auf

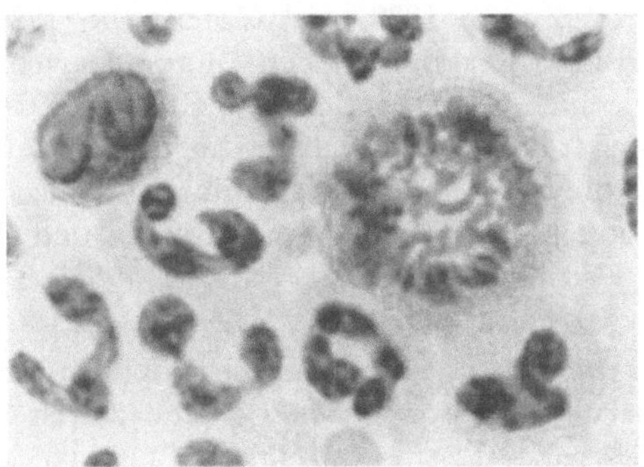

Abb. 3. Monocytenmitose (esterasepositiv: Plasma grau, im Original rotbraun) im Leukocytenkonzentrat eines Blutgesunden. Nachweis der α-Naphthylacetat-Esterase. 1400 mal

die Blutmonocyten übertragen, da deren Identität mit den Entzündungsmakrophagen gesichert ist (LEDER u. NICOLAS, 1963a, b; WULFF, 1963; LENNERT und LEDER, 1963, 1964; LEDER und CRESPIN, 1964; VOLKMAN und GOWANS, 1965a, b; TREPEL, 1965; TREPEL und BEGEMANN, 1966). HARRIS fand Staphylococcus aureus und albus, Streptococcus pyogenes, Mycobacterium tuberculosis, Bacterium monocytogenes, Corynebacterium diphtheriae, Salmonella typhi, Bacillus anthracis und Stärkekörner gegenüber Monocyten chemotaktisch wirksam. Hingegen wurden die Monocyten von zerfallenem Gewebe nicht beeinflußt. Zum Unterschied gegenüber den Neutrophilen ist die Bewegungsschnelligkeit der Monocyten geringer, sie streben aber die chemotaktisch wirksame Substanz direkter an.

Schließlich haben die Blutmonocyten — wenigstens zum Teil — die Fähigkeit, radioaktives Thymidin zu inkorporieren. BOND u. Mitarb., 1958, 1959, inkubierten Blutleukocyten von 6 erwachsenen Personen mit ³H-Thymidin. Bei allen Personen fanden sie markierte große mononucleäre Zellen, die sie nach cytologischen Kriterien als große und mittelgroße Lymphocyten, hauptsächlich aber als Monocyten klassifizieren konnten.

Diese Befunde wurden von BENDER und PRESCOTT, 1962, bestätigt. Sie zeigen, daß die Blutmonocyten mindestens zum Teil mitosefähig sind, also keine generell postmitotische Zellpopulation darstellen. Daß sich unter den mitosefähigen Blutzellen wirklich Monocyten befinden, beweisen eigene Beobachtungen von Monocytenmitosen in Lungengefäßen oder im Leuko-cytenkonzentrat (Abb. 3).

V. Histochemie

1. Lipide

Schon SEHRT, 1927a, b, 1929, und GOLDMANN, 1929, erhielten mit Sudan III eine positive Reaktion in den Blutmonocyten und sahen die Lipidgranula — wie auch NAEGELI, 1931 und EHRICH, 1934 — als identisch mit der Oxydase- oder der Azurgranulation an. Später wurden durch zahlreiche weitere Autoren Fettstoffe in den Monocyten nachgewiesen (z. B. RALPH, 1946; BLOOM und WISLOCKI, 1950; STORTI und PERUGINI, 1951; UNDRITZ, 1952; HAYHOE, 1953; WACHSTEIN, 1955; TOBIASCH, 1962; MAURI, 1963; BAKALOS und FRAGISKOS, 1964 u. a.).

Die Monocyten zeigen gegenüber den neutrophilen Granulocyten eine wesentlich schwächere Reaktion bei den Lipidnachweisen. Meist stellen sich feine, über das ganze Plasma verteilte Granula dar, so daß viele der Autoren von einer staubförmigen Reaktion sprechen. Häufig finden sich die Lipidgranula in der Kernbucht reichhaltiger als im übrigen Cytoplasma. RALPH, 1946, konnte neben anderen Lipiden auch Phospholipide in den Monocyten darstellen. MAURI, 1963, erhielt mit Sudanschwarz, mit Nilblau, beim Baker-Test, bei der Quecksilber-Diphenylcarbazon- und der Pyridin-Methode nach OKAMOTO sowie bei der Plasmalreaktion eine Anfärbung der Monocyten.

2. Polysaccharide

Die erste Angabe über das Vorkommen von Glykogen in den Blut-monocyten stammt von STAHL, HORSTMANN und HILSNITZ, 1925, die mit der Jodfixationsmethode einen geringen Gehalt der Blutmonocyten an dieser Substanz feststellten. Später sind dann von sehr zahlreichen weiteren Forschern mit den verschiedensten Methoden Polysaccharide in den Blut-monocyten nachgewiesen worden (GIBB und STOWELL, 1949; WACHSTEIN, 1949, 1955; WISLOCKI, RHEINGOLD und DEMPSEY, 1949; ERÄNKÖ, 1950; MANCINI, 1950; ASTALDI, BERNADELLI und RONDANELLI, 1952; STORTI, PERUGINI und SOLDATI, 1953a, b; KRUCKENBERG, 1954; NUNZIANTE-CESARO und GRANATA, 1955; RUYTER, 1955; HECKNER, 1956, 1963; TOBIASCH, 1962; WULFF und WULFF, 1964; HAYHOE, QUAGLINO und DOLL, 1964 u. a.). Durch die Diastaseprobe läßt sich nachweisen, daß z. T. Glykogen vorliegt.

Die Reaktionsintensität der Monocyten ist wesentlich geringer als die der neutrophilen Granulocyten und kann von Zelle zu Zelle erheblich schwanken (Abb. 4). Nach NUNZIANTE-CESARO und GRANATA, 1955, liegt der photometrische Extinktionswert für Monocyten bei 0,173—0,216, für die neutrophilen Granulocyten dagegen zwischen 0,249 und 0,309. Die am stärksten positiven Monocyten erreichen also nicht den Polysaccharidgehalt der am schwächsten reagierenden Neutrophilen.

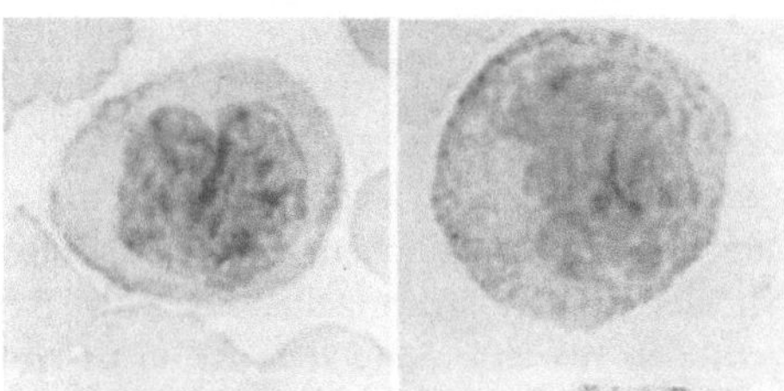

Abb. 4. Normale Monocyten im Blutausstrich. PAS-Reaktion. Relativ typisch die an der Zellperipherie gelegenen positiven Granula. 1400 mal

Die Angaben über den Anteil der Polysaccharide enthaltenden Monocyten an der Gesamtzahl der Monocyten sind unterschiedlich. So fanden beispielsweise STORTI, PERUGINI und SOLDATI, 1953a, bei Anwendung der PAS-Reaktion und der Gomori-Technik 40—50% der Monocyten positiv. Dagegen haben WULFF und WULFF, 1964, mit der Hexamin-Silber-Technik in allen Monocyten eine Reaktion angetroffen. Die Befunde sind also weitgehend von der angewandten Methodik abhängig und können nicht ohne weiteres miteinander verglichen werden.

Die polysaccharidhaltigen Substanzen liegen in den Monocyten teils diffus, teils aber auch in Form von feinen Tröpfchen oder Granula im Plasma. Dabei sieht man die granuläre Reaktion besonders an der Zellperipherie angehäuft. Die Reaktion des Monocyten zeigt nach HECKNER, 1956, sowohl in der Art als auch in der Intensität große Ähnlichkeiten zu der in den Promyelocyten beobachteten Reaktion. Sie sei allerdings in den Monocyten etwas stärker ausgeprägt und unterläge auch größeren Schwankungen von Zelle zu Zelle.

3. Fermente

Besonders wichtige und interessante Befunde sind mit fermentcytochemischen Methoden an den Monocyten erhoben worden. Die größte Bedeutung kommt hier einigen Hydrolasen zu. Die oxydativen Fermente haben bisher — wohl wegen der relativ schwierigen Nachweismethoden (FISCHER, 1963) — weniger Aufmerksamkeit erfahren.

Die Monocyten enthalten vor allem eine hohe Aktivität der mit α-Naphthylacetat und Naphthol-AS-acetat bzw. Naphthol-AS-D-acetat nachweisbaren sog. unspezifischen Esterasen. Mit allen drei Substraten geben sie eine gleichartig kräftige Reaktion. Es muß aber betont werden, daß dies keinesfalls als Zeichen einer Identität der mit diesen Substraten faßbaren Enzyme zu interpretieren ist (s. auch GOMORI, 1952a, b; GOMORI und CHESSIK, 1953; CHESSIK, 1953a, b).

Denn bei Untersuchungen anderer Organe bzw. Zellen findet man mit α-Naphthylacetat auf der einen Seite und den AS-acetaten auf der anderen ganz erhebliche, substratabhängige Unterschiede in den Ergebnissen. So entfalten beispielsweise die Reticulumzellen des Knochenmarkes eine sehr hohe Aktivität gegenüber α-Naphthylacetat. Benutzt man dagegen Naphthol-AS-acetat, so stellen sich die gleichen Zellen nur schwach positiv dar. Umgekehrt verhalten sich die Sinuswandzellen der Milz (STUTTE, 1965): Mit α-Naphthylacetat geben sie nur eine schwache Reaktion, mit Naphthol-AS-acetat stellen sie sich sehr deutlich und fast elektiv dar. Diese wenigen Beispiele mögen genügen, um die Verschiedenheit der α-Naphthylacetat-Esterase und der Naphthol-AS- bzw. Naphthol-AS-D-acetat-Esterase zu erläutern.

Unspezifische Esterase ist von zahlreichen Autoren in den Monocyten gefunden worden, wobei man sich darin einig ist, daß ihre Aktivität die der übrigen weißen Blutkörperchen um ein Vielfaches übertrifft (WACHSTEIN und WOLF, 1958; DAVIS, 1959; BRAUNSTEIN, 1959; LÖFFLER und SCHUBERT, 1959; ACKERMAN, 1960b; QUAGLINO, 1960; SCHRÖDER, 1960; LÖFFLER, 1961a, 1962a, 1963a, b, c; SCHÜMMELFEDER, 1961; LENNERT, LÖFFLER und GRABNER, 1962; MERKER, 1963; LEDER und NICOLAS, 1963b; LENNERT, LÖFFLER und LEDER, 1963; BRAUNSTEINER, 1963b; BAKALOS und PETROPOULOS, 1963; WULFF, 1963; FISCHER, LORBACHER und KÄUFER, 1964; HAYHOE, QUAGLINO und DOLL, 1964). Die Nachweismethoden für α-Naphthylacetat-Esterase, Naphthol-AS-acetat-Esterase und Naphthol-AS-D-acetat-Esterase sind daher in hervorragender Weise geeignet, eine klare Abtrennung der Monocyten von allen anderen Leukocytenarten zu treffen.

ACKERMAN, 1960b, konnte auch mit dem Substrat Indoxylacetat Esteraseaktivität in menschlichen Blutmonocyten nachweisen. Im Gegensatz zu allen anderen Untersuchern berichteten MOLONEY, MCPHERSON und FLIEGELMAN, 1960, daß die Darstellung von Naphthol-AS-acetat-Esterase in den Blutmonocyten nur inkonstant gelänge und schwer zu reproduzieren sei. LAMBERS und BAUER-SIC, 1963, behaupten sogar, die Monocyten wären hinsichtlich der unspezifischen Esterase negativ. Wie LÖFFLER, 1962a, vermuten auch wir, daß solche negativen Ergebnisse wahrscheinlich auf inadäquater Fixationstechnik beruhen. So ist z. B. schon nach kurzem Einwirken (10 sec!) von Alkohol die Esteraseaktivität der Monocyten zum größten Teil zerstört.

Benutzt man α-Naphthylacetat und hexazotiertes Pararosanilin, so erhält man eine gleichmäßige, homogene, rotbraune Plasmaanfärbung (Abb. 5a). Bei den AS-acetaten bildet sich mit Echtblausalz BB ein feingranulärer leuchtend blauer Niederschlag (Abb. 5b). In beiden Fällen ist das Plasma der Monocyten vollständig von Reaktionsprodukt bedeckt. Über dem Kern findet sich eine schwächere Reaktion. Diese ist jedoch nicht als Kernreaktion anzusprechen, sondern auf die Überlagerung des Kernes durch positives Plasma zurückzuführen. Die Reaktionsstärke ist nicht in allen Monocyten gleich. So kann man in einzelnen Fällen sichere

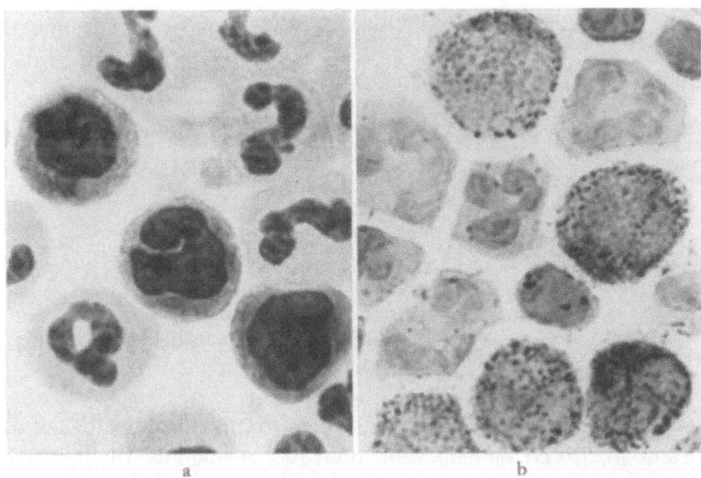

Abb. 5a u. b. Normale Monocyten im Leukocytenkonzentrat. a) Nachweis der α-Naphthylacetat-Esterase. b) Nachweis der Naphthol-AS-acetat-Esterase. a) und b) 1400mal

Monocyten beobachten, die eine fast negative Reaktion aufweisen. Solche Befunde sind aber äußerst selten und stellen ausgesprochene Ausnahmen dar. Hinweise auf eine cytotopographische Bindung der Esteraseaktivität an gewisse Strukturen oder Organellen des Cytoplasmas, wie sie z. B. in Leberzellen für die saure Phosphatase und die Lysosomen aufgefunden wurde, konnten wir bei den angewandten Methoden nicht gewinnen.

FISCHER und SCHMALZL, 1964, führten Untersuchungen über die Hemmbarkeit der Monocytenesterase mit Natriumfluorid durch, welches sie in einer Konzentration von 1–2 mg/ml dem Inkubationsmedium zum Nachweis der Naphthol-AS-acetat-Esterase zusetzten. Sie fanden, daß die Monocyten bei dieser Versuchsanordnung eine starke Abschwächung ihrer Esteraseaktivität aufweisen. Im Gegensatz dazu wurde die Aktivität von Knochenmarksreticulumzellen, Lymphocyten, Granulocyten, Myelopoiese-

und Erythropoiesezellen nicht oder nur gering durch den Zusatz von Natriumfluorid beeinflußt.

Wir haben diese Versuche nachvollzogen und den Inkubationsgemischen zum Nachweis von α-Naphthylacetat-Esterase mit Hexazonium-Pararosanilin und von Naphthol-AS-acetat-Esterase mit Echtblausalz BB Natriumfluorid in den von FISCHER und SCHMALZL angegebenen Konzentrationen beigefügt. Wir sahen — wie auch LÖFFLER, 1965 — eine alle esterasepositiven Zellen ziemlich gleichmäßig betreffende Fermenthemmung mit beiden Inkubationsgemischen. Die Aktivität verschwand zuerst

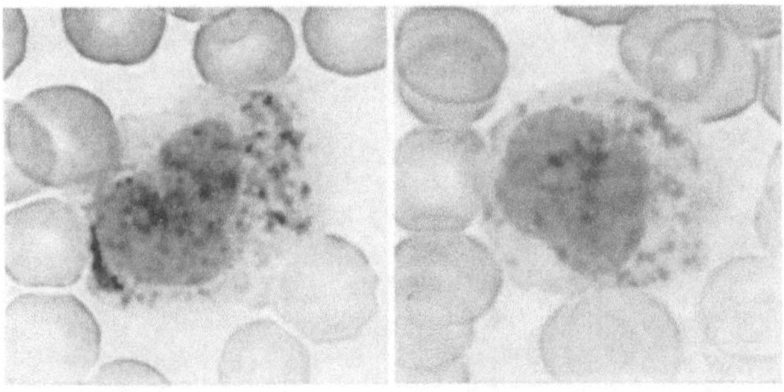

Abb. 6. Normale Monocyten im Blutausstrich. Nachweis der sauren Phosphatase.
1400 mal

in den schwach positiven Zellen, bei höherem Natriumfluorid-Zusatz auch in den stark positiven Gewebselementen. Es gelang uns nicht, ein spezifisches Verhalten der Monocyten zu finden.

Während beim Nachweis der sauren Phosphatase mit den früher vielfach benutzten Schwermetallverfahren nach GOMORI, 1952, spärliche und uneinheitliche Befunde erhoben wurden, haben Untersuchungen der jüngsten Zeit mit verbesserten Azofarbstoffmethoden gesicherte und reproduzierbare Ergebnisse erbracht. Nach diesen neueren Befunden (BARKA und ANDERSON, 1962; LÖFFLER und BERGHOFF, 1962; LEDER und NICOLAS, 1963b; MERKER, 1963; WULFF, 1963; LAMBERS und BAUER-SIC, 1963; ROZENSZAJN, MARSHAK und EFRATI, 1963; KAPLOW und BURSTONE, 1964) stellen die Blutmonocyten neben den eosinophilen Granulocyten die am stärksten positiven Leukocyten dar. Während aber die Eosinophilen und auch die nur schwach postiven Neutrophilen mit relativ gleicher Intensität reagieren, ist die Schwankungsbreite der Aktivität bei den Monocyten recht groß. Es kommen schwach positive Formen etwa von der Reaktionsstärke der neutrophilen Granulocyten vor, es werden aber auch sehr kräftig reagierende Formen beobachtet, deren Aktivität die der Eosinophilen deutlich übertrifft (Abb. 6).

Die Farbpartikelverteilung im Cytoplasma ist je nach der angewendeten Methode verschieden. Benutzt man wie Löffler und Berghoff α-Naphthylphosphat und Echtgranatsalz GBC, so erhält man feine, rotbräunliche Farbstoffkristalle in meist gleichmäßiger Verteilung über dem Cytoplasma. Mit Naphthol-AS-BI-Phosphat und hexazotiertem Pararosanilin dagegen wird das Plasma schwach bis deutlich diffus rot angefärbt. Darüber hinaus sieht man bei dieser Methode nicht selten eine granuläre Ablagerung des Reaktionsproduktes, wobei die Granula manchmal in der Kernbucht zahlreicher als im übrigen Plasma sind. Es besteht durchaus die Möglichkeit, daß hierbei Cytoplasmaorganellen (Golgi-Apparat?) mit besonders hohem Gehalt an saurer Phosphatase erfaßt sind.

Alkalische Phosphatase, die in einem Teil der neutrophilen Granulocyten des normalen Blutausstriches immer nachweisbar ist, läßt sich in den Blutmonocyten nicht auffinden. Zu diesem Ergebnis sind sämtliche Autoren gekommen, die sich mit dem Nachweis dieses Fermentes an Blutausstrichen befaßt haben (Gomori, 1941; Wachstein, 1946, 1955; Friederici, 1955; Kaplow, 1955, 1963; Wiltshaw und Moloney, 1955; Sirola und Sirola, 1957; Hayhoe und Quaglino, 1958; Monis und Rutenburg, 1958; Merker und Heilmeyer, 1960 u. v. a. A.).

Ein interessantes und in seinem Verhalten von allen anderen Hydrolasen stark abweichendes Ferment ist die Naphthol-AS-D-Chloracetat-Esterase. Dieses Enzym ist merkwürdigerweise in lufttrocken und unfixiert aufbewahrten Ausstrichen, ja selbst in formolfixiertem, routinemäßig eingebettetem Gewebe jahrelang ohne den geringsten Aktivitätsverlust haltbar (Leder, 1964a, 1964b, 1964c). Die Entdeckung dieses Fermentes geht auf Gomori zurück, der 1953 erstmals Chloracylester als histochemische Substrate verwendete. Er fand, daß sich mit solchen Estern die neutrophilen Granulocyten kräftig darstellten. Diese Ergebnisse wurden später von Moloney, McPherson und Fliegelman, 1960, bestätigt und erweitert. Auch Löffler, 1961a, 1962a; Baguena-Candela und Forteza-Bover, 1961; Schümmelfeder, 1961; Schweinitz und Brauns, 1961; Lambers und Bauer-Sic, 1963; Leder und Nicolas, 1963b; Merker, 1963; Wulff, 1963 sowie Fischer, Lorbacher und Käufer, 1964, kamen zu diesen Resultaten.

Naphthol-AS-D-Chloracetat-Esterase konnte von Moloney, McPherson und Fliegelman in den Blutmonocyten nicht nachgewiesen werden. In Übereinstimmung mit Löffler, 1961a, 1963a, Merker, 1963 und Wulff, 1963, fanden wir jedoch in einem Teil der Monocyten eine sichere Aktivität dieses Fermentes, die jedoch viel schwächer als bei den Neutrophilen ausgeprägt war. Meist waren solche Monocyten diffus angefärbt, wobei manchmal in der Kernbucht eine etwas verstärkte Reaktion vorlag.

2 Leder, Blutmonocyt

Es kamen aber auch Monocyten mit einer gleichmäßig über das gesamte Cytoplasma verteilten granulären Reaktion vor (Abb. 7).

Dieses Verhalten eines Teiles der Blutmonocyten konnten wir auch in mehrere Stunden lang mit Alkohol fixierten Ausstrichen und in Paraffinschnitten beobachten (LEDER, 1964c). Damit ist zugleich bewiesen, daß die Monocyten wirklich „echte" Naphthol-AS-D-Chloracetat-Esterase enthalten und daß diese Reaktion nicht etwa auf ihrer relativ hohen Aktivität von unspezifischer Esterase beruht, die ebenfalls in geringem Ausmaß

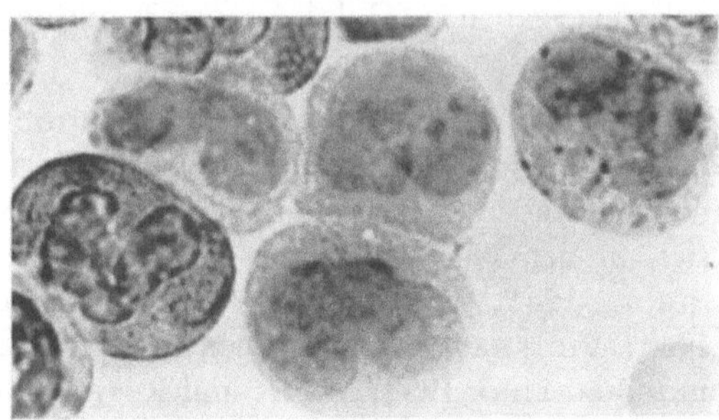

Abb. 7. Nachweis der Naphthol-AS-D-Chloracetat-Esterase am Leukocytenkonzentrat. Rechts oben ein positiver (schwarze Granula, im Original leuchtend rot) Monocyt. 1400mal

Naphthol-AS-D-Chloracetat spalten kann (LEDER, 1964c). Denn unspezifische Esterase ist nach Alkoholfixation und vor allem auch nach der routinemäßigen Paraffineinbettung nicht mehr vorhanden.

ACKERMAN, 1960a, 1963 sowie SCHUBERT und KATZENMEYER, 1963, konnten in den Blutmonocyten Leucin-Aminopeptidase nachweisen. Nach SCHUBERT und KATZENMEYER stellen die Monocyten mit 72% den höchsten Anteil positiver Zellen unter den Leukocyten und gleichzeitig auch den höchsten Anteil von stark reagierenden Zellen. Im Gegensatz dazu erhielten LAMBERS und BAUER-SIC, 1963, mit der Methode nach BURSTONE und FOLK lediglich in den reifen neutrophilen Granulocyten eine positive Reaktion.

Der Oxydase- bzw. Peroxydasegehalt der Monocyten ist seit langem bekannt (ROSENTHAL, 1917; MCJUNKIN, 1918; MCJUNKIN und CHARLTON, 1918; SCHLENNER, 1921; KATSUNUMA, 1924; RICHTER, 1925; MASUGI, 1926; SEHRT, 1927a, b, 1929; KNOLL, 1932; EHRICH, 1934; THADDEA und BAKALOS, 1939; DARANY, 1958 u. v. a. A.). Er wird von allen Autoren geringer als in den Neutrophilen und Eosinophilen angegeben. Die Reaktion liegt in Form feiner, über das gesamte Plasma verteilter Granula vor (Abb. 8), die sich bei einem Teil der Zellen in der Kernbucht etwas stärker anhäufen.

Über den Anteil peroxydasepositiver Monocyten an der Monocytengesamtzahl werden unterschiedliche Angaben gemacht. Dies hat seine Ursache vor allem darin, daß viele Autoren Untersuchungen an Laboratoriumstieren vornahmen, die, wie z. B. das Kaninchen, überwiegend peroxydasenegative Monocyten haben. Diese Ergebnisse wurden dann auf den Menschen übertragen.

Beim Menschen sind die meisten Monocyten eindeutig peroxydasepositiv. McJunkin und Charlton, 1918, inkubierten menschliches Blut mit Rußpartikeln, fertigten dann Ausstriche an und unterzogen sie der

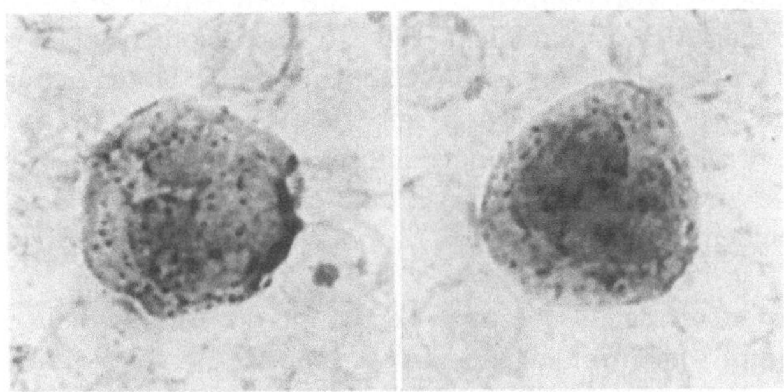

Abb. 8. Normale Monocyten im Blutausstrich. Nachweis der Peroxydase. Feinkörnige Reaktion. 1400 mal

Indophenolblaureaktion. Die an der Rußspeicherung erkennbaren Monocyten reagierten alle positiv. Katsunuma, 1924, fand in Blutausstrichen nur wenige peroxydasenegative Monocyten. Zu einem ganz ähnlichen Resultat kamen Doan und Sabin, 1926. Sie erreichten in 95,5% der Blutmonocyten des Menschen eine positive Reaktion, wobei die Reaktionsstärke ganz beträchtlich schwankte. Auch in der neueren Literatur wird kaum bezweifelt, daß der überwiegende Teil der Blutmonocyten peroxydasepositiv ist, was auch unseren eigenen Erfahrungen entspricht.

Während also grundsätzlich Einigkeit darüber besteht, daß die Monocyten zu den peroxydasepositiven Blutzellen gerechnet werden müssen, ist die Frage nach der Herkunft und nach der Bedeutung dieser Monocyteneigenschaft strittig. Naegeli und viele andere sehen in der positiven Peroxydasereaktion ein Charakteristicum der Monocyten selbst und gleichzeitig einen Beweis ihrer myelogenen Herkunft. Knoll, 1932, Fruhling und Roger, 1947, Undritz, 1950, 1952, 1963b, und andere dagegen glauben, daß die Monocyten an sich peroxydasenegativ seien und daß die Aktivität durch Phagocytose untergegangener neutrophiler und eosinophiler Granulocyten in diese Zellen gelange. Auch Freifeld und Ginsburg, 1928/29, kamen bei Züchtungsversuchen mit Hühnerleukocyten zu diesem

2*

Schluß, da die Monocyten dieser Tiere peroxydasenegativ waren, in der Kultur aber peroxydasepositive Reste von phagocytierten Neutrophilen enthielten.

RICHTER, 1925, NAEGELI, 1931 und EHRICH, 1934, waren der Ansicht, daß die positive Peroxydasereaktion an die Azurgranula gebunden ist. Dafür spräche, daß nicht selten sowohl die Azurgranulation als auch die Peroxydasepositivität in der Kernbucht der Monocyten besonders deutlich sei. Aus dieser cytotopographischen Übereinstimmung und aus der Tatsache, daß beim Kaninchen Azurgranula wie Peroxydase sehr viel seltener in den Monocyten vorkommen, hat EHRICH den Schluß gezogen, daß die Peroxydase der Monocyten nicht ein exogenes, sondern ein endogenes Ferment ist. Auch wir haben uns im Rahmen unserer Untersuchungen über die Herkunft des Blutmonocyten mit diesem Problem beschäftigt und konnten beweisen, daß die Monocyten ihre Peroxydaseaktivität nicht durch Phagocytose gewinnen, sondern daß eine endogene Eigenschaft vorliegt, die als Zeichen der myelogenen Monocytenentstehung aufzufassen ist (s. S. 56).

Im übrigen wären, bevor man überhaupt die Möglichkeit einer exogenen Herkunft der Monocytenperoxydase erwägt, zwei Voraussetzungen als gegeben zu fordern: die im Blutstrom befindlichen Monocyten müßten eine hohe Phagocytoseaktivität besitzen, was *nicht* der Fall ist (s. S. 10), und es müßten im zirkulierenden Blut viele Neutrophile zerfallen und zugrunde gehen, was ebenfalls nicht zutrifft. Nach TEIR und RYTÖMAA, 1966, enthält das periphere Blut höchstens 1% degenerativ veränderte Neutrophile. Außerdem sieht man nie Kernreste oder z. B. alkalische Neutrophilenphosphatase in den Monocyten, und sie weisen elektronenoptisch nie Phagosomen auf. Da die Monocyten fast regelmäßig peroxydasepositiv sind, müßte sich endlich phagocytiertes Material innerhalb von Zellen über lange Zeit erhalten, wenn man die Peroxydaseaktivität als exogen bedingt ansieht. Auch dies würde nicht mit gesicherten Befunden übereinstimmen: EBERT und FLOREY, 1939, fanden, daß intracellulär aufgenommene Erythrocyten in vivo bereits innerhalb zweier Stunden abgebaut sind, phagocytierte Teilchen werden also sehr schnell zerstört. Diese Tatsachen dürften genügen, um die Annahme einer exogenen Herkunft der Monocytenperoxydase beim Menschen zu verwerfen, denn es fehlt ihr jegliche Diskussionsgrundlage.

Schließlich kommen in den Blutmonocyten noch eine Reihe weiterer cytochemisch demonstrabler Fermente vor. GIRELLI, 1955, konnte mit der Tweentechnik Lipase in den Monocyten finden. Zahlreiche Autoren haben verschiedene Dehydrogenasen und Diaphorasen nachweisen können (z. B. QUAGLINO und HAYHOE, 1960; QUAGLINO, 1961; ACKERMAN, 1960c; BALOGH und COHEN, 1961; FISCHER, 1963 u. v. a. A.). HOFFMANN, ROTTINO und STERN, 1951, stellten Cytochromoxydase in den Monocyten dar. AUSTIN und BISCHEL, 1961, endlich erreichten beim Nachweis der Arylsulfatase eine mäßig positive Reaktion in den Blutmonocyten. Viele dieser Befunde sind jedoch durch andere Autoren bisher noch nicht bestätigt worden und daher mit einer gewissen Reserve aufzunehmen.

VI. Schlußfolgerungen

Betrachtet man die zahlreichen morphologischen, elektronenoptischen, cytochemischen und funktionellen Ergebnisse der bisherigen Forschung am Blutmonocyten zusammenfassend und berücksichtigt man die mannigfachen Unterschiede gegenüber den anderen Leukocyten, so kommt man zunächst zu dem Schluß, daß die Blutmonocyten unzweifelhaft eine ebenso eigenständige, klar umrissene Zellart darstellen wie z. B. die eosinophilen und die neutrophilen Granulocyten.

Die Ergebnisse zeigen ferner, daß die Monocyten eine einheitliche Zellart sind. Eine Unterteilung der Blutmonocyten in „lymphatische", in „reticulo-endotheliale" bzw. „histiocytäre" und in „myeloische" Formen, wie sie zuerst von KIYONO, 1914b, in neuerer Zeit auch von TISCHENDORF, 1947, 1957, HITTMAIR, 1963 und KABELITZ, 1965a, b, vorgenommen wurde, ist für das normale Blutbild unter Berücksichtigung vor allem fermentcytochemischer Ergebnisse nicht mehr möglich.

Das Vorkommen von „lymphoiden Monocyten" bzw. „monocytoiden Lymphocyten" bei Pfeifferschem Drüsenfieber und bei gewissen Viruserkrankungen sowie das Auftreten „endothelialer Monocyten" („Monomakrophagen") bei Sepsis, Endocarditis lenta u. a. kann eine solche Unterteilung schon gar nicht begründen. Denn es liegen hier pathologische Zellen vor, die unter keinen Umständen den normalen Blutmonocyten gleichgesetzt werden dürfen. Das geht aus zahlreichen Untersuchungen (z. B. KOSENOW, 1956; RIND, 1958; LENNERT, 1961; PAEGLE, 1961; POHL, 1961; GALBRAITH, MITUS, GOLLERKI und DAMESHEK, 1963) hervor, in denen man mit den verschiedensten Methoden klar zeigen konnte, daß sich die pathologischen „monocytoiden" Zellformen beim Pfeifferschen Drüsenfieber eindeutig von den normalen Blutmonocyten unterscheiden und den Lymphocyten nahestehen. Auch JORKE, 1963, hat darauf hingewiesen, daß unter solchen großen lymphoiden Zellen cytologisch, phasenoptisch und elektronenoptisch zwar fließende Übergänge zu den großen Lymphocyten, nicht aber zu den Blutmonocyten anzutreffen sind. Was schließlich die Bedeutung der sog. endothelialen Monocyten oder Monomakrophagen betrifft, so sprechen alle Beschreibungen und Befunde dafür, daß diese Zellen große, abgelöste Makrophagen, nicht aber Monocyten sind. Viele Autoren fanden diese Zellen bis zu sechsmal größer als neutrophile Granulocyten; schon allein daraus ergibt sich ein großer Unterschied zu den normalen Blutmonocyten.

Die bisherigen Resultate der Monocytenforschung gestatten weiterhin Rückschlüsse auf den Entwicklungsgrad der Blutmonocyten. Vergleichen wir die phagocytosefähigen Zellen des Organismus, zu denen auch die Blutmonocyten gehören, so weisen die großen Reticulumzellen von Knochenmark, Milz und Lymphknoten die am stärksten ausgebildete Speicherfähigkeit auf, denn sie sind bereits nach einmaliger intravenöser Tusche- oder Vitalfarbstoffinjektion stark markiert, ihre Phagocytosekapazität ist also sehr hoch. Das gleiche gilt für ihre enzymatische Aktivität: Sie geben bereits nach wenigen Minuten sowohl beim Nachweis der sauren Phosphatase als auch der α-Naphthylacetat-Esterase eine intensive Reaktion. Dagegen reagiert selbst bei wiederholtem und massivem Angebot von Tusche oder Vitalfarbstoffen nur ein Teil der Monocyten mit einer wenig intensiven Speicherung, und bei den genannten Fermentnachweisen zeigen die Monocyten erst nach langdauernder Inkubation eine vergleichsweise schwache Aktivität. Auf Grund dieser Befunde möchten wir uns der Ansicht von TOMPKINS, 1955, anschließen. Sie hält den Blutmonocyten ebenfalls wie wir für eine junge, unreife Zelle, die sich auf dem Wege der Entwicklung zum Makrophagen befindet.

Viele Autoren haben sich mit der Frage beschäftigt, ob der Blutmonocyt eine eigene Rasse ohne jegliche Beziehung zu anderen Blutzellen darstellt, ob er mehr den lymphatischen Elementen zuzuordnen ist oder ob er eine Verwandtschaft mit den Granulocyten aufweist. Stellt man die wichtigsten in der Literatur niedergelegten Eigenschaften der Lymphocyten, der Monocyten und der neutrophilen Granulocyten nebeneinander (Tab. 1), so finden sich zwischen Neutrophilen und Monocyten in vielen, dagegen zwischen Lymphocyten und Monocyten nur in sehr wenigen Punkten Ähnlichkeiten.

Tabelle 1

	Lymphocyten	Monocyten	Neutrophile
Phagocytosefähigkeit	∅	+	+
Haftfähigkeit gegenüber Glasoberflächen	∅	+	+
Chemotaxis	∅	+	+
Segmentationsneigung	∅	(+)	+ +
Alkalische Phosphatase	∅	∅	+
Unspezifische Esterase	(+) — ∅	+ +	(+)
Saure Phosphatase	(+) — ∅	+	(+)
Aminopeptidase	∅	+ +	+
Naphthol-AS-D-Chloracetat-Esterase	∅	(+)	+ +
Peroxydase	∅	(+)	+

Monocyten und Neutrophile sind beide phagocytosefähig, die Lymphocyten nicht. Blutmonocyten und Neutrophile zeigen eine ausgeprägte Haftfähigkeit gegenüber Glasoberflächen, sind chemotaktischen Reizen zugänglich, und die Kerne beider Zellarten sind segmentationsfähig. Alle drei Eigenschaften fehlen den Lymphocyten. Schließlich lassen sich Aminopeptidase, Naphthol-AS-D-Chloracetat-Esterase und Peroxydase sowohl in den Monocyten als auch in den Neutrophilen, nicht aber in den Lymphocyten nachweisen. Demnach ist der Blutmonocyt am ehesten den neutrophilen Leukocyten an die Seite zu stellen, keinesfalls ist er aber als eine den Lymphocyten nahestehende Zellform anzusprechen.

Abschließend kommen wir zu folgenden Aussagen: Die normalen Blutmonocyten sind eine eigenständige, einheitliche Zellrasse. Sie zeigen eine größere Verwandtschaft zu den neutrophilen Granulocyten als zu den Lymphocyten. Ihre gering ausgeprägte Speicherungs- und Phagocytosefähigkeit sowie die schwache Aktivität der in diesen Zellen nachweisbaren Hydrolasen lassen den Schluß zu, daß in den Monocyten gering entwickelte Makrophagen vorliegen.

C. Die Herkunft des Blutmonocyten
I. Literatur

Seit PAUL EHRLICH, 1891, die Blutmonocyten, die er bekanntlich nach ihrer Kernform in „große Mononucleäre" und „Übergangsformen" unterteilte, als eine besondere Gruppe der weißen Blutkörperchen herausstellte, hat der Streit um die Genese dieser Leukocytenart und über ihren Ursprungsort bis in die heutige Zeit hinein angedauert. Fast alle der im einzelnen so vielfältigen Ansichten über diese Frage sind jedoch eher von subjektiven Eindrücken und Vorstellungen denn von unanfechtbaren objektiven Befunden geprägt worden. Deshalb ließen sich bei kritischer Prüfung der jeweils für die eine oder die andere Auffassung vorgebrachten Argumente in den meisten Fällen sehr leicht entsprechende Gegenargumente erbringen. Dies gab dem Streit immer neue Nahrung, und schließlich resultierte keinerlei allgemein akzeptierte Aussage.

Nicht zuletzt aus diesem Grunde erscheint es wenig zweckmäßig, eine Zusammenstellung aller die Monocytengenese behandelnden Arbeiten mit dem Anspruch auf Vollständigkeit anzufertigen; denn sie würde keine Klärung der Fragestellung erbringen. Hier möchten wir auf die Übersichten von WOLLENBERG, 1925; DOAN, 1932; SCHILLING, 1926, 1949, 1950/51; PIECHL, 1944, sowie die einschlägigen Lehr- und Handbücher verweisen. Wir beschränken uns darauf, die wichtigsten dieser Publikationen anzuführen, wobei nach Möglichkeit diejenigen Hauptargumente herausgehoben werden sollen, die *für* die jeweilige Hypothese vorgebracht wurden.

Im wesentlichen existieren drei verschiedene Meinungen über die Herkunft des Blutmonocyten. Die einen betrachten den Monocyten als myeloische Zellform und stellen ihn den drei Granulocytenarten an die Seite. Die anderen sehen in den Blutmonocyten eine von Lymphocyten und Granulocyten in jeder Weise unabhängige dritte Blutzellart und leiten sie von den Zellen des reticulo-endothelialen Systems oder von sog. undifferenzierten Mesenchymzellen[1] ab. Eine dritte Gruppe faßt den Blutmonocyten als Funktionsstadium des Lymphocyten auf.

PAUL EHRLICH, 1891, der Entdecker der Blutmonocyten, ordnete sie dem myeloischen System zu. Er unterteilte sie in „große Mononucleäre" und „Übergangsformen". Da die „Übergangsformen" zur Kernlappung und Kernsegmentierung neigten, glaubte er in ihnen die Zwischenstufen bei der Entwicklung der „großen Mononucleären" zu polynucleären Leukocyten gefunden zu haben. Wie PAUL EHRLICH, so faßte auch ZIEGLER, 1908, den Blutmonocyten als myeloisch auf.

Der entschiedenste Verfechter der myeloischen Monocytengenese ist jedoch NAEGELI, 1909, 1931, gewesen. Er leitete den Monocyten vom Myeloblasten ab. Für seine Meinung führte er zahlreiche Argumente ins Feld: 1. Die Ähnlichkeit des Kernbaues von Monocyten und Myelocyten; 2. die bei einem Vergleich von „jugendlichen" und „alten" Monocyten des Blutes zu beobachtende Reifung der Kerne, wie sie auch bei den anderen myeloischen Zellen vorkommt; 3. die Segmentierungsneigung der Monocyten, die nur bei myeloischen Zellen gesehen wird; 4. die den anderen myeloischen Zellen wesensmäßig entsprechende Plasmagranulation; 5. die positive Peroxydase-, Oxydase- und Lipidreaktion; 6. die häufig gleichzeitige Vermehrung von Monocyten und Granulocyten im Blut, z. B. bei Eiterungen, starken Entzündungen, croupöser Pneumonie usw.; und schließlich 7. die oft absolute, manchmal auch relative Vermehrung der Monocyten bei myeloischen Leukämien.

EVANS, 1916, beobachtete einen Fall von Lues II mit bis zu 54,4% Monocyten im peripheren Blute. Da gleichzeitig und kurz nach dem Höhepunkt der Monocytose Vorstufen der Neutrophilen auftraten, meinte er, daß die Monocyten ein Zellstamm myeloischer Genese seien.

VON JAGIC, 1917, betonte die große Ähnlichkeit der Kernstruktur von Monocyten und Myelocyten. Er betrachtete deshalb die Monocyten als in der Entwicklung zurückgehaltene Myelocyten.

---

[1] Der Terminus „undifferenzierte Mesenchymzelle" ist in doppelter Hinsicht schlecht: einerseits sind Mesenchymzellen als embryologischer Begriff immerhin schon soweit differenziert, daß man ihren Bindegewebszellcharakter erkennt, also nicht undifferenziert in strengem Sinne; andererseits ist es klar, daß Mesenchymzellen noch weiter differenzierungsfähig sind. Das Epitheton „undifferenziert" ist also völlig überflüssig.

FREHSE, 1922, führte ausgedehnte Studien über das quantitative Verhalten der Blutmonocyten bei zahlreichen infektiösen und andersartigen Erkrankungen durch. Da er wie NAEGELI häufig einen parallelen Anstieg von Monocyten und Neutrophilen beobachtete, hielt er eine genetische Beziehung zwischen beiden Zellarten für möglich.

WEBB und WITTS, 1927, setzten bei Kaninchen Infektionen mit dem Bacterium monocytogenes. Nachdem sie mit der Supravitalfärbung bewiesen hatten, daß die bei den infizierten Tieren bis auf 50% vermehrten mononucleären Zellen echte Blutmonocyten waren, suchten sie mit der gleichen Technik nach dem Ursprungsort dieser Zellen. Im Blute aus den Ohrvenen, dem rechten und linken Herzen, der Milzarterie, der Lebervene und der Vena portae sahen sie überall den gleichen Monocytengehalt. In Lymphknotenpunktaten bestanden keine Zeichen von Monocytopoiese. In der Milz aber und vor allem im Knochenmark fanden sich sehr reichlich Monocyten, so daß sie deren Bildung in diese Organe verlegten.

Besonders intensiv hat sich der Arbeitskreis von BAKALOS um den Nachweis der myeloischen Monocytenentstehung bemüht (THADDEA und BAKALOS, 1939; BAKALOS und THADDEA, 1940 a, b, 1943 a, b; BAKALOS, 1949; BAKALOS und PETROPOULOS, 1963; BAKALOS und FRAGISKOS, 1964; BAKALOS, 1965). BAKALOS u. Mitarb. vertreten die Meinung, daß die Myeloblasten und Promyelocyten durch alle cytologischen Übergänge mit den Monocyten verbunden und deshalb keine Vorläufer der Neutrophilen, sondern vielmehr der Monocyten sind. Als weitere Stütze dieser Hypothese führen sie cytochemische Befunde (Sudanophilie und Esteraseaktivität) sowie Beobachtungen bei Monocytenleukosen und Agranulocytosen an. Folgerichtig fordern sie eine Umbenennung der Myeloblasten in Monoblasten und der Promyelocyten in Promonocyten. Die neutrophile Myelopoiese wollen sie erst bei den Myelocyten beginnen lassen.

Auf den ersten Blick mag diese Konzeption befremdlich, mit den bisherigen Vorstellungen schwer vereinbar und vor allem völlig unbegründet erscheinen. Liest man aber die Publikationen dieser Autoren genau, so stellt sich heraus, daß sie unter den Termini „Promyelocyt" und „Myelocyt" andere Zellen verstehen als die Mehrzahl der Hämatologen. Als „Promyelocyt" (= Promonocyt) beschreiben sie eine besonders in der Kernbucht azurgranulierte, relativ stark basophile Zelle mit *polymorphem, gelapptem Kern* (siehe vor allem bei BAKALOS und THADDEA, 1943, sowie bei BAKALOS, 1949). Diese Zellart macht in den Myelogrammen der Autoren *zusammen* (!) mit den Monoblasten (= „Myeloblasten") nur 4% der normalen Knochenmarkszellen aus. Sowohl aus den cytologischen Beschreibungen als auch aus den angegebenen geringen Prozentwerten geht hervor, daß offensichtlich eine besondere Zellgruppe gemeint ist.

Als „unreifen, neutrophilen Myelocyten", mit dem die neutrophile Myelopoiese beginnen soll, grenzen BAKALOS u. Mitarb. eine Zelle mit rundem oder eingebuchtetem, nicht polymorphem Kern ab, bei der die Granulation vorwiegend peripher und nicht zentral gelegen sei, so daß das Cytozentrum als helle Aussparung sichtbar bleibe. Das Plasma zeige eine helle Basophilie. Diese Zellart sei im Knochenmarksausstrich zu 15% vertreten. Hieraus geht hervor, daß in dieser Zellgruppe die neutrophilen Promyelocyten und die neutrophilen Myelocyten der üblichen Nomenklatur zusammengefaßt sind.

Ebenso wie NAEGELI hat auch ROHR, 1936, 1960, die myeloische Genese des normalen Blutmonocyten vertreten. Zum Unterschied gegenüber seinem Lehrer neigte er aber mehr dazu, die Monocyten von den Promyelocyten und nicht von den Myeloblasten abzuleiten. Als besonders wichtiges, für eine myeloische Monocytengenese sprechendes Argument führte ROHR Beobachtungen von Agranulocytosefällen an, bei denen er hohe absolute Monocytosen und gleichzeitig ein „feingranuläres Promyelocytenmark" fand. Oft sah er unter diesen feingranulierten Promyelocyten Zellen mit ausgesprochener Kernlappungstendenz. Aus diesem Nebeneinander von Promyelocytenmark und Monocytose schloß ROHR, daß sich die Monocyten möglicherweise „irgendwo aus der Promyelocytenform" ableiten.

Die Ansicht einer myeloischen Genese des normalen Monocyten wurde unter anderem noch von AMANO; ALDER, 1939; KLIMA, 1938; SCHARTUM-HANSEN, 1940; PIECHL, 1947; RICHTER, 1961 und — allerdings nicht uneingeschränkt — von HITTMAIR, 1922, 1930, 1952 und TISCHENDORF, 1947, 1957, vertreten.

Schließlich setzten sich auf Grund cytochemischer, phasenkontrastoptischer und Dunkelfelduntersuchungen auch HECKNER, 1954, 1956 und RIND, 1958, für eine myeloische Genese des Blutmonocyten ein. HECKNER, 1954, stellte bei seinen Dunkelfelduntersuchungen sowohl in den Blutmonocyten als auch in den Promyelocyten mit der Janusgrünfärbung zwei Arten von Mitochondrien fest: die einen lagen peripher im Cytoplasma und waren färbbar, die anderen lagen zentral in der Kernbucht und waren nicht färbbar. Da er auch die Glykogenverteilung in Monocyten und Promyelocyten sehr ähnlich fand, deutete er diese Befunde als Hinweise auf einen genetischen Zusammenhang zwischen beiden Zellarten. Bei der Pappenheimfärbung fand HECKNER, 1965, Zellen im Knochenmark, die er als Promonocyten zwischen Promyelocyten und Monocyten stellt.

RIND, 1958, dagegen unterschied streng zwischen Promyelocyten und Promonocyten. Interessant ist aber seine morphologische Beschreibung des Promonocyten, den er als regelmäßigen Bestandteil des Knochenmarkes und besonders reichlich bei Kindern antraf: Ähnlich wie BAKALOS u. Mitarb. und HECKNER, 1965, fand er einen breiten, oft mehrfach gelappten oder eingebuchteten Zellkern, was wiederum der Kernform entspricht, die ROHR bei monocytenreichen Agranulocytosen in einem Teil der fein granulierten Promyelocyten aufgefunden hat.

Im Gegensatz zu den Verfechtern der myeloischen Genese des Blutmonocyten hat eine zweite, sehr große Forschergruppe mit SCHILLING an der Spitze die Knochenmarksabkunft des Blutmonocyten heftig und nicht frei von Polemik bestritten. Ihre Hypothese, daß der Blutmonocyt als dritte Leukocytenart aufzufassen sei, steht in engem Zusammenhang mit dem Begriff des reticuloendothelialen Systems. Das Hauptargument, auf das sich diese als Trialismus in die Geschichte der Hämatologie eingegangene Lehre von der Cytogenese der Blutzellen stützt, war die dem Blutmonocyten und den RES-Zellen gemeinsame Fähigkeit zur Phagocytose und zur intravitalen und supravitalen Farbstoffaufnahme. Diese rein funktionellen Gemeinsamkeiten wurden recht unbedacht als Beweise dafür gewertet, daß den sessilen RES-Zellen eine einheitliche zellbildende Potenz innewohne und daß ihr gemeinsames Produkt der Blutmonocyt sei.

Als erste berichteten ASCHOFF und KIYONO, 1913, über das Vorkommen von karminspeichernden Zellen im strömenden Blut bei Kaninchen. Sie fanden diese Karminzellen, die sie mit den großen Mononucleären identifizierten, am reichlichsten im Venenblut von Milz und Leber und deuteten sie auf Grund histologischer Untersuchungen im wesentlichen als abgelöste Endothelien, zum Teil auch als „Milzpulpazellen" und Adventitialzellen.

Im gleichen Jahre veröffentlichten RESCHAD und SCHILLING den ersten Fall einer Monocytenleukämie. Drei Jahre später beschrieb SCHILLING, 1916, hohe Monocytosen bei Variola vera, und 1920 fand er bei Endocarditis lenta in Blutausstrichen große phagocytierende Zellen mit allen Übergängen zu den normalen Monocyten. An Hand dieser Befunde begründete er im Zusammenhang mit den Forschungsergebnissen von KIYONO und von ASCHOFF seine Lehre vom Trialismus der weißen Blutzellen.

Im einzelnen führte er (1943, 1950/51, 1951) zur Untermauerung seiner Auffassung von der reticuloendothelialen Monocytengenese und der Selbständigkeit der Monocyten folgende Einzelpunkte an: 1. die Beobachtung von Mitosen in „Exsudatmonocyten" des Meerschweinchens (SCHILLING, 1909); 2. Untersuchungen der Kupfferschen Sternzellen, nach denen sie als funktionelle Formen eines eigenartigen Endothels anzusehen seien (SCHILLING, 1909); 3. die parallele Reaktion der Kupfferschen Sternzellen mit peripheren Monocytosen, besonders bei Malaria (SCHILLING, 1911); 4. die Beschreibung der ersten Monocytenleukämie (RESCHAD und SCHILLING, 1913); 5. das Vorkommen von „mächtigen Monomakrophagocytosen gewisser Lenta-Fälle (und) die unzweideutigsten Übergänge zwischen Endothelien, Monocyten und Makrophagen im strömenden Blute mit jugendlichen blauprotoplasmatischen Vorstufen" (SCHILLING, 1920); 6. „die eigenartigen

Ohrblutmonocytosen, die nur durch eine trialistische reticuläre Ableitung der Monocyten verständlich sind" (SCHILLING, 1943).

MC JUNKIN, 1919, injizierte Kaninchen Rußlösungen und fand die Rußteilchen sowohl in Endothelien als auch in einem Teil der Blutmonocyten. Aus diesem parallelen Verhalten schloß er, daß die Blutmonocyten abgelöste Endothelien sein müßten. Die Vorstellung, daß die Monocyten abgelöste Endothelien von Blut- und Lymphgefäßen seien, findet sich auch bei PATELLA, 1909 und MALLORY, 1914. HERZOG, 1922, 1923, leitete die Blutmonocyten ebenfalls aus Gefäßendothelien ab, denen er im übrigen — jedoch mehr theoretisierend als durch objektive Befunde untermauert — außerdem noch die Umwandlungsfähigkeit in Polyblasten (MAXIMOW), Lymphocyten, granulierte Leukocyten und andere Zellen zusprach.

WOLLENBERG, 1922, 1925, vertrat wie SCHILLING eine reticuloendotheliale Abkunft der Blutmonocyten, ohne jedoch stichhaltige Argumente zu geben. SCHITTENHELM und EHRHARDT, 1925, nahmen Vitalspeicherungsversuche an Hunden, Kaninchen und Meerschweinchen vor. Nach mindestens 3 Injektionen traten markierte Mononucleäre auf, deren Anteil maximal 13% aller großen Mononucleären betrug. Besonders reichlich waren sie in der Milzvene und der V. portae, weniger reichlich in der V. cava, sehr selten im Blut der linken Herzkammer. Eine genaue cytologische Beschreibung der Speicherzellen geben die Autoren nicht. „Vieles" dieser Versuchsergebnisse spricht nach SCHITTENHELM und EHRHARDT dafür, daß mindestens eine größerer Teil der großen Monocyten und Übergangszellen des Blutes dem Reticulo-Endothel und „vielleicht gewissen Endothelbezirken" entstammt.

MASUGI, 1926, erhielt bei Kaninchen mit der Supravitalfärbung in Milz, Knochenmark, Leber und Lymphknoten etwa gleiche prozentuale Monocytenwerte. Daraus glaubte er schließen zu können, daß keines dieser Organe als alleiniger Ort der Monocytenbildung in Frage käme. Auch Blutuntersuchungen aus den verschiedensten Provinzen (rechtes Herz, Ohrvene, Femoralvene, V. portae und Leber) ergaben eine ziemlich gleichmäßige Monocytenverteilung. Andererseits traten nach Injektion von Vitalfarbstoffen und Tusche zahlreiche Mononucleäre im Blut der Tiere auf, die sich bei der Supravitalfärbung „wie Histiocyten" verhielten. Sie zeigten nämlich nicht wie normale Blutmonocyten des Kaninchens Rosetten, sondern waren „mit Neutralrotgranula vollgestopft". In diesen Befunden erblickte MASUGI den Beweis dafür, daß die Blutmonocyten weder aus drei verschiedenen Quellen stammen (Lymphocyten, Histiocyten und Knochenmarkszellen), noch allein myeloischer Herkunft seien, sondern einheitliche reticuloendotheliale Zellen repräsentierten.

PASCHKIS, 1926, konnte in postmortal entnommenem menschlichem Knochenmark nur ganz vereinzelt Monocyten finden, deren Anwesenheit er als Folge einfacher Blutbeimengung erklärte. Bei Pyrrolblauspeicherungs-versuchen an Ratten traten nach 6 Injektionen in Abständen von je einem Tag runde, einkernige, speichernde Zellen auf, die morphologisch Mono-cyten entsprachen. Wie er ausdrücklich betont, waren diese Zellen nicht etwa große Endothelien. Die speichernden Monocyten machten nur etwa 6,6% der Gesamtmonocytenzahl aus. Dennoch sprächen diese Versuchs-ergebnisse unzweifelhaft dafür, daß die Monocyten reticuloendothelialer Herkunft seien. Die trotz hochgetriebener Speicherung relativ geringe Anzahl positiver Monocyten erklärt PASCHKIS damit, daß auch bei maxima-ler Vitalfärbung nicht alle RES-Zellen restlos speichern.

ROHNER, BALDRIDGE und HANSMAN, 1926, untersuchten beim Menschen die Einwirkung von chronischer Benzolvergiftung auf die Monocytenzahl im strömenden Blute. Es stellt sich heraus, daß die absoluten Zahlen immer der Norm entsprachen. Dies faßten die Autoren als Nachweis der endotheli-alen Herkunft der Monocyten auf.

SILBERBERG, 1928a, b, kam in ähnlicher Weise, nämlich auf Grund von Benzolversuchen, zu dem Schluß, daß die Monocyten weder lymphatischer noch myeloischer Natur sind, da sie trotz schwerster Leukopenie immer noch bei benzolvergifteten Tieren vorhanden waren. Deshalb hielt er die Monocyten für eine selbständige Zellart, welche aus den Histiocyten hervor-gehe.

BÜNGELER, 1926, 1927a, 1928a, injizierte Kaninchen verschiedene kolloi-dale Gemische und erzielte dadurch eine Vermehrung der Monocyten von etwa 2% auf 15%. Unter diesen Zellen befanden sich Formen mit deutlicher Speicherung. 3–4 Tage nach Aussetzen der Versuche waren keine spei-chernden Monocyten im peripheren Blute mehr nachweisbar. Gab er jetzt Eiweißlösungen intravenös, so erfolgte erneut ein starker Anstieg der Mono-cyten, unter denen sich wiederum Speicherformen befanden. Dieses Ergeb-nis konnte noch 28 Tage nach Aussetzen der Partikelinjektionen erhalten werden. Da anatomisch nur die Reticuloendothelien phagocytiert hatten, sah BÜNGELER den Beweis für die RES-Herkunft der Blutmonocyten als erbracht an. Besonders nach den Eiweißinjektionen konnte er oft eine Vacuolisierung und Erythrophagocytose sowohl in den RES-Zellen als auch in den vermehrt ausgeschwemmten „Monocyten" nachweisen.

SEEMANN, 1930a, b, deutete die Monocyten teils als Mesenchymzellen, teils als reticuloendotheliale Abkömmlinge. Ihre Bildungsorte seien ubiqui-tär, und es bestünden keine Beziehungen zum myeloischen und zum lympha-tischen System. DOAN, 1932, hielt den Blutmonocyten für ein den „Binde-gewebszellen" nahestehendes Element. Beide Autoren, SEEMANN wie DOAN, gaben aber keine stichhaltigen Argumente für ihre Hypothesen.

FORKNER, 1930, untersuchte mit der Supravitaltechnik Lymphknoten-zellen von Kaninchen. Er leitete den Monocyten von einem „Monoblasten" ab, dessen Haupteigenschaft er in der fehlenden supravitalen Färbbarkeit sah (den er also gar nicht differenzieren konnte). Als nächste Reifungsstufe beschrieb er den Promonocyten, dessen supravital färbbarer Segregations-Apparat weniger entwickelt sei als der des Monocyten. Als Schlußfolgerung aus seinen Experimenten behauptete FORKNER, daß sich die Monocyten aus primitiven undifferenzierten Zellen entwickeln und daß sie unabhängig vom myeloischen oder lymphatischen System seien. Eine Beziehung zu den RES-Zellen im engeren Sinne lehnte FORKNER ab. Eine ähnliche Ansicht vertrat TOMPKINS, 1955. Sie hielt es für möglich, daß die Monocyten Abkömmlinge von „undifferenzierten Reticulumzellen" oder auch von Lymphocyten sein könnten.

NORDENSON, 1939, injizierte mehreren Patienten intrasternal Tusche-aufschwemmungen. Da er in den Knochenmarksreticulumzellen reichlich Tusche fand, gleichzeitig aber auch ganz vereinzelt tuschehaltige Monocyten im peripheren Blute feststellte, glaubte er, eine genetische Beziehung zwischen beiden Zellarten annehmen zu können.

Als weitere Vertreter einer reticuloendothelialen (oder „mesenchymalen") Monocytengenese sind neben vielen anderen noch BOCK und WIEDE, 1930a, b; FRESEN, 1945, 1946, 1951, 1952; FIESCHI und SACCHETTI, 1957 sowie BRÜCHER, 1959, 1963, anzuführen.

Schließlich bleibt noch diejenige Forschergruppe zu erwähnen, die sich für eine *lymphocytogene* Monocytenentstehung einsetzte. Hier sei zunächst PAPPENHEIM, 1911, genannt, der allerdings seine Meinung mehrfach änderte. PAPPENHEIM faßte die Monocyten und Lymphocyten zu „lymphoiden Zellformen" zusammen (siehe auch PAPPENHEIM und FERRATA, 1910). 1920 äußerte PAPPENHEIM dagegen die Meinung, daß der Monocyt „in gewissem Sinne zwischen den Lymphocyten und den polynucleären Granulocyten stünde".

Auch in den Arbeiten von WEIDENREICH, 1909 sowie DOWNY und WEIDENREICH, 1912, werden die Monocyten und Lymphocyten für eng verwandt gehalten. Die Argumente dieser Autoren beruhen auf dem angeblichen cytologischen und histologischen Nachweis von Übergängen zwischen Lymphocyten und Monocyten im Blute und in verschiedenen Organen.

Die eifrigsten Verfechter einer lymphocytogenen Monocytengenese waren aber MAXIMOW, 1902–1929 und seine Schüler BLOOM, 1928a, b, c, 1929 und LANG, 1928a, b. Diese Autoren glaubten ebenfalls, ihre Hypothese mit dem Nachweis von Übergangszellen zwischen Lymphocyten und Monocyten beweisen zu können, obwohl MAXIMOW in seiner umfassenden Monographie, 1927b, zugab, daß man bei den meisten Säugern und beim Menschen morphologisch klar zwischen Monocyten und Lymphocyten unterscheiden könne.

Dieser kurze und keineswegs vollständige Abriß der wesentlichsten Publikationen über die Monocytengenese mag zur Einführung in die Problematik dieser Frage genügen und vor allem zeigen, daß trotz der zahlreichen und intensiven Bemühungen keine der drei Ansichten ausreichend unterbaut ist. Und so müssen wir bezüglich der bisherigen Literatur ROHR zustimmen, der in der letzten Auflage seines Buches schrieb: „Man wird mit mir einig gehen, daß es bei der heutigen Situation sinnlos ist, die Genese der Blutmonocyten erneut zu diskutieren, so lange nicht neue, spezifische Untersuchungsmethoden zur Verfügung stehen."

II. Die Hypothese der myeloischen Monocytengenese

(Eigene Untersuchungen)

1. Der Nachweis von Monocyten und Monocytenvorstufen im normalen Knochenmark

a) Vorbemerkungen

Eines der wesentlichsten Argumente, welches von den Gegnern der myeloischen Monocytengenese immer wieder ins Feld geführt wurde, war die relativ geringe Zahl von eindeutigen Monocyten im Pappenheim-gefärbten Sternalpunktat. Von vielen Autoren wurde betont, wie schwierig — im Gegensatz zu den Verhältnissen im Blutausstrich — es im Einzelfalle sei, die Monocyten exakt von Promyelocyten und Myelocyten zu unterscheiden (z. B. SEGERDAHL, 1935; ROHR, 1936; SCHULTEN, 1937; HEILMEYER und BEGEMANN, 1951; ROHR, 1960; UNDRITZ, 1963). So schreibt z. B. UNDRITZ: „Wenn die Monocyten im normalen Blutausstrich ohne weiteres differenziert werden können, so ist dem nicht so im Knochenmarksausstrich, selbst bei normalen Befunden. Es ist auffallend, wie selten hier auch von geübten Hämatologen die Monocyten erkannt werden. Meistens werden sie zu den neutrophilen Myelocyten und Promyelocyten gezählt."

Dies mag der Hauptgrund dafür gewesen sein, daß in der Literatur die zahlenmäßige Häufigkeit des Monocyten im Knochenmarksausstrich im allgemeinen als recht gering angegeben wird. Die Mehrzahl der Autoren fand auf 100 Zellen der weißen Reihe weniger als 2% Monocyten. Über die ausgezählten Einzelwerte einiger Autoren unterrichtet die Tabelle 2.

In anderen Untersuchungen wurde die Prozentzahl der Monocyten auf 100 kernhaltige Knochenmarkszellen bezogen. In die Zählungen wurden also die Zellen der Erythropoiese, die Reticulumzellen, die Plasmazellen und zum Teil auch die Megakaryocyten mit aufgenommen. Obwohl aus diesem Grunde die Werte mit den obigen und untereinander kaum ver-

Tabelle 2. *Zusammenstellung der von verschiedenen Autoren angegebenen Monocytenprozentwerte im Knochenmark, bezogen auf 100 ausgezählte Zellen der weißen Reihe*

TEMPKA und BRAUN, 1932	0,5—0,75%
MARKOFF, 1936	1,5%
SCHNETZ und GREIF, 1938	1,1—1,9%
DE WEERDT, 1939	3,3%
HEILMEYER und HÄCKEL, 1951	0,4—1,4%
UNDRITZ, 1952	1 —15%
TEICHER, 1958	0 —2%
ROHR, 1960	0,6—2,8%
BOROS und BOROS, 1960	1—6%

gleichbar sind, seien sie hier angeführt. Denn auch aus ihnen (Tab. 3) geht hervor, wie wenig Monocyten die meisten Autoren im normalen Sternalpunktat fanden.

Tabelle 3. *Zusammenstellung der von verschiedenen Autoren angegebenen Monocytenprozentwerte, bezogen auf 100 Knochenmarkszellen aller Art*

ARINKIN, 1929[1]	2,1—9,3%
ESCUDERO und VARELA, 1932	0,0%
HOLMES und BROWN, 1933[1]	9,0%
NORDENSON, 1935	0,0—5,0%
SEGERDAHL, 1935	2,0%
YOUNG und OSGOOD, 1935	0,0—4,2%
KLIMA, 1938	1,0%
WEIL und PERLES, 1938	2,0—3,0%
REVOL, 1938	2,0—6,0%
HENNING und KEILHACK, 1939	0,7%
FIESCHI, 1940	2,4%
KIENLE, 1943	0,0%
BAKALOS und THADDEA, 1943a	2,0%
McDONALD, DODDS und CRUICKSHANK, 1966	0,0—0,2%

[1] Im Original als „Reticulo-Endothelien" verzeichnet.

Gestaltete sich schon die Erkennung reifer Monocyten im Knochenmark schwierig, so gelang es vielen Untersuchern noch weniger, mit der Pappenheim-Färbung *eindeutig* morphologisch definierbare Vorstufen der Monocyten im Knochenmark aufzufinden. Deshalb vertrat ROHR, 1960, die Meinung, daß die Annahme einer Entwicklungsreihe von einem Monoblasten über einen Promonocyten mehr auf Analogie mit anderen Entwicklungsreihen als auf einwandfreien morphologischen Kriterien beruhe.

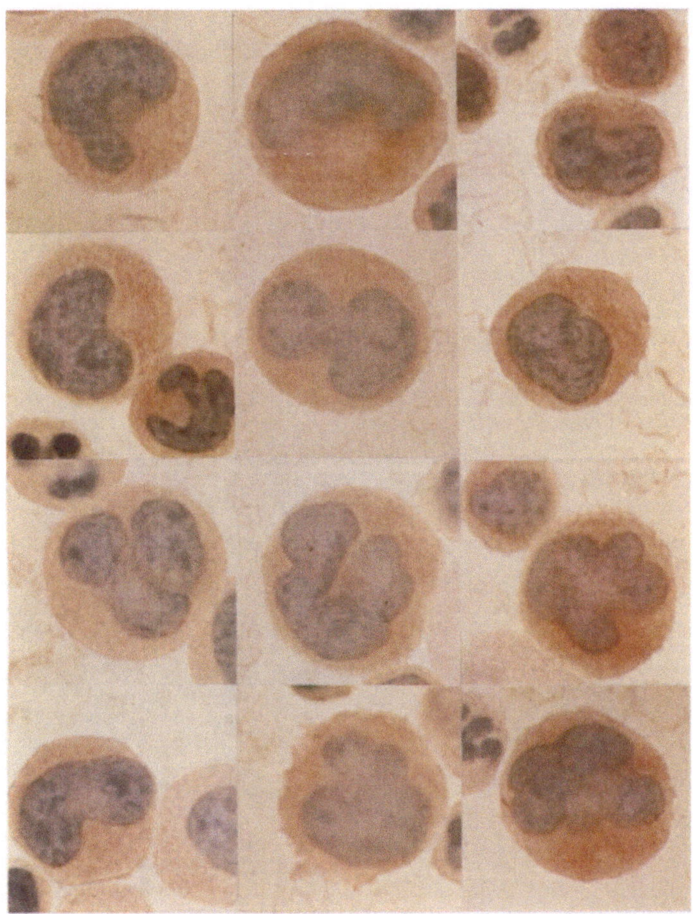

Abb. 9. Große Promonocyten verschiedener Aktivitätsstärke beim Nachweis der α-Naphthylacetat-Esterase. Normales Knochenmark. 1300mal

Schließlich gelang es, soweit wir sehen, mit Ausnahme von UNDRITZ, 1952, keinem der zahlreichen sich mit der Knochenmarksmorphologie befassenden Autoren, Mitosen von Monocyten und Monocytenvorläufern nachzuweisen (s. auch ROHR, 1960).

So sprach vieles dafür, daß das Knochenmark nicht der Bildungsort der Monocyten sein könne: Die cytologische Abgrenzung von Monocytenvorstufen war nicht sicher durchführbar, Mitosen von Monocyten oder Monocytenvorstufen ließen sich nicht nachweisen, und der von den meisten Autoren gefundene geringe Monocytengehalt des Knochenmarkes schien ohne weiteres durch die Beimengung von peripherem Blut erklärbar zu sein.

b) Untersuchungen mit der α-Naphthylacetat-Esterase-Reaktion

Um die Schwierigkeiten bei der rein cytologischen Erkennung der Monocyten sowie ihrer möglicherweise vorhandenen Vorstufen und deren Mitosen zu umgehen, haben wir (LEDER, 1966a) Knochenmarksausstriche von 20 blutgesunden Patienten nicht wie üblich mit der Pappenheim-Färbung untersucht, sondern wir bedienten uns des cytochemischen Nachweises der α-Naphthylacetat-Esterase in unserer Modifikation II. Gegenüber der Pappenheim-Färbung bietet diese Reaktion den Vorteil, daß sich die Monocyten, wie wir dies schon für den Blutausstrich besprochen haben, in eindeutiger Weise anfärben und mit Sicherheit erkennen lassen. Auch die anderen Knochenmarkselemente sind ohne weiteres zu identifizieren, so daß eine Differentialzählung leicht durchführbar ist. Im übrigen sei darauf hingewiesen, daß die Differenzierung der einzelnen Zellarten in fermentcytochemischen Präparaten keineswegs auf den Reaktionsausfall *allein* gestützt werden darf, sondern es müssen selbstverständlich alle faßbaren cytologischen Kriterien mit herangezogen werden. Die Auswertung eines fermentcytochemisch behandelten Knochenmarksausstriches setzt damit eine subtile Kenntnis der allgemeinen Knochenmarkscytologie unabdingbar voraus.

Um die Sicherheit der cytologischen Beurteilung solcher Präparate zu unterstreichen und zu belegen, beschreiben wir im folgenden nicht nur die Befunde an der Monocytenreihe, sondern auch die Beobachtungen an den anderen Zellen des normalen Knochenmarksausstriches. Dabei sollen vier Fragestellungen beantwortet werden.

1. Gelingt es, im normalen Knochenmark Monocytenvorläufer aufzufinden?

2. Ist es möglich, Mitosen in solchen Monocytenvorläufern nachzuweisen?

3. Wie hoch ist der Prozentsatz von Monocyten sowie der möglicherweise identifizierbaren Vorläufer und ihrer Mitosen, bezogen auf 100 weiße Knochenmarkszellen?

4. Können die aufgefundenen Monocytenprozentwerte durch einfache Beimischung peripheren Blutes hinreichend erklärt werden?

aa) Qualitative Befunde

Die *reifen Monocyten* des Knochenmarkes entsprechen in ihrem Verhalten denen der Peripherie. Sie sind im allgemeinen kräftig positiv. Das Reaktionsprodukt ist gleichmäßig im relativ breiten Protoplasmaleib verteilt. Allerdings trifft man im Knochenmark nicht selten Monocyten an, die in der Kernbucht oder in Kernnähe ein kleines, unscharf begrenztes Areal mit geringer oder fast fehlender Esteraseaktivität enthalten. Solche Monocyten sind im Blutausstrich kaum nachzuweisen. Die Monocytenkerne sind in den seltensten Fällen rundlich oder oval, meist sind sie ein- oder mehrfach eingebuchtet bzw. gelappt, in sich leicht torquiert, oder sie zeigen andere Unregelmäßigkeiten, die bis zu mehrfacher Segmentierung gehen können. Die Kernmembran ist immer scharf und klar gezeichnet, obwohl sie an sich wenig kräftig, sondern eher zart entwickelt ist. Die Kernstruktur ist fein, Nucleolen sind meist nicht auszumachen.

Außer typischen reifen Monocyten fanden wir in allen untersuchten Sternalpunktaten *große Promonocyten* mit schwacher bis kräftiger Aktivität von α-Naphthylacetat-Esterase (Abb. 9, Tafel I). Diese Zellen sieht man im normalen peripheren Blutausstrich nicht. Sie erreichen die zwei- bis dreifache Blutmonocytengröße und besitzen große Kerne von bohnenförmiger bis unregelmäßiger, kleeblattartiger Gestalt mit unvollständiger Lappung. Die Chromatinstruktur ist uneinheitlich: Manche Zellen gleichen hierin den Blutmonocyten völlig und weisen ein gleichmäßiges, feines Kerngerüst auf, andere zeichnen sich dagegen durch eine vergleichsweise grobe Kernstruktur aus, wie man sie etwa bei den Promyelocyten findet. Das Plasma ist immer weit. Die Reaktionsstärke beim Nachweis der α-Naphthylacetat-Esterase wechselt erheblich, sie umfaßt alle Grade von angedeuteter Anfärbung bis hin zur Intensität stark positiver Blutmonocyten.

Ein Teil der großen Promonocyten läßt im Plasma eine verschieden kräftig entwickelte Granulation erkennen, bei anderen ist das Plasma ungranuliert wie bei den Blutmonocyten. Dabei besteht eine Relation zwischen Kernform, Chromatinbeschaffenheit, Reaktionsintensität und dem Grade der Plasmagranulation: je stärker die Fermentaktivität, um so ausgeprägter ist die Tendenz zur unregelmäßigen, angedeutet lappigen Kernform, um so feiner ist auch die Chromatinstruktur und um so schwächer ist die Plasmagranulation. Umgekehrt enthalten stark granulierte Zellen häufiger bohnenförmige Kerne ohne Lappungstendenz mit relativ grobem Chromatin und sind nur schwach esterasepositiv. Schließlich besitzen die großen Promonocyten recht häufig ein deutlich erkennbares, kernnahe gelegenes Cytozentrum, welches schwächer fermentaktiv ist als das übrige

Plasma. In jedem der Sternalpunktate findet man einzelne dieser Zellen in den verschiedensten Mitosestadien (Abb. 10, Tafel II).

Ordnet man die großen Promonocyten nach abfallender Reaktionsintensität, so kommt man bei den schwächer reagierenden Formen mit starker Plasmakörnelung bald an einen Punkt, bei dem eine Trennung von manchen Promyelocyten nicht mehr möglich ist und reiner Willkür unterliegen würde.

Von den Zellen der *neutrophilen Myelopoiese* besitzen die Promyelocyten teilweise eine zwar schwache, aber deutlich erkennbare Aktivität von unspezifischer Esterase. Mit zunehmender Ausreifung der Neutrophilen nimmt diese ohnehin schon geringgradige Aktivität noch weiter ab, so daß die Myelocyten, Metamyelocyten, Stabkernigen und Segmentkernigen bei unserer Versuchsanordnung oft gar keine erkennbare Plasmaanfärbung zeigen (Abb. 9, Tafel I). Abgesehen von manchen schwach positiven Promyelocyten können also die neutrophilen Vorläufer im α-Naphthylacetat-Esterase-Präparat sicher von der Monocytengruppe unterschieden werden. Dies gelingt vor allem, wenn zusätzlich cytologische Kriterien wie Zellgröße, Form und Struktur der Kerne und Plasmagranulation zur Differenzierung herangezogen werden.

Die Zellen der *eosinophilen Granulopoiese* zeigen eine schwache bis deutliche Reaktion, besonders die jungen Formen. Sie sind leicht an ihren groben Granula erkennbar und bieten diagnostisch keinerlei Schwierigkeiten.

Lediglich die *basophilen Granulocyten* und ihre Vorstufen können im α-Naphthylacetat-Esterase-Präparat nicht erkannt werden. Auch die *Gewebsmastzellen* sind schwer zu identifizieren. Beide Zellarten spielen aber prozentual keine wesentliche Rolle und sind überdies für unsere Fragestellung ohne Bedeutung, so daß dieser Mangel nicht ins Gewicht fällt.

Die *Lymphocyten* des Knochenmarks verhalten sich wie diejenigen des peripheren Blutes. Die Zellen sind entweder negativ, was für die Mehrzahl zutrifft, oder es findet sich eine geringgradige Fermentaktivität. Hierbei ist das Plasma entweder diffus schwach rotbraun angefärbt, oder man sieht einige distinkte, rundliche Farbstoffanhäufungen etwa von der Größe eines eosinophilen Granulum. Meist kommen 1—2 solcher großer, kräftig angefärbter Granula im Plasma vor, manchmal kann man aber auch bis zu 10 Körnchen finden. Die Abgrenzung der Lymphocyten von den Monocyten macht schon auf Grund der cytologischen Kriterien keine Schwierigkeiten, und durch das sehr unterschiedliche fermentcytochemische Verhalten beider Zellarten ist ihre Trennung noch weiter erleichtert.

Die *Erythropoiesezellen* des normalen Knochenmarks weisen regelmäßig eine deutliche Aktivität von α-Naphthylacetat-Esterase auf. Mit zunehmender Ausreifung bis etwa zum Stadium des polychromatischen Normoblasten wird die Aktivität stärker, die kleinen oxyphilen Normoblasten sind wiederum etwas schwächer positiv. Makroblasten und vor allem Proerythroblasten sind nur geringgradig positiv, manchmal sogar negativ. Im Gegensatz zu den Monocyten, deren Plasma gleichmäßig angefärbt ist, findet sich das Reaktionsprodukt bei den Erythropoiesezellen vorwiegend im Bereiche einer sehr schmalen, perinucleären Plasmazone (MERKER, 1961; LÖFFLER, 1962b; LEDER, 1965, 1966b), so daß fast der Eindruck einer Kernreaktion entsteht.

Die Proerythroblasten zeigen oft eine deutliche Reaktion in einem umschriebenen paranucleären Plasmabezirk. An den Makroblasten ist dieser Befund meist nicht zu erheben. Dagegen ist in den Normoblasten wiederum häufig eine dem Kern kappenartig aufsitzende Zone mit besonders starker Reaktion zu beobachten. Dieser Befund steht mit der beginnenden Kernausstoßung im Zusammenhang, während die paranucleäre Proerythroblastenreaktion vielleicht auf Plasmaorganellen der Golgi-Zone zurückzuführen ist.

Die Erythropoiesezellen sind damit durch ihr fermentcytochemisches Verhalten eindeutig charakterisiert. Nimmt man noch die cytologischen Kriterien dieser Zellreihe hinzu (die fast immer ideal runden Kerne mit dem typischen Schachbrettmuster des Chromatins bei den Makroblasten und die durch die starke Plasmabasophilie bedingte schmutziggraue Anfärbung mit Hämalaun bei den Proerythroblasten), so besteht nicht die geringste Gefahr, diese Zellen mit den Elementen der Monocytenreihe zu verwechseln.

Auch die *Megakaryocyten* zeichnen sich durch eine meist kräftige Aktivität von α-Naphthylacetat-Esterase aus. Sie sind aber durch ihre typische Gestalt so leicht zu erkennen, daß eine Verwechselungsmöglichkeit mit den Monocyten oder Monocytenvorstufen nicht gegeben ist.

Die bei weitem stärkste Aktivität von α-Naphthylacetat-Esterase fanden wir in Übereinstimmung mit LÖFFLER, 1961b, in den *Reticulumzellen* (Abb. 16). Sie sind unvergleichlich stärker positiv als Monocyten. Bei Anwendung unserer Modifikation I der α-Naphthylacetat-Esterase-Reaktion genügt beispielsweise eine Inkubationszeit von nur 5 min, um die Reticulumzellen kräftig positiv darzustellen. Nach dieser Zeit sieht man in den Monocyten allenfalls eine ganz leichte Plasmaanfärbung, oft aber noch gar keine erkennbare Reaktion. Bei der Modifikation II, wie wir sie zur Differenzierung der Sternalpunktate benutzen, sind die Reticulumzellen meist so stark von Reaktionsprodukt überlagert, daß die Erkennung der Kerne nicht mehr möglich ist. Ferner weichen diese Zellen von den Monocyten durch ihren regelmäßigen, ovalen Kern mit feinnetziger Chromatinstruktur und mit ein bis zwei großen Nucleolen ab. Vor allem unterscheidet sie aber die Größe ihres Plasmaleibes, der ein Vielfaches der Monocytengröße beträgt. Auch die sternförmige Gestalt vieler dieser Zellen mit langen Plasmaausläufern läßt sie eindeutig von den Monocyten abgrenzen. Der Nachweis zweier verschiedener Reticulumzellarten, einer „kleinen lymphoiden Reticulumzelle" und einer „großen lymphoiden Reticulumzelle" (Rohr, 1960) ist uns im übrigen mit keiner fermentcytochemischen Methode gelungen.

Schließlich seien noch die *Plasmazellen* erwähnt. Auch sie sind schon allein auf Grund ihrer Morphologie, nämlich des typischen Radspeichenkernes, der exzentrischen Kernlage und des weiten Plasmas, welches oft einige Vacuolen enthält, erkennbar. Wie bei den Proerythroblasten nimmt das Plasma auf Grund seiner starken Basophilie bei Hämalaungegenfärbung einen schmutzig-grauen Farbton an. Die Plasmazellen sind geringgradig esterasepositiv, wobei häufig im Bereich der Golgi-Zone kleine stäbchen- oder kugelförmige Farbstoffanhäufungen auftreten, die den Eindruck von angefärbten Zellorganellen machen (Löffler und Schubert, 1963). Auch diese Zellart ist so typisch, daß sie im Sternalmarkausstrich bei der α-Naphthylacetat-Esterase-Reaktion einwandfrei zu identifizieren ist. Schwierig kann allerdings die Abgrenzung der Plasmoblasten und Proplasmazellen von Erythropoiesezellen sein, was aber die Frage der Unterscheidung von Monocytopoiesezellen und anderen Knochenmarkselementen nicht berührt.

bb) Quantitative Befunde

Um eine Aussage über die Häufigkeit der Monocyten und ihrer Vorstufen im Knochenmark treffen zu können, wurden mit der α-Naphthylacetat-Esterase-Methode (Modifikation II) behandelte Sternalpunktate von 20 Patienten mit unauffälliger Myelopoiese quantitativ ausgewertet. Hierbei unterschieden wir folgende Zellgruppen (Tab. 4): 1. segmentkernige neutrophile Granulocyten (S), 2. Lymphocyten (L), 3. Granulopoiesezellen ausschließlich der reifen Neutrophilen (GRP), 4. Monocyten (M), 5. große Promonocyten (GPM).

Es wurden nur solche Zellen als zur Monocytenreihe gehörig gezählt, deren Reaktionsintensität eindeutig über den Durchschnittsgrad der Promyelocytenfärbung hinausging. Zweifelsfälle wurden zur Sicherheit als Promyelocyten eingestuft. Reticulumzellen, Plasmazellen, Gewebsmastzellen, Megakaryocyten und Erythropoiesezellen wurden nicht berücksichtigt.

In Tab. 4 sind zum Vergleich die bei der routinemäßigen Anfertigung von Differentialblutbildern erhaltenen Werte eingetragen. Ferner wurde das Verhältnis von Monocyten und segmentkernigen Neutrophilen sowie das Verhältnis von Monocyten zu Lymphocyten sowohl für das periphere Blut als auch für das Knochenmark bestimmt. Da die Zahlenwerte der Granulopoiesezellen bei unserer Fragestellung keine Bedeutung haben, sind sie der Vollständigkeit halber summarisch aufgeführt.

Wir fanden im Knochenmark durchschnittlich 5,3 ± 2,0% Monocyten. Der geringste Wert war 1,4%, der höchste 8,8%. Die entsprechenden Zahlen für die großen Promonocyten lauten 1,0 ± 0,8% mit einer Schwankungsbreite von 0,2—3,4%.

Tabelle 4. *Zählergebnisse (in %) aus Knochenmarksausstrichen (Nachweis der α-Naphthylacetat-Esterase) von 20 hämatologisch unauffälligen Personen mit Vergleichswerten aus dem peripheren Blut. In den letzten vier Spalten sind die Verhältniszahlen für Monocyten und segmentkernige Neutrophile bzw. für Monocyten und Lymphocyten in peripherem Blut und Knochenmark (Kmk) aufgeführt. Zeichenerklärung: S = segmentkernige Neutrophile, L = Lymphocyten, M = Monocyten, SEB = stabkernige neutrophile sowie reife eosinophile und basophile Granulocyten, GRP = Summe aller Granulopoiesezellen ausschließlich der reifen Neutrophilen, GPM = groß Promonocyeten, M:S = Verhältnis der Monocyten zu den segmentierten Neutrophilen, M:L = Verhältnis der Monocyten zu den Lymphocyten*

Fall	peripheres Blut					Knochenmark						Blut M:S	Kmk M:S	Blut M:L	Kmk M:L
	S	L	SEB	M	Gesamt	S	L	GRP	M	GPM	Gesamt				
1	71	25	3	1	100	32,3	20,8	40,0	5,5	1,4	100,0	0,01	0,14	0,04	0,21
2	63	30	0	7	100	35,3	23,9	32,6	7,0	1,2	100,0	0,11	0,20	0,23	0,29
3	73	20	2	5	100	22,8	15,3	52,0	6,5	3,4	100,0	0,07	0,29	0,25	0,42
4	48	38	7	7	100	21,5	23,4	46,6	7,2	1,3	100,0	0,13	0,33	0,18	0,31
5	52	32	11	5	100	15,2	17,2	64,2	3,2	0,2	100,0	0,10	0,21	0,16	0,19
6	73	16	6	5	100	18,2	5,0	72,6	3,6	0,6	100,0	0,07	0,20	0,31	0,72
7	56	33	3	8	100	28,8	14,2	52,3	3,8	0,9	100,0	0,14	0,13	0,24	0,27
8	38	54	7	1	100	18,3	14,1	60,9	5,6	1,1	100,0	0,03	0,31	0,02	0,40
9	76	15	4	5	100	18,2	16,5	56,9	7,7	0,7	100,0	0,07	0,42	0,33	0,47
10	62	29	3	6	100	19,1	16,0	58,0	6,6	0,3	100,0	0,10	0,35	0,21	0,41
11	62	27	3	8	100	27,3	35,6	31,5	5,4	0,2	100,0	0,13	0,20	0,30	0,15
12	61	36	2	1	100	22,3	10,1	57,8	7,6	2,2	100,0	0,02	0,34	0,03	0,75
13	24	70	1	5	100	10,8	15,2	69,2	3,6	1,2	100,0	0,21	0,33	0,07	0,24
14	48	46	2	4	100	26,4	19,7	43,5	8,8	1,6	100,0	0,08	0,33	0,09	0,45
15	65	13	13	9	100	14,6	11,0	67,8	6,2	0,4	100,0	0,13	0,42	0,69	0,56
16	76	15	1	8	100	13,2	6,8	76,8	2,8	0,4	100,0	0,11	0,21	0,53	0,41
17	53	31	7	9	100	32,4	19,3	41,6	6,5	0,2	100,0	0,17	0,20	0,29	0,34
18	68	22	4	6	100	16,9	4,9	74,6	2,9	0,7	100,0	0,09	0,17	0,27	0,59
19	63	28	4	5	100	8,8	3,7	81,8	4,4	1,3	100,0	0,08	0,50	0,18	1,19
20	79	13	4	4	100	18,5	9,7	70,2	1,4	0,2	100,0	0,05	0,07	0,31	0,14
Summe					109				106,3	19,5		1,90	5,35	4,73	8,51
Mittelwert					5,5				5,3	1,0		0,08	0,27	0,24	0,43
s					2,5				2,0	0,8					

Das Verhältnis von Monocyten zu segmentkernigen Neutrophilen betrug für das periphere Blut im Mittel 0,08, für das Knochenmark 0,27. Ein ähnliches Ergebnis erhielten wir für das Verhältnis Monocyten zu Lymphocyten im peripheren Blut und Knochenmark. Die Werte betrugen 0,24 und 0,43.

In einem zweiten Arbeitsgang wurden jeweils 500 Monocyten und Monocytenvorstufen gesondert ausgezählt (Tab. 5). Hierbei unterschieden wir zwischen typischen Monocyten, den großen Promonocyten und deren Mitosen. Damit erhielten wir etwas genauere Zahlenwerte für die Monocytenvorstufen und ihre Mitosen als bei Auszählung von 1000 Knochenmarkszellen der gesamten weißen Reihe.

Tabelle 5. *Verteilung von Monocyten, großen Promonocyten und deren Mitosen innerhalb der Monocytopoiesereihe im α-Naphthylacetat-Esterase-Präparat des Knochenmarks bei 20 blutgesunden Personen, dargestellt in %-Werten*

Fall	Monocyten	Große Promonocyten	Mitosen	Gesamt
1	89,6	9,2	1,2	100,0
2	96,4	3,2	0,4	100,0
3	80,2	19,0	0,8	100,0
4	92,8	6,8	0,4	100,0
5	93,8	6,0	0,2	100,0
6	82,8	16,0	1,2	100,0
7	88,2	11,2	0,6	100,0
8	87,8	11,6	0,6	100,0
9	91,0	8,8	0,2	100,0
10	94,0	5,4	0,6	100,0
11	96,8	3,0	0,2	100,0
12	88,4	10,6	1,0	100,0
13	89,8	9,6	0,6	100,0
14	86,4	12,6	1,0	100,0
15	89,0	10,0	1,0	100,0
16	88,2	11,8	0,0	100,0
17	94,6	5,0	0,4	100,0
18	92,6	6,8	0,6	100,0
19	82,4	17,2	0,4	100,0
20	89,6	10,4	0,0	100,0
Summe	1794,4	194,2	11,4	
Mittel	89,7	9,7	0,6	
s	4,5	4,4	0,4	

Wir fanden auf je 500 Zellen der Monocytopoiesereihe 9,7 ± 4,4% große Promonocyten mit einer erheblichen Schwankungsbreite von 3,2%

bis 19,0%. Mitosen sahen wir zwar bei Übersichtsmikroskopie in jedem Präparat, in zwei unserer Fälle waren aber in den 500 gezählten Zellen keine Teilungsformen einbegriffen. Das Maximum der Mitosen lag im Einzelfall bei 1,2%. Der durchschnittliche Mitoseindex der Monocytopoiese belief sich auf 0,6 ± 0,4%.

cc) Besprechung der Befunde

Der Erörterung der quantitativen Ergebnisse seien einige kritische Bemerkungen vorangestellt. Abgesehen von dem Mangel, der sich aus der relativ niedrigen Anzahl unserer ausgezählten Fälle ergibt, kommt den Zählergebnissen auch deshalb keine uneingeschränkte Gültigkeit zu, weil sie nicht allein von der Zusammensetzung des Markes abhängen, sondern auch von der Art der angewandten Ausstrichtechnik (z. B. Piechl, 1942, 1943a, b), von der Höhe der Blutbeimengung und ähnlichen Faktoren. Die unseren Untersuchungen zugrunde liegenden Präparate entstammen den verschiedensten Quellen, so daß wir außerstande sind, die einzelnen angeführten Faktoren und ihren Einfluß abzuschätzen. Das gilt auch für die zum Vergleich herangezogenen Blutbilder, die nur zum Teil von uns selbst, zum Teil aber von anderen Untersuchern im Rahmen der klinischen Routinediagnostik angefertigt wurden. Daher können und sollen unsere Zählergebnisse nur grobe, größenordnungsmäßige Anhaltspunkte vermitteln. Schließlich sehen wir in den quantitativen Befunden ergänzende, nicht aber ausschlaggebende Resultate für die Cytogenese des Blutmonocyten. Hier messen wir den qualitativen Ergebnissen ein erheblich größeres Gewicht bei.

Aus den Zählergebnissen geht zunächst hervor, daß man den Gehalt des Knochenmarkes an Monocyten im allgemeinen unterschätzt hat. So liegen die in Tab. 1 und 2 angeführten Monocytenprozentwerte anderer Autoren in der überwiegenden Mehrzahl weit unter dem von uns gefundenen Mittelwert von 5,3%, wobei die Schwankungen zwischen den einzelnen Angaben ganz erheblich sind: Während Undritz bis zu 15% Monocyten zählte, konnten Escudero und Varela, 1932 sowie Kienle, 1943, gar keine Monocyten im Knochenmark feststellen. Die Ursache ist zweifellos in der erwähnten Schwierigkeit zu suchen, die Monocyten bei der Pappenheim-Färbung von der Vielfalt der anderen Knochenmarkszellen abzugrenzen. Durch den Nachweis der α-Naphthylacetat-Esterase gelingt dies jedoch in ausgezeichneter Weise, so daß — wie wir glauben — unsere Zählergebnisse besser unterbaut sind als die der anderen Autoren.

Es stellt sich nun die Frage, ob die im Knochenmark aufgefundenen Monocytenprozentwerte — wie es z. B. Schilling annahm — nur den im zirkulierenden Blut vorhandenen Monocyten entsprechen oder ob sie nicht schon für sich allein auf eine im Knochenmark stattfindende Monocytopoiese hinweisen können.

Um dies zu klären, haben wir das Verhältnis zwischen Monocyten und segmentkernigen Neutrophilen im Blut und im Knochenmark einerseits und das Verhältnis von Monocyten zu Lymphocyten im Blut und Knochenmark der gleichen Patienten andererseits verglichen (Tab. 4). Obwohl zwischen den einzelnen Blutbildern von Fall zu Fall erhebliche Schwankungen bestehen, glauben wir, diesen Vergleich dennoch anstellen zu können. Denn die Blutbilder entsprechen vollkommen den in der Literatur angegebenen Werten für den Gesunden. So geben beispielsweise HEILMEYER und BEGEMANN, 1951, für segmentierte Neutrophile, Lymphocyten und Monocyten Durchschnittswerte von 52% bzw. 26% bzw. 4% an, wobei die jeweiligen Schwankungsbreiten 23—82%, 13—65% und 1—10% betragen.

Das von uns gefundene Verhältnis der Monocyten zu den Segmentkernigen beläuft sich im Blute durchschnittlich auf 0,08 und im Knochenmark auf 0,27. Bezogen auf die neutrophilen Granulocyten kommen damit im Knochenmark etwa dreimal mehr Monocyten vor als peripher. Ähnliches gilt für das Verhältnis von Monocyten und Lymphocyten in Blut und Knochenmark. Hier betragen unsere entsprechenden Werte 0,24 und 0,43. Das Knochenmark enthält danach im Mittel fast doppelt so viel Monocyten wie das Blut, wenn man ihre Zahl auf den jeweiligen Lymphocytengehalt bezieht.

Es fragt sich nun, ob diese Unterschiede zwischen Blut und Knochenmark signifikant sind. Dazu haben wir eine Signifikanzprüfung mit Hilfe des Zeichentests (VAN DER WAERDEN und NIEVERGELT, 1956) vorgenommen.

Es ergab sich, daß die O-Hypothese — es bestehe kein Unterschied zwischen den gefundenen Verhältniszahlen — für die beiden Quotientenreihen Monocyten/Segmentkernige mit einer 0,5%igen und für die Quotientenreihen Monocyten/Lymphocyten mit einer 1%igen Irrtumswahrscheinlichkeit verworfen werden kann. Der Unterschied ist also hochsignifikant.

Wollte man den Monocytengehalt des Knochenmarkes mit einfacher Blutbeimischung erklären, so müßten die berechneten Relationen in Blut und Knochenmark gleich sein. Darüber hinaus wäre zu fordern, daß die auf die Granulocyten bezogenen Verhältniswerte des Knochenmarkes die der Peripherie sogar noch unterschreiten. Betrachtet man nämlich die Knochenmarksmonocyten als allein aus der Peripherie stammend, so stünden ihnen nicht nur die aus der Zirkulation ins Knochenmark zurückgelangten Segmentkernigen gegenüber, sondern zusätzlich die frisch gebildeten *und* die gespeicherten Neutrophilen. Die Knochenmarksrelationen unterschreiten aber nicht die der Peripherie, sondern überschreiten sie in erheblichem Maße.

Bei den Lymphocyten-Monocyten-Relationen fand sich viermal eine niedrigere Monocytenzahl für das Knochenmark. Wir glauben, daß diese Abweichungen nicht gegen unsere Annahme sprechen, daß das Knochenmark in Relation zu den Lymphocyten mehr Monocyten als das periphere Blut enthält. Denn wir wissen aus mehreren Untersuchungen (ASKANAZY,

1915; v. FISCHER, 1917; MAYER und FURUTA, 1924; ROHR, 1960; NAGAI, 1960 u. a.), daß das normale Knochenmark in maximal 62% der Fälle Lymphfollikel aufweisen kann. NAGAI, 1960, fand bei der Untersuchung von normalem Knochenmark über 40jähriger Patienten in 1,5 × 2,5 cm großen Schnitten bis zu 4 Follikel mit einem Durchmesser von 80—350 μ. Diesen Befund konnte er bei 36% seiner Fälle erheben. Deshalb halten wir es für möglich, daß die hohe Lymphocytenzahl bei gleichzeitig niedriger Monocytenzahl in den vier erwähnten Fällen unter Umständen darauf zurückzuführen ist, daß Lymphfollikel aspiriert wurden.

Trotz aller aufgezeigter Fehlermöglichkeiten unserer Zahlenwerte geht aus ihnen hervor, daß im Knochenmark mehr Monocyten vorkommen als in der Literatur im allgemeinen angegeben wird und vor allem auch in Relation zu Neutrophilen und Lymphocyten mehr als im peripheren Blute. So können wir zwei wichtige, gegen die Annahme einer myeloischen Monocytenbildung gerichtete Argumente der Trialisten widerlegen: Erstens ist eine Erklärung des Knochenmarksmonocytengehaltes allein mit dem Vorhandensein zirkulierender Monocyten nicht möglich, und zweitens finden sich nicht nur gelegentlich, sondern regelmäßig und in ganz beträchtlicher Anzahl Monocyten im Knochenmark.

Zusätzlich möchten wir noch bemerken, daß die Ansicht mancher Trialisten (z. B. SCHILLING, 1943), für eine myeloische Monocytenbildung wären in Analogie zur Leukocytenverteilung im peripheren Blute etwa 10% Monocyten und Monocytenvorstufen im Sternalausstrich zu fordern, sachlich insofern falsch ist, als von dem Prozentsatz der Zellen im peripheren Blut allein gar nicht auf die Menge ihrer Vorstufen im Knochenmark selbst zurückgegangen werden darf. Denn die Häufigkeit, mit der wir im Knochenmark auf Bildungszellen treffen, hängt vor allem vom Bedarf an reifen Formen in der Peripherie und damit von ihrer Verweildauer im peripheren Blut ab. Für die neutrophile Myelopoiese und für die Erythropoiese läßt sich diese Abhängigkeit — wie allgemein bekannt ist — klar zeigen: die Erythrocyten verbringen etwa 120 Tage im Blut, die Neutrophilen (BOND, FLIEDNER und ARCHAMBEAU, 1965) dagegen höchstens einen Tag. Und deshalb stehen jeweils 100 Myelopoiesezellen nur 30 Erythropoiesezellen gegenüber, obwohl im mm³ Blut 4,5—5,0 Mill. Erythrocyten, aber nur bis zu 6000 Granulocyten enthalten sind.

Über die Verweildauer der Monocyten im peripheren Blut waren bis vor kurzem noch gar keine Befunde bekannt. Erst in jüngster Zeit ist es durch die H³-Thymidin-Markierung gelungen (FLIEDNER, CRONKITE und BOND, 1962), für die Aufenthaltszeit von menschlichen Monocyten im peripheren Blut Anhaltspunkte zu gewinnen. Nach den Untersuchungen dieser Autoren verbleiben die Monocyten bis zu etwa einer Woche in der Zirkulation. Ganz ähnliche Ergebnisse konnten VOLKMAN und GOWANS, 1965a sowieWHITElaw, 1966, für die Monocyten der Ratte mit der gleichen Methodik gewinnen. Der Monocytenumsatz im peripheren Blut verläuft also langsamer als der Umsatz der Granulocyten, so daß die von uns gefundene Häufigkeit von Monocyten und Monocytenvorstufen im Knochenmark für die Annahme einer myeloischen Monocytenbildung bei weitem ausreicht.

Obwohl die im Knochenmark vorkommenden Monocytenmengen nicht durch einfache Blutbeimischung zu erklären sind, so ist damit allein noch keineswegs gesagt, daß diese Zellen auch hier entstehen. Es wäre z. B. auch denkbar, daß sie aus unbekannten Gründen nur in besonders großer Zahl zurückgehalten bzw. gespeichert werden. Gegen eine solche Annahme spricht allerdings schon das sehr frühzeitige periphere Auftreten markierter Blutmonocyten nach einmaliger H³-Thymidin-Injektion (FLIEDNER, CRONKITE und BOND, 1962; VOLKMAN und GOWANS, 1965a; WHITELAW, 1966).

Unter Berücksichtigung dieser Zusammenhänge liefern unsere Zahlenwerte bereits einen ersten Anhaltspunkt für die myeloische Monocytengenese. Wir haben gezeigt, daß im Knochenmark signifikant mehr Monocyten vorkommen als in der Peripherie, wenn man ihre Zahl ins Verhältnis zu den segmentkernigen Neutrophilen setzt. Andererseits verläuft der Monocytenumsatz im Blut aber *langsamer* als der Umsatz der Neutrophilen. Die Granulocyten werden also schneller und in verhältnismäßig größerer Zahl pro Zeiteinheit als die Monocyten nachgebildet. Hinzu kommt, daß die Myelocyten postmitotisch eine Reifungszeit ohne Teilungen aufweisen, während die Monocyten nach ihrer letzten Mitose recht schnell ausgeschwemmt werden (FLIEDNER, CRONKITE und BOND, 1962; VOLKMAN und GOWANS, 1965a, b; WHITELAW, 1966). Daher wären im Knochenmark eigentlich mehr reife Granulocyten bezogen auf Monocyten als im Blut zu erwarten. Da wir aber genau umgekehrte Verhältnisse angetroffen haben, ergibt sich in Verbindung mit weiteren, in diese Richtung deutenden Befunden (s. S. 52 und S. 58, 59) zwangsläufig der Schluß, daß in unserer Gruppe der „Monocyten" des Knochenmarkes eine große Anzahl von Vorstufen (= „kleine Promonocyten") enthalten sein muß.

Den sicheren Beweis, daß Monocyten im Knochenmark gebildet werden, stellen unsere qualitativen Befunde dar. Wir konnten zahlreiche Zellen finden, die wesentlich größer als normale Monocyten waren, die in ihrer Aktivitätsstärke beim Nachweis der α-Naphthylacetat-Esterase schwächer oder genau so stark reagierten wie normale Monocyten und deren Kerne häufig unregelmäßig gelappt waren (Abb. 9, Tafel I). Zweitens ließen sich alle erdenklichen Übergänge zu den kleinen Formen auffinden, so daß wir die großen Zellen als Monocytenvorläufer, als „große Promonocyten" auffassen müssen. Daß solche Monocytenvorläufer tatsächlich proliferieren, geht aus dem Vorkommen von Mitosen klar hervor (Abb. 10, Tafel II). Daß es sich ferner wirklich um Mitosen der Monocytenreihe handelt, kann durch ihre cytochemische Abgrenzung von den Myelopoiese- und Erythropoiesemitosen gezeigt werden. Denn während in Mitoseformen der Granulopoiese allenfalls eine schwache Esteraseaktivität vorkommt, sind die von uns beobachteten Promocytenmitosen kräftig positiv. Ebenso leicht ist die Abgrenzung von Proerythroblasten- und Makroblastenmitosen durchzuführen: Sie sind zwar auch esterasepositiv, aber schwächer als die Promonocytenmitosen, und außerdem wird durch die starke Basophilie eine unverkennbare schmutzig-graue Plasmatönung bei Hämalaungegenfärbung hervorgerufen, die ihre Zuordnung zur Erythropoiese leicht ermöglicht. Die übrigen Erythropoiesemitosen kommen wegen ihrer geringen Größe als Verwechselungsmöglichkeit nicht in Betracht.

Inzwischen ist auch mit der H^3-Thymidin-Markierung durch VOLKMAN und GOWANS, 1965b, in Rattenversuchen der Beweis erbracht worden, daß die Monocyten im Knochenmark entstehen. Nachdem diese Autoren in zahlreichen verschiedenartigen Versuchsanordnungen, 1965a, die Identität der sog. Hautfenstermakrophagen (REBUCK, 1947a) mit emigrierten Blutmonocyten einwandfrei festgestellt hatten, gingen sie der Frage des Bildungsortes der Blutmonocyten nach. Zerstörten sie durch Ganzkörperbestrahlung mit 750 r den gesamten hämatopoietischen Apparat der Tiere, so wurden Monocyten auf den Hautfensterpräparaten vermißt. Schützten sie dagegen bei diesen Versuchen das Tibiamark, so wurden normale Befunde erhoben. Außerdem infundierten sie syngenetischen Empfängern radioaktiv markierte Zellsuspensionen aus Ductus thoracicus, Lymphknoten, Thymus, Milz und Knochenmark. Markierte Monocyten konnten im Blut und auf den Hautfensterpräparaten nur nach Verabfolgung von Knochenmarkszellen, in geringem Ausmaß auch nach Gabe von Zellen aus der Milz nachgewiesen werden. Diese Ergebnisse stehen in bestem Einklang zu unseren am Menschen erhobenen Befunden und sind ein weiterer, zwingender Beweis der myeloischen Monocytengenese.

Wir haben dargelegt, daß ein Teil der großen Promonocyten eine Esteraseaktivität aufweist, die dem Durchschnitt der reifen Monocyten im peripheren Blut und der Monocyten des Knochenmarkes entspricht. Da die großen (wohl hyperdiploiden) Zellen zweifellos jünger als die im peripheren Blut vorkommenden Monocyten gleicher Aktivitätsstärke sind, ist die Ausprägung der Esteraseaktivität allein und im Einzelfall kein sicherer Hinweis auf den Reifungsgrad. Das geht weiterhin aus der Tatsache hervor, daß im peripheren Blut schwach positive, reife Monocyten vorkommen.

Wenn sich ein großer, kräftig esterasepositiver Promonocyt teilt, so entstehen, wie Abb. 10, Tafel II, zeigt, zwei Tochterzellen von der Größe reifer Monocyten. Nimmt man eine durchschnittliche Mitosedauer von 60 bis 90 min an (die Mitosedauer wird nach Untersuchungen von KILLMANN, CRONKITE, FLIEDNER und BOND, 1964, als noch kürzer, nämlich 45 min für die Erythropoiese und 35 min für die neutrophile Granulopoiese angegeben), so wird deutlich, daß der große Promonocyt und die beiden entstandenen kleinen Tochterzellen (= kleine Promonocyten, sofern noch proliferationsfähig) im zeitlichen Ablauf des Reifungsprozesses lediglich um die Mitosezeit, also um maximal 90 min auseinanderliegen. Der Unterschied im Reifungsgrad zwischen Mutterzelle und Tochterzellen ist damit sehr gering, sofern überhaupt während der Mitose Reifungsprozesse ablaufen. Die Größendifferenz dagegen ist sehr hoch. Aus diesen Überlegungen geht hervor, wie willkürlich eine nach gestaltlichen Kriterien ausgerichtete Klassifizierung der Stadien einer Zellreifungsreihe beschaffen ist.

Insgesamt müssen wir feststellen, daß weder die Zellgröße noch die Reaktionsstärke beim α-Naphthylacetat-Esterase-Nachweis einen wirklich zuverlässigen Aufschluß über den Reifungsstand jeder einzelnen der Monocytenreihe angehörenden Zelle geben kann. Zwar haben wir in der Gruppe der großen Promonocyten nur Monocytenvorstufen vor uns, allerdings auch hier verschiedener Stadien, doch muß in der Gruppe der „Monocyten" ein bestimmter Anteil von unreifen Vorstufen (= „kleine Promonocyten") enthalten sein, wie wir schon bei der Besprechung der quantitativen Befunde feststellten. Darauf weist auch das in manchen Knochenmarksmonocyten anzutreffende esterasefreie oder nur schwach aktive Cytozentrum hin, welches wir auch bei den großen Promonocyten recht regelmäßig finden, nicht aber bei den Blutmonocyten. Auch KILLMANN, CRONKITE, FLIEDNER und BOND, 1964, kamen auf Grund ihrer H³-Thymidin-Versuche zu dem Schluß, daß die cytologisch definierten Zellgruppen des Knochenmarkes mehr als eine Generation umfassen. Den Beweis, daß sich unter den „Monocyten" des Knochenmarkes unreife Vorstufen (= „kleine Promonocyten") befinden, konnten wir mit unseren kombinierten Enzymnachweismethoden erbringen (s. S. 58, 59).

Schließlich sei die für die Praxis wichtige Frage geprüft, mit welchem Sicherheitsgrad man die Monocytenvorstufen bei der Pappenheim-Färbung erkennen kann. Die mit der α-Naphthylacetat-Esterase-Reaktion nachweisbaren großen Promonocyten entsprechen im wesentlichen den von BAKALOS und THADDEA, 1943a, RIND, 1958 und HECKNER, 1965, beschriebenen und als Promonocyten bezeichneten Zellen. Ihr Kern ist groß, häufig gelappt, und oft ist ein deutliches Cytozentrum vorhanden. Nach Kenntnis dieser aus dem fermentcytochemischen Präparat gewonnenen morphologischen Eigenheiten haben wir uns bemüht, die Zellen im Pappenheim-Präparat wiederzufinden und dabei zu überprüfen, ob wir sie auch hier von den anderen Myelopoiesezellen abgrenzen können. Dies ist uns nicht mit wünschenswerter Sicherheit gelungen. So gibt es, wie sich beim Nachweis der Naphthol-AS-D-Chloracetat-Esterase herausstellt, auch unter den neutrophilen Promyelocyten Formen mit gelapptem Kern. Es ist also nicht zutreffend, wenn BAKALOS und THADDEA behaupten, daß eine solche Kernpolymorphie bei den neutrophilen Vorläufern nicht vorkommt. Auch die anderen zur Identifizierung von Promonocyten in der Literatur angegebenen cytologischen Kriterien scheinen uns nicht absolut sicher zu sein. Deshalb möchten wir die Auffassung vertreten, daß bei der Pappenheim-Färbung Zellen mit großen gelappten Kernen, mäßig reichlich Azurgranulation, verhältnismäßig basophilem Protoplasma und deutlichem Cytozentrum wohl Promonocyten darstellen *können*, solche Zellen aber mit Sicherheit von Promyelocyten abzutrennen und die angeführten cytologischen Merkmale in strengstem Sinne als dafür ausreichend anzusehen, würden wir nicht wagen. Dieser Zurückhaltung müssen wir uns um so mehr befleißigen, als es ja selbst bei Anwendung der α-Naphthylacetat-Esterase-Reaktion nicht in allen Fällen gelingt, Promyelocyten und Promonocyten sicher abzugrenzen.

Die eingangs dieses Abschnittes gestellten Fragen lassen sich wie folgt beantworten:

1. Mit Hilfe der α-Naphthylacetat-Esterase-Reaktion kann man im normalen Knochenmark große Zellen mit häufig gelappten Kernen, manchmal granuliertem Cytoplasma und einem meist deutlich erkennbaren Cytozentrum abgrenzen, die in ihrer Fermentaktivität entweder den Monocyten des peripheren Blutes entsprechen oder schwächer als diese, dagegen stärker als Promyelocyten reagieren. Da hinsichtlich der Ausprägung der Fermentaktivität und auch hinsichtlich der Morphologie alle Übergänge zu den Blutmonocyten bestehen, können diese Zellen als große Promonocyten bezeichnet werden. Ihre Erkennung im Pappenheim-Präparat ist nicht sicher möglich, da die cytologischen Kriterien nicht ausreichen, um sie in jedem Fall von den Promyelocyten zu unterscheiden. Mit der α-Naphthylacetat-Esterase-Reaktion gelingt dies leichter. Ein kleiner Teil solcher Zellen zeigt aber eine so große Ähnlichkeit zu den neutrophilen Promyelocyten, daß auch hier keine Entscheidung möglich ist.

2. Die großen Promonocyten lassen alle Stadien der indirekten Kernteilung nachweisen, womit die Proliferation von Monocytenvorstufen im Knochenmark bewiesen ist.

3. Wir fanden in unseren normalen Knochenmarksausstrichen durchschnittlich 5,3 $\pm$ 2,0% Monocyten mit einer Schwankungsbreite von 1,4 bis 8,8%. Außerdem kamen 1,0 $\pm$ 0,8% große Promonocyten vor, so daß sich ein Gesamtanteil von durchschnittlich 6,3 $\pm$ 2,5% Monocytopoiesezellen errechnet. Davon sind 9,7 $\pm$ 4,4% große Promonocyten, 0,6 $\pm$ 0,4% Mitosestadien und 89,7 $\pm$ 4,5% „Monocyten". Unter den letzteren befindet sich ein großer Teil unreifer Vorstufen („kleine Promonocyten").

4. Der Gehalt des Knochenmarkes an Monocyten kann nicht durch Blutbeimischung erklärt werden.

Insgesamt ist bewiesen, daß im Knochenmark Monocyten gebildet werden.

c) Untersuchungen mit der Naphthol-AS-acetat-Esterase-Reaktion

Die qualitativen Ergebnisse bei Anwendung dieser Methode gleichen im wesentlichen denen, die man mit der α-Naphthylacetat-Esterase-Reaktion erhält. Es finden sich aber einige erwähnenswerte Abweichungen. So werden die Monocyten und ihre Vorläufer besonders deutlich hervorgehoben (Abb. 11): Während man bei Anwendung von α-Naphthylacetat eine

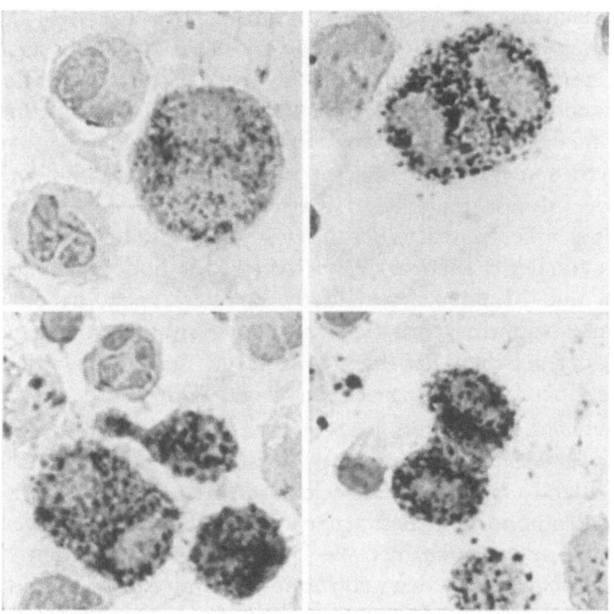

Abb. 11. Nachweis der Naphthol-AS-acetat-Esterase am normalen Knochenmarksausstrich. Große Promonocyten (granulär positiv) in verschiedenen Mitosestadien. Im Bildausschnitt links unten außerdem zwei positive Monocyten. 1400 mal

kräftige Reaktion vor allem der großen Reticulumzellen, vieler Erythropoiesezellen und anderer Elemente erhält, ist die Reaktion der Monocytenreihe bei Naphthol-AS-acetat als Substrat gegenüber den anderen Knochenmarkselementen am stärksten ausgeprägt.

Im Ausstrich sind die Monocyten oft völlig von Reaktionsprodukt überdeckt. Die großen Promonocyten fallen schon bei geringer Vergrößerung auf. Hier kommen wiederum die verschiedensten Reaktionsgrade vor, so daß in manchen Fällen eine einwandfreie Trennung von den schwach positiven neutrophilen Promyelocyten (HAYHOE, QUAGLINO und DOLL, 1964 u. a.) nicht gelingt. Die weiteren Reifungsstadien der neutrophilen Reihe sind ebenfalls nur sehr schwach positiv.

Dagegen zeigen die Eosinophilen, besonders ihre Vorstufen, eine etwas stärkere Reaktion. Ihre groben spezifischen Granula färben sich aber mit dem Echtblausalz BB deutlich gelb an, so daß alle Eosinophilen leicht erkennbar sind und nicht mit den Monocyten oder Promonocyten verwechselt werden können.

Im Gegensatz zur α-Naphthylacetat-Esterase-Reaktion sind die großen, cytoplasmareichen Reticulumzellen nur schwach positiv, viel schwächer als die Monocyten und ihre Vorstufen. Die mit der α-Naphthylacetat-Esterase-Reaktion einerseits und der Naphthol-AS-acetat-Esterase-Reaktion andererseits erhaltenen Ergebnisse stimmen also keinesfalls überein. Ferner wird der Unterschied zwischen Monocyten und Reticulumzellen abermals deutlich.

Die Erythropoiesezellen reagieren nur sehr schwach und sind ebenfalls nicht mit der Monocytenreihe zu verwechseln. Die Megakaryocyten sind schwach bis deutlich positiv, aber durch ihre Morphologie klar abtrennbar.

Um uns von der Brauchbarkeit auch dieser Methode zur Erkennung von Monocyten und Monocytenvorläufern zu überzeugen, haben wir Stichproben von α-Naphthylacetat-Esterase- und Naphthol-AS-acetat-Esterase-Präparaten der gleichen Patienten ausgezählt. Dabei ergab sich eine ausgezeichnete Übereinstimmung der erhaltenen Werte.

Der Nachweis der Naphthol-AS-acetat-Esterase ist damit vorzüglich zur Erkennung der Monocyten und ihrer Vorstufen in Knochenmarkspräparaten geeignet und ergibt eine fast selektive Darstellung dieser Zellgruppe. Die großen Promonocyten besitzen nach cytologischen und fermentcytochemischen Kriterien auch hier alle Übergänge zu den reifen Monocyten auf der einen Seite und zu den neutrophilen Promyelocyten auf der anderen Seite. Die Ergebnisse insgesamt bestätigen die mit der α-Naphthylacetat-Esterase-Reaktion gewonnenen Befunde.

2. Die Abkunft des Monocyten vom Promyelocyten

a) Vorbemerkungen

Im vorangehenden Abschnitt wurde bewiesen, daß die Monocyten im Knochenmark gebildet werden. Noch nicht beantwortet ist die Frage, auf welche Weise und vor allem aus welchen Zellen sie entstehen. Die große morphologische und cytochemische Ähnlichkeit von Promyelocyten und Promonocyten deutet darauf hin, daß mit hoher Wahrscheinlichkeit zwischen beiden genetische Beziehungen vorliegen. Solche Beziehungen sind schon von SEGERDAHL, 1935, in gewissem Sinne auch von BAKALOS u.

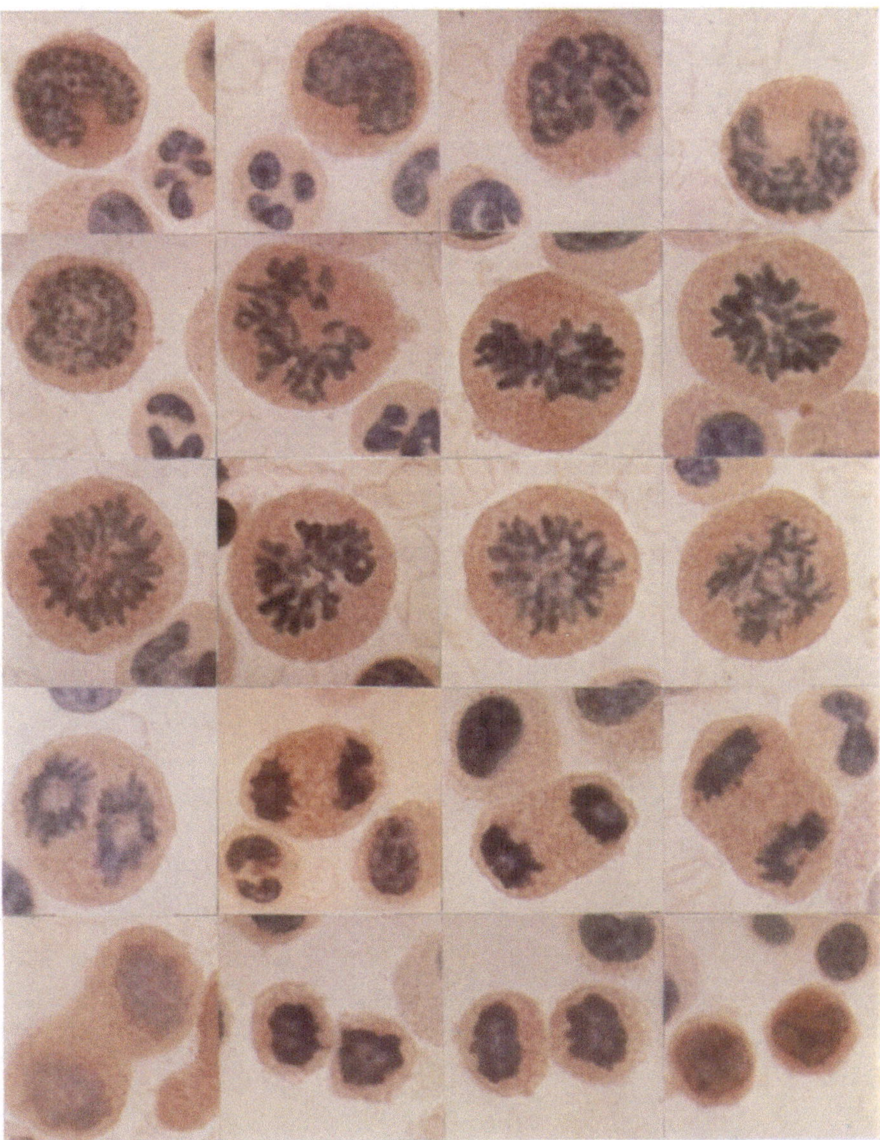

Abb. 10. Verschiedene Mitosestadien von Promonocyten im normalen Knochenmarksausstrich. Nachweis der α-Naphthylacetat-Esterase. Die Zellen sind infolge der unterschiedlichen Ausstrichdicke nicht gleichmäßig gut ausgebreitet. Der letzte Ausschnitt rechts unten zeigt zum Vergleich zwei zufällig nebeneinander liegende Monocyten. 1300mal

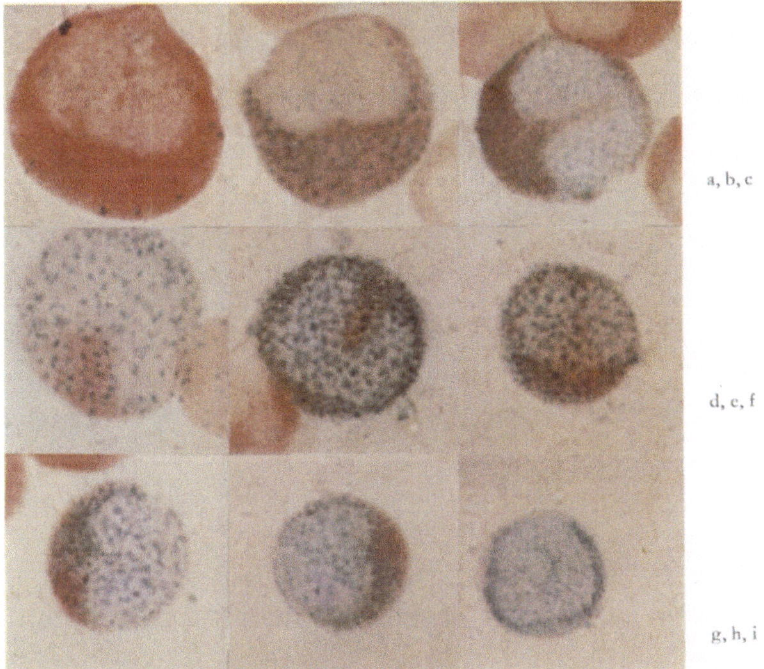

Abb. 12. Gleichzeitiger Nachweis der Naphthol-AS-D-Chloracetat-Esterase (rot) und der Naphthol-AS-acetat-Esterase (blau) am Knochenmarksausstrich. *a* Promyelocyt. *b—e* Große, fermentcytochemisch unreife Promonocyten. *f—h* Kleine, fermentcytochemisch unreife Promonocyten. *i* Kleiner, fermentcytochemisch reifer Monocyt. 1300 mal

Mitarb., vor allem aber von Rohr, 1960, auf Grund des Zusammentreffens von Promyelocytenmark und hoher absoluter Monocytose bei bestimmten Agranulocytosefällen vermutet worden. Heckner, 1965, diskutiert ebenfalls diesen Zusammenhang.

Die Promyelocyten sind durch eine starke Peroxydase- und Naphthol-AS-D-Chloracetat-Esteraseaktivität charakterisiert, die Monocyten durch eine hohe „unspezifische" Esteraseaktivität. Nimmt man eine Entwicklung vom Promyelocyten zum Monocyten an, so müßte im Verlaufe der Differenzierung eine progressive Verminderung der Peroxydase- und Naphthol-AS-D-Chloracetat-Esterase-Aktivität und gleichzeitig eine entsprechende Vermehrung der unspezifischen Esteraseaktivität eintreten. Damit wären im Knochenmark Übergangsformen zu erwarten, die *sowohl* die für Promyelocyten *als auch* die für Monocyten charakteristischen Fermente enthalten.

b) Untersuchungen mit kombinierten Enzymnachweisen

Zum Nachweis solcher Zellen entwickelten wir nach den Prinzipien von Löffler, 1960, drei auf S. 228 eingehend geschilderte Verfahren, die es gestatten, zwei verschiedene Enzyme an ein und derselben Zelle gleichzeitig darzustellen. Diesen drei Reaktionen wurden jeweils 20 normale Knochenmarksausstriche unterzogen.

Im einzelnen versuchten wir, folgende Fragen zu beantworten:

1. Sind im normalen Knochenmark Zellen nachweisbar, die die fermentcytochemischen Kriterien von Monocyten und Promyelocyten in sich vereinigen?

2. Gelingt es, eine kontinuierliche Entwicklungsreihe vom Promyelocyten zum Monocyten mit Hilfe solcher fermentcytochemischer Kriterien aufzustellen?

3. Inwieweit sind die fermentcytochemischen Kriterien der Monocyten einerseits und der Promyelocyten andererseits spezifisch, und welche Beweiskraft kommt damit fermentcytochemischen „Übergangsformen" zwischen beiden Zellarten für die Hypothese einer Ableitung des Monocyten vom Promyelocyten zu?

4. Wie hoch ist in unseren Fällen der Prozentsatz der mit den Kombinationsmethoden nachweisbaren Monocyten und Monocytenvorläufer, bezogen auf die Gesamtzahl aller der Monocytopoiese angehörenden Zellen?

aa) Qualitative Befunde

Beim kombinierten Nachweis von Naphthol-AS-D-Chloracetat-Esterase und Naphthol-AS-acetat-Esterase konnten insgesamt vier verschiedene, der Monocytopoiese zugehörige Zelltypen unterschieden werden (Abb. 12, Tafel III).

4 Leder, Blutmonocyt

Als Kriterium der „fermentcytochemischen Unreife" wurde das Vorhandensein von Naphthol-AS-D-Chloracetat-Esterase-Aktivität angesehen, da Monocytopoiesezellen *mit* Aktivität dieses Fermentes den Promyelocyten um so näher stehen, je stärker die Aktivität ist. Monocytopoiesezellen *ohne* nachweisbare Naphthol-AS-D-Chloracetat-Esterase-Reaktion, die bereits *nur noch* Naphthol-AS-acetat-Esterase enthalten, wurden folglich als „fermentcytochemisch reif" bezeichnet, weil sie hierin den ausgereiften Blutmonocyten gleichen.

Die erste Zellgruppe umfaßt die *kleinen, fermentcytochemisch reifen Monocyten,* die wie im Blutausstrich durch eine sehr stark ausgeprägte Naphthol-AS-acetat-Esterase-Reaktion gekennzeichnet waren (Abb. 12i). Diese Zellen waren von blauen Farbstoffgranula häufig so stark bedeckt, daß der Kern fast nicht mehr auszumachen war. Die Reaktion war jedoch nicht in allen Zellen gleich stark ausgeprägt, sondern schwankte von Monocyt zu Monocyt in den gleichen Grenzen, wie dies vom Blutausstrich her bekannt ist.

Zum zweiten kamen *große, fermentcytochemisch reife Promonocyten* mit starker bis schwacher Naphthol-AS-acetat-Esteraseaktivität vor. Soweit sich der Kern dieser Zellen als negativ gegenüber dem positiven Cytoplasma abhob, hatten wir den Eindruck einer deutlichen Kernlappung, wie wir sie in den als große Promonocyten bezeichneten Zellen der α-Naphthylacetat-Esterase-Präparate beobachtet haben.

Von diesen beiden Zellgruppen müssen die Eosinophilen und ihre Vorläufer streng getrennt werden. Denn auch sie können eine deutliche Aktivität von Naphthol-AS-Esterase aufweisen. Sie sind immer Naphthol-AS-D-Chloracetat-Esterase-negativ. Ihre Abtrennung von den beiden vorstehenden Zellgruppen ist dadurch leicht möglich, daß ihre groben spezifischen Granula leicht zu erkennen sind und sich außerdem durch Einwirkung des Echtblausalzes BB gelblich färben. Die Monocyten zeigen dagegen einen hellen, fast farblosen Plasmauntergrund.

Drittens wurden *kleine, fermentcytochemisch unreife Promonocyten* beobachtet. Sie entsprachen zwar hinsichtlich ihrer Zellgröße und des fermentcytochemischen Nachweises der Naphthol-AS-acetat-Esterase den kleinen, fermentcytochemisch reifen Monocyten, enthielten aber zusätzlich eine deutliche bis kräftige Aktivität von Naphthol-AS-Chloracetat-Esterase, also in den Präparaten leuchtend rotes Reaktionsprodukt (Abb. 12f—h). Dabei war die Rotfärbung teilweise gleichmäßig über das gesamte Cytoplasma verteilt und dann auch recht kräftig. Ein anderer Teil der Zellen wies jedoch nur in einem umgrenzten Plasmaareal eine meist geringere Naphthol-AS-D-Chloracetat-Esterase-Aktivität auf, wobei die positive Zone im allgemeinen paranucleär lokalisiert war.

Viertens kamen *große, fermentcytochemisch unreife Promonocyten* mit deutlicher bis schwacher Naphthol-AS-acetat-Esteraseaktivität und gleichzeitig kräftig ausgeprägter Naphthol-AS-D-Chloracetat-Esteraseaktivität (Abb. 12 b bis e) vor. Bei manchen dieser Zellen war der ganze Plasmaleib von einer recht intensiven Rotfärbung betroffen, andererseits kamen aber auch Zellen mit schwächerer Rotfärbung vor, die sich wiederum auf eine umgrenzte Plasmazone beschränkte.

Selbstverständlich ist diese Klassifizierung — wie jede andere auch — willkürlich und starr. Zwischen allen vier Zelltypen bestanden sowohl hinsichtlich der Zellgröße als auch des Reaktionsausfalles mannigfache Übergänge und Zwischenformen, die sich nicht ohne einen gewissen Zwang den genannten verschiedenen Typen zuordnen ließen.

Der wichtigste Befund insgesamt aber war, daß sich tatsächlich eine kontinuierliche Reihe von stark Naphthol-AS-D-Chloracetat-Esterase-positiven Promyelocyten zu stark Naphthol-AS-acetat-Esterase-positiven Monocyten aufstellen läßt, deren Bindeglieder jene unterschiedlich großen Zellen sind, die beide Fermente in ihrem Cytoplasma gleichzeitig nachweisen lassen. Dabei war auffällig, daß bei den mit beiden Fermenten ausgestatteten Zellen ein ausgesprochen umgekehrt proportionales Verhältnis zwischen den beiden Fermentaktivitäten bestand: waren die Zellen stark rot (Naphthol-AS-D-Chloracetat-Esterase), so waren sie meist nur schwach blau (Naphthol-AS-acetat-Esterase), reagierten sie mit einer mäßig kräftigen Rotfärbung, so war ihre Blaufärbung von mittlerer Intensität, war schließlich die Rotfärbung nur schwach ausgeprägt, so dominierte das blaue Reaktionsprodukt.

Beim gleichzeitigen Nachweis von α-Naphthylacetat-Esterase und Naphthol-AS-D-Chloracetat-Esterase (s. S. 229) wurden ganz entsprechende Befunde erhoben. Die reifen Monocyten waren bei dieser Versuchsanordnung kräftig braunrot gefärbt, die Zellen der neutrophilen Myelopoiese enthielten zahlreiche leuchtend blaue Granula, wobei die Promyelocyten die stärkste Anfärbung erkennen ließen. Zwischen beiden Extremen standen Zellen, die in ihrem Cytoplasma beide Reaktionsprodukte enthielten, wobei auch hier ein umgekehrt proportionales Verhältnis zwischen beiden Farbstoffen bestand.

Auch der Nachweis der Peroxydase mit anschließender Naphthol-AS-acetat-Esterasereaktion brachte gleiche Ergebnisse (LEDER, 1966 c). Die reifen Monocyten zeichneten sich, wie bei der ersten der drei Kombinationsmethoden, durch eine hohe Aktivität von Naphthol-AS-acetat-Esterase aus (Abb. 13 m, Tafel IV). Durch diese Reaktion war die normale schwache Peroxydaseaktivität dieser Zellen in den meisten Fällen nicht sicher zu erkennen. Auf der anderen Seite standen die stark peroxydasepositiven Promyelocyten, welche fast vollkommen von braungelbem Farbstoff bedeckt waren (Abb. 13a). Die in den meisten Promyelocyten und Myelocyten vorhandene schwache Naphthol-AS-acetat-Esteraseaktivität, die sich durch einige wenige blaue Farbstoffgranula anzeigt, war durch Überlagerung mit reichlich Peroxydase-Reaktionsprodukt nicht sicher zu erkennen. Schließlich fanden sich Zellen, in denen beide Fermente vorhanden waren (Abb. 13b—l). Ihre Größe schwankte zwischen der normaler Blutmonocyten und der von Promyelocyten. Manchmal enthielten sie beide Reaktionsprodukte in diffuser Verteilung. Teilweise fand sich nur ein umschriebener, etwa der Kernbucht entsprechender Bezirk verschiedenster Größe mit Peroxydase-Aktivität. In diesem Fall überwog die Naphthol-AS-acetat-Esteraseaktivität. Insgesamt ließen sich auch hier sämtliche Übergänge von stark peroxydasepositiven Promyelocyten über beide Fermente enthaltende Zwischenstufen einschließlich ihrer Mitosen (Abb. 13n—p) bis zu vorwiegend AS-acetat-Esterase-positiven Monocyten nachweisen.

bb) Quantitative Befunde

20 Knochenmarksausstriche, an denen der kombinierte Nachweis der Naphthol-AS-D-Chloracetat-Esterase und der Naphthol-AS-acetat-Esterase ausgeführt worden war, wurden quantitativ ausgewertet. Dabei zählten wir je 500 Zellen, die sich durch ihre positive Naphthol-AS-acetat-Esterase-Reaktion als Angehörige der Monocytopoiese auswiesen. Wir unterschieden nach den qualitativen Befunden:

1. kleine, fermentcytochemisch reife Monocyten und

2. große, fermentcytochemisch reife Promonocyten, die beide nur Naphthol-AS-acetat-Esterase enthielten;

3. kleine, fermentcytochemisch unreife Promonocyten und

4. große, fermentcytochemisch unreife Promonocyten, beide mit Naphthol-AS-acetat-Esterase *und* Naphthol-AS-D-Chloracetat-Esterase-Aktivität gleichzeitig im Plasma.

Zum Vergleich wurden 500 Zellen der Monocytopoiese in parallel angefertigten α-Naphthylacetat-Esterase-Präparaten der gleichen Patienten ausgezählt und der Anteil großer Monocytenvorstufen festgestellt.

Die Ergebnisse sind in Tab. 6 aufgeführt. In den Kombinationspräparaten fanden sich auf je 100 Monocyten und Monocytenvorstufen durchschnittlich $8,4 \pm 3,4$ große Promonocyten. Der mit der α-Naphthylacetat-Esterase-Reaktion gefundene Vergleichswert liegt mit $9,3 \pm 3,2$ etwas höher. Von den großen Promonocyten enthielten $3,2 \pm 1,8\%$ keine Naphthol-AS-D-Chloracetat-Esterase-Aktivität mehr: sie waren bezüglich des Fermentmusters schon ausgereift. Die als „kleine Zellen" zusammengefaßten Formen erwiesen sich bei der Kombinationsmethode zu $26,6 \pm 5,9\%$, also zu fast $^1/_3$, als unreife, noch beide Fermente enthaltende Monocytenvorstufen (= kleine, fermentcytochemisch unreife Promonocyten).

Tabelle 6. *Prozentuale Häufigkeit von Monocyten und Monocytenvorstufen innerhalb der Monocytopoiesereihe in fermentcytochemischen Kombinations-präparaten (Naphthol-AS-acetat-Esterase und Naphthol-AS-D-Chloracetat-Esterase) des Knochenmarkes von 20 blutgesunden Personen. Zum Vergleich sind die entsprechenden Werte für die großen Promonocyten bei einfacher α-Naphthylacetat-Esterase-Reaktion (letzte Spalte) mit angeführt*

Fall	kleine, fer-mentcytoch. reife Monocyten	kleine, fer-mentcytoch. unreife Pro-monocyten	große, fer-mentcytoch. reife Pro-monocyten	große, fer-mentcytoch. unreife Pro-monocyten	Gesamtzahl	große Promo-nocyten ins-gesamt bei komb. Reakt.	große Promo-nocyten bei α-N.-acetat-Ester.-Reakt.
1	68,2	22,8	2,8	6,2	100,0	9,0	10,2
2	53,6	36,2	4,2	6,0	100,0	10,2	11,8
3	71,4	25,0	1,4	2,2	100,0	3,6	5,4
4	70,2	24,2	2,4	3,2	100,0	5,6	7,4
5	61,2	20,6	9,4	8,8	100,0	18,2	17,6
6	61,8	26,8	3,2	8,2	100,0	11,4	12,2
7	73,6	20,8	1,8	3,8	100,0	5,6	9,0
8	60,6	29,8	3,2	6,4	100,0	9,6	8,0
9	62,6	26,2	4,2	7,0	100,0	11,2	10,4
10	64,0	30,8	1,6	3,6	100,0	5,2	5,0
11	50,6	37,8	4,2	7,4	100,0	11,6	11,8
12	61,6	29,0	3,8	5,6	100,0	9,4	10,8
13	59,0	32,4	2,2	6,4	100,0	8,6	8,6
14	75,4	20,2	2,0	2,4	100,0	4,4	5,2
15	70,2	25,4	1,8	2,6	100,0	4,4	4,6
16	64,6	27,0	4,0	4,4	100,0	8,4	8,0
17	68,2	22,4	4,0	5,4	100,0	9,4	13,0
18	57,6	33,8	2,4	6,2	100,0	8,6	8,8
19	66,8	27,4	1,2	4,6	100,0	5,8	10,4
20	79,6	13,6	4,8	2,0	100,0	6,8	8,0
Summe	1300,8	532,2	64,6	102,4		167,0	186,2
Mittel	65,0	26,6	3,2	5,1		8,4	9,3
s	7,3	5,9	1,8	2,0		3,3	3,2

cc) Besprechung der Befunde

Die Naphthol-AS-D-Chloracetat-Esterase ist ein Ferment, welches als hochspezifisch für die neutrophile Myelopoiese angesehen werden kann. Zu diesem Ergebnis kamen zahlreiche Autoren, die sich mit dem Nachweis dieses Enzymes beschäftigt haben (MOLONEY, MCPHERSON und FLIEGELMAN, 1960; LÖFFLER, 1961a; LEDER, 1964a, b, c; FISCHER, LORBACHER und KÄUFER, 1964 u. v. a.). Daher können Zellen des *menschlichen* Sternalpunktates, die dieses Enzym nachweisen lassen, mit größter Sicherheit als der neutrophilen Myelopoiese zugehörig angesehen werden. Zwar sind die Gewebsmastzellen ebenfalls durch eine hohe Aktivität von Naphthol-AS-D-Chloracetat-Esterase ausgezeichnet, doch ist ihr prozentuales Vorkommen im Knochenmark gering und ihre Morphologie so typisch, daß eine Verwechselung mit neutrophilen Vorstufen kaum zu befürchten ist. Daher wird der Wert des Naphthol-AS-D-Chloracetat-Esterase-Nachweises durch die Mitreaktion der Gewebsmastzellen nicht gemindert.

Demgegenüber lassen sich die Monocyten von allen anderen Blutzellen durch ihre hohe Aktivität von unspezifischer Esterase sowohl bei der Anwendung von α-Naphthylacetat als auch bei Benutzung von Naphthol-AS-acetat abgrenzen. Dies gilt auch für die Erkennung von Monocyten im Knochenmarksausstrich.

Bei der Anwendung unserer Kombinationsmethoden zeigte sich, daß es im menschlichen Knochenmark Zellen gibt, die Naphthol-AS-D-Chloracetat und *gleichzeitig* die Substrate α-Naphthylacetat und Naphthol-AS-acetat hydrolysieren können. Diese Zellen sind damit weder der neutrophilen Myelopoiese noch den Monocyten zuzuordnen, sie stellen vielmehr Zwitterformen dar.

Die Reaktionsintensitäten beider in diesen Zellen nachweisbaren Fermente — Naphthol-AS-D-Chloracetat-Esterase und „unspezifische" Esterase — stehen etwa in umgekehrt proportionalem Verhältnis zueinander: Ist die Aktivität des einen Fermentes stark ausgeprägt, so fällt die andere Reaktion schwächer aus und umgekehrt.

Ordnet man die Zwitterformen nach abfallender Naphthol-AS-D-Chloracetat-Esterase-Aktivität und gleichzeitig nach aufsteigender Naphthol-AS-acetat- oder α-Naphthylacetat-Esterase-Aktivität, so ergibt sich eine fließende Reihe vom Promyelocyten bis zum reifen Monocyten. Aus diesen Befunden schließen wir, daß sich die Monocyten aus den Promyelocyten entwickeln.

Eine Herkunft der Monocyten aus den Myelocyten wäre — wenn man die fermentcytochemischen Befunde allein für sich betrachtet — zwar ebenfalls möglich, definitionsgemäß ist aber der Myelocyt durch seine bereits nachweisbare spezifische Granulation fest determiniert, so daß eine solche Deutung nicht in Frage kommt.

Wir halten die Ableitung der Monocyten von den Promyelocyten auf Grund der vorgelegten Befunde für um so mehr berechtigt, als die Art unserer Beweisführung jener gleicht, die für die Abkunft der Myelocyten aus den Promyelocyten allgemein anerkannt ist. Hier stellen Elemente, die *sowohl* die spezifische neutrophile Granulation *als auch* die Promyelocytengranulation enthalten, die Übergangsformen dar. In unserem Falle zeichnen sich die Übergangsformen ebenfalls durch das gleichzeitige Vorkommen zweier verschiedener — allerdings cytochemischer — Kriterien aus, von denen das eine, nämlich die positive Naphthol-AS-D-Chloracetat-Esterase-Reaktion, die Zugehörigkeit zur neutrophilen Reihe beweist, und das andere, die unspezifische Esteraseaktivität, für die Monocyten charakteristisch ist. In Analogie zu den cytologischen Übergangsformen zwischen Promyelocyten und Myelocyten, bei denen um so mehr spezifische Granulation vorliegt, je weniger Promyelocytengranula die Zellen besitzen, sind die beiden cytochemischen Eigenschaften der Promyelocyten-Monocytenübergänge in etwa umgekehrt proportionalem Verhältnis ausgeprägt.

In der Literatur findet man häufig Beschreibungen und auch Abbildungen von Zellen, die als Monoblasten bezeichnet und als Vorläufer der Promonocyten angesehen werden (z. B. EHRICH, 1934; ALDER, 1939; BAKALOS, 1949, 1965; UNDRITZ, 1952). Diese Zellen sollen etwa Monocytengröße besitzen und basophil sowie granulationsfrei sein. Es hat aber nicht an Stimmen gefehlt, die es als nicht bewiesen ansahen, daß diese Zellen tatsächlich die Vorstufen der Promonocyten darstellen. So gelang es ROHR z. B. nicht, bei hohen peripheren Monocytosen und reichlich unreifen Monocyten im Knochenmark Monoblasten abzugrenzen.

Auf Grund unserer Versuchsergebnisse müssen wir mit ROHR den Begriff des eigenständigen, cytologisch definierbaren Monoblasten in Analogie zum Myeloblasten ablehnen. Denn da sich der Monocyt vom Promyelocyten herleitet, kann es einen basophilen granulafreien Monoblasten, aus dem sich direkt ein Promonocyt bildet, nicht geben.

Es ist an Hand der vorgelegten Befunde nicht zu entscheiden, ob jeder Promyelocyt zur Ausdifferenzierung sowohl von Granulocyten als auch Monocyten befähigt ist oder ob es zwei bereits determinierte, mit unseren Methoden nicht voneinander trennbare „Promyelocytenarten" gibt, die nur die eine oder die andere Zellart hervorbringen können. Unsere Aussage muß sich deshalb auf die Feststellung beschränken, daß die Monocyten aus Zellen der Promyelocytengruppe entstehen. Wir können aber die von ROHR ausgesprochene Vermutung, „daß der Monocyt sich irgendwo aus der Promyelocytenform abzweigt", in vollem Umfang bestätigen.

Die Ableitung des normalen Blutmonocyten aus dem Promyelocyten erfährt eine weitere Stütze durch den Nachweis von peroxydasepositiven Monocytenvorläufern im Knochenmark, die einerseits alle Übergänge zu den Promyelocyten, andererseits alle Zwischenstufen bis zum reifen Monocyten hin umfassen. Durch diesen Befund wird aber nicht nur die Promyelocytenabkunft des Monocyten nachgewiesen, sondern gleichzeitig auch die so umstrittene Frage der Bedeutung und der Herkunft der Monocytenperoxydase gelöst. Zwar nehmen die meisten Autoren an, daß die Monocytenperoxydase ein endogenes und die myeloische Abkunft beweisendes Ferment darstellt, immer wieder sind aber Stimmen laut geworden, die der Monocytenperoxydase keine Beweiskraft für eine myeloische Zugehörigkeit beimessen wollen. Solche Autoren nehmen an, daß im Plasma der Monocyten peroxydasepositive Reste phagocytierter Zellen vorliegen (z. B. FREIFELD und GINSBURG, 1928/29; KNOLL, 1932; FRUHLING und ROGER, 1947; UNDRITZ, 1950, 1963 u. a.).

An sich spricht schon die Tatsache, daß im normalen Blutausstrich bis zu 96% der Monocyten peroxydasepositiv sein können, aber doch nie Zellreste in ihnen vorkommen, gegen eine exogene Herkunft des Fermentes (MOESCHLIN, 1950). Auch ist es nicht recht vorstellbar, daß eine phagocytierende Zelle — die doch nach allgemein biologischen Erkenntnissen aufgenommenes Fremdmaterial sofort verdaut — ausgerechnet die Peroxydase gleichsam elektiv übernimmt. Mit der gleichen Regelmäßigkeit wären dann auch andere Fermente in den Blutmonocyten zu erwarten, z. B. die alkalische Phosphatase und die Naphthol-AS-D-Chloracetat-Esterase der neutrophilen Granulocyten. Alkalische Phosphatase trifft man aber nie und Naphthol-AS-D-Chloracetat-Esterase viel seltener als Peroxydase in den Monocyten an.

Vor allem müßten die Monocytenvorstufen als unreife und deshalb phagocytose-unfähige Zellen peroxydasefrei sein. Dies ist aber gerade nicht der Fall. Die Peroxydaseaktivität der Monocytenvorläufer nimmt um so mehr zu, je unreifer sie sind.

Aus all diesen Gründen (s. auch S. 19) ist es nicht möglich, die Monocytenperoxydase als exogen anzusehen. Sie stellt vielmehr ein Relikt der durch Ausdifferenzierung weitgehend verlorenen Promyelocyteneigenschaften der Monocytenvorläufer dar und ist sehr wohl ein Zeichen der myeloischen Abkunft des normalen Blutmonocyten.

Der Nachweis von Übergängen zwischen Promyelocyten und Promonocyten zeigt, daß diese beiden Zellformen einander sehr nahe stehen. Damit ist nun auch verständlich, weshalb eine sichere cytologische Trennung beider Zelltypen so große Schwierigkeiten verursacht: Da sie fließend miteinander verbunden sind, sind ausgeprägte gestaltliche Unterschiede nicht zu erwarten.

Durch die Promyelocytenabkunft des Blutmonocyten sind ferner einige klinische Befunde erklärlich, deren Deutung — vor allem bei Annahme einer reticuloendothelialen Monocytengenese — bisher nicht befriedigend

gelang. Hier sind an erster Stelle diejenigen Fälle von Schultzscher aller-
gischer Agranulocytose zu nennen, die mit einer hohen peripheren absoluten Monocytose und sog. feingranulärem Promyelocytenmark einherzu-
gehen pflegen. Bei solchen Fällen ist besonders die relativ gute Prognose
auffällig, als deren Anzeichen die hohe Blutmonocytose von vielen Klini-
kern gewertet wird (BOCK und WIEDE, 1930b; LICHTENSTEIN, 1932; ROSEN-
THAL und ABEL, 1936; ROHR, 1936; BOCK, 1937; SCHULTEN, 1950, 1953;
ROHR, 1960; BEGEMANN und HARWERTH, 1961; WITTE, 1962; HECKNER,
1965).

Deuten wir diese Befunde an Hand unserer fermentcytochemischen
Beobachtungen, so ergibt sich folgendes: Bei der allergischen Agranulocytose besteht ein totaler oder fast totaler Schwund der neutrophilen Granulocyten. Gleichzeitig sind auch — allerdings je nach dem Einzelfalle in
wechselndem Ausmaße — die Knochenmarksvorstufen betroffen. Setzt nun
die Regeneration ein, so beginnt diese bei den Promyelocyten, so daß zunächst ein sog. Promyelocytenmark entsteht. Da sich aus den Promyelocyten über wenige Zwischenformen die Blutmonocyten ableiten, so müßten
diese etwa zur Zeit des Promyelocytenmarkes und vor allem früher als die
Neutrophilen erscheinen. Denn die Entwicklung der letzteren erfolgt über
mehr cytologisch unterscheidbare Reifungsstadien als die Entwicklung der
Monocyten.

Tatsächlich werden die Monocyten auch bereits ausgeschwemmt, bevor
ein Wiederanstieg der neugebildeten Granulocyten zu verzeichnen ist. Die
Annahme einer kürzeren Entwicklungszeit der Monocyten gegenüber den
Neutrophilen stimmt auch gut mit autoradiographischen Untersuchungsergebnissen von FLIEDNER, CRONKITE, KILLMANN und BOND, 1964, bzw.
FLIEDNER, CRONKITE und BOND, 1962, überein. Diese Autoren konnten bei
einmaliger H^3-Thymidingabe nach 48—144 Std erstmals markierte ausgereifte neutrophile Granulocyten, aber schon nach 24 Std markierte Monocyten im peripheren Blut nachweisen. Ein sehr frühzeitiges Erscheinen von
markierten Monocyten im peripheren Blute konnten auch VOLKMAN und
GOWANS, 1965a, bei H^3-Thymidinversuchen an Ratten beobachten.

Durch die Abkunft der Monocyten von den Promyelocyten ist ferner
auch verständlich, weshalb bei Agranulocytosen mit promyelocytenreichem
Knochenmark häufig besonders hohe Blutmonocytosen vorkommen: Da
sich die Blutmonocyten aus den Promyelocyten ableiten, können sie auch in
großer Menge gebildet werden, wenn im Knochenmark besonders reichlich
Promyelocyten vorhanden sind. Schließlich wird aus der Promyelocytenabkunft des Monocyten auch klar, warum Agranulocytosen mit hohen absoluten Monocytenvermehrungen eine vergleichsweise gute Prognose haben:
Der periphere Monocytenreichtum ist Ausdruck eines hohen Promyelo-
cytengehaltes des Knochenmarkes (s. auch ROHR, 1936), der seinerseits eine

günstige Voraussetzung zur vollständigen Regeneration des weißen Blutbildes und damit zum Ausgang der Erkrankung in Heilung ist.

Demgegenüber sind Erklärungen solcher Monocytosen im Sinne einer Ersatzfunktion der Blutmonocyten (z. B. BOCK und WIEDE, 1930b; COBET und SCHILLING, 1950/51) unbefriedigend. Bei dieser Deutung wäre zu fragen, warum nicht vor allem bei den schwersten Fällen ganz besonders hohe Monocytosen auftreten. Aber gerade das Gegenteil ist der Fall: Je schwerer die Agranulocytose und damit die Knochenmarksschädigung, um so mehr sind auch die Monocyten betroffen und ebenfalls vermindert.

Durch den Nachweis der Abstammung des Monocyten vom Promyelocyten ist auch die von HECKNER, 1954, 1956, beobachtete und als Hinweis auf eine cytogenetische Zusammengehörigkeit gedeutete große Ähnlichkeit beider Zellarten beim Glykogennachweis und bei der Dunkelfeldbeobachtung erklärt. Die Befunde von HOFF, 1950, wonach in der akuten Phase von Infektionen mehr Monocyten peroxydasepositiv seien als bei Besserung, sind jetzt ebenfalls verständlich. Die Ursache dieser Erscheinung ist nicht ein der Rekonvaleszenz parallel gehendes mysteriöses „Hinwenden" des Blutmonocyten zum Habitus der Lymphocyten, sondern in der akuten Entzündungsphase werden mehr Monocyten gebildet und verbraucht, wie übrigens auch autoradiographisch von FLIEDNER, CRONKITE und BOND, 1962, nachgewiesen werden konnte. Dabei kommt es zu einer vermehrten Ausschwemmung von neugebildeten, den Promyelocyten noch recht nahestehenden Monocyten, und damit ist die Peroxydasereaktion noch stärker erhalten. Diese Erscheinung wäre etwa mit dem Auftreten von Stabkernigen bei vermehrtem Granulocytenumsatz zu vergleichen. Klingt die Infektion ab, so verringert sich der Verbrauch der Monocyten, und es herrschen wieder mehr „alte", weniger stark peroxydasepositive Formen im Blutbilde vor. Die gleiche Erklärung gilt für die Beobachtung von UNDRITZ, 1963b, wonach die Monocyten bei infektiös-reaktiver Monocytose oft durchweg mehr oder weniger stark peroxydasepositiv seien, und zwar stärker positiv als normal. Auch hier liegen junge, dem Promyelocyten noch relativ nahestehende Elemente vor. SUZUKI hat übrigens schon 1928 angegeben, daß junge Monocyten stärker positiv seien als ältere; diese Ansicht ist jetzt bewiesen.

Schließlich bleiben noch die mit dem kombinierten Nachweis von Naphthol-AS-D-Chloracetat-Esterase und Naphthol-AS-acetat-Esterase erhobenen quantitativen Befunde zu erörtern. Schon bei der kritischen Bewertung unserer Zählergebnisse mit der einfachen α-Naphthylacetat-Esterase-Reaktion zeichneten sich Zweifel an der Berechtigung aus, alle kleinen, esterasepositiven Zellen vom Habitus der Monocyten als „reife" Formen anzusehen und den großen, sicher als Promyelocyten erkennbaren Zellen als alleinige Vorläufer gegenüberzustellen. Die Tatsache, daß bei unserer Auszählung etwa $^1/_3$ der kleinen Zellen der Monocytenreihe noch eine Aktivität von Naphthol-AS-D-Chloracetat-Esterase aufweist und damit als unreif anzusehen ist, zeigt nun eindeutig, daß die Zellgröße und die Aktivität der α-Naphthylacetat-Esterase allein keine sicheren Kriterien für die Trennung von Monocyten und -vorstufen darstellen.

Diese Feststellung entspricht auch vollkommen den Ergebnissen von I. BOLL, 1958—1965, bei Lebendbeobachtungen an Knochenmarkskulturen. Es gelang der Autorin, die Entwicklung von Promyelocyten bis zu Segmentkernigen über mehrere Generationen hinweg kinematographisch zu verfolgen. Damit konnten erstmals eindeutige und direkte Aussagen über den Ablauf von Mitosen und Interphasen bei Knochenmarkszellen gewonnen werden.

Die Ergebnisse von BOLL sind dahingehend zusammenzufassen, daß eine hemihomo-hemiheteroplastische Teilung nicht vorkommt, sondern immer zwei völlig gleichartige, in ihrem Volumen genau halbierte Tochterzellen entstehen, die während der Interphase bis zur folgenden Mitose kontinuierlich zu Zellen heranwachsen, welche um etwa $^1/_6$ kleiner sind als ihre Mutterzelle, und daß schließlich dieses Wachstum nicht phasenhaft abläuft, sondern sich völlig gleichmäßig über die gesamte Interphase erstreckt. Die beim Wachstum der einzelnen Generationen durchlaufenen Zellgrößen überlappen sich also erheblich, und so ist verständlich, daß wir unter den kleinen Formen der Monocytenreihe zahlreiche nach ihrem Fermentmuster noch unreife Zellen antreffen.

Da das Interphasenwachstum nach den Untersuchungen von BOLL kontinuierlich erfolgt, wäre an sich bei unseren Auszählungen eine etwa gleiche Anzahl kleiner und großer Monocytenvorstufen zu erwarten gewesen. Entgegen dieser Annahme stehen aber den 26,6% nach ihrem Fermentmuster unreifen kleinen Formen nur 5,1% große unreife Vorstufen gegenüber.

Diese Diskrepanz ist durch unsere Zählmethode bedingt. Denn es ist an Hand der Kombinationspräparate — die ja ohne Kernfärbung belassen werden — schon aus Gründen der unterschiedlichen Ausstrichdicke unmöglich, die Zellgrößen exakt zu bestimmen.

So mußten wir uns damit behelfen, nur diejenigen Zellen den großen Vorstufen zuzuordnen, die etwa den großen neutrophilen Promyelocyten gleichkamen und die andererseits die Flächenausdehnung normaler Monocyten und neutrophiler Segmentkerniger unzweifelhaft übertrafen. Ein solches Vorgehen hat aber zur Folge, daß zahlreiche Zwischengrößen, die den Mittelwert von großen und kleinen Formen gering oder mäßig stark überschreiten, der Gruppe der kleinen Vorstufen zugerechnet werden, so daß unter den großen Vorstufen im wesentlichen nur kurz vor der Mitose stehende, wohl schon tetraploide Zellen erfaßt sind.

3,2% aller Monocytopoiesezellen sind Elemente, die allein wegen ihrer erheblichen Größe als Vorstufen anzusehen sind, obwohl sie bei der Kombinationsmethode nur noch Naphthol-AS-acetat-Esterase nachweisen lassen, ihrem Fermentmuster nach also ausgereift sind. Die Zellen entsprechen wohl den großen Promonocyten der α-Naphthylacetat-Esterase-Präparate mit starker Reaktion. Unmittelbar bewiesen ist ihre Proliferationsfähigkeit und damit ihr Vorstufencharakter durch den Nachweis von Mitosen.

Wenn es aber fermentcytochemisch ausgereifte, große Promonocyten gibt, dann könnte auch ein Teil der kleinen fermentcytochemisch reifen Monocyten des Knochenmarkes noch proliferationsfähig sein. Setzt man die von uns gefundenen Zahlenwerte untereinander in Beziehung, so entfallen auf 5,1% große cytochemisch unreife Vorstufen 3,2% große cytochemisch reife Vorstufen. Überträgt man dieses Verhältnis, so würden sich auf 26,6% kleine cytochemisch unreife Formen 16,8% kleine cytochemisch reife, aber noch proliferationsfähige Formen berechnen. Das würde bedeuten, daß von 100 Zellen der Monocytenreihe insgesamt 5,1% + 3,2% + 26,6% + 16,8% = 51,7%, also etwa die Hälfte, als Vorstufen anzusehen wären.

Eine Aussage über die Anzahl der Generationen, die bei der Entwicklung des Promyelocyten bis zum reifen Monocyten durchlaufen werden muß, ist an Hand unserer Methodik nicht möglich. Unsere Befunde sind aber gut mit der Auffassung von FLIEDNER, CRONKITE und BOND, 1962, zu vereinbaren, wonach eine mitosenfreie „Ausreifungszeit" der Monocyten analog dem Zeitraum zwischen der letzten Myelocytenmitose bis zur vollendeten Umwandlung zum Segmentkernigen sehr kurz sein muß, wenn sie überhaupt vorkommt. Dies schlossen die Autoren aus dem schnellen Auftreten markierter Monocyten im peripheren Blut nach einmaliger H³-Thymidinapplikation. Dieser Schluß kann durch unsere Beobachtung gestützt werden, daß es große, in Mitose begriffene Promonocyten gibt, deren α-Naphthylacetat-Esterase-Aktivität bereits den reifen Monocyten entspricht. Demnach könnte man sich vorstellen, daß die beiden Tochterzellen einer solchen Mitose sofort nach der Rekonstruktion ausgeschwemmt werden, womit das frühe Auftreten radioaktiv markierter Monocyten im peripheren Blut erklärt wäre.

Die eingangs dieses Abschnittes gestellten Fragen beantworten sich damit folgendermaßen:

1. Im normalen Knochenmark finden sich Zellen, welche die fermentcytochemischen Kriterien von Promyelocyten und Blutmonocyten in sich vereinigen.

2. Ordnet man diese Zellen nach abfallender Naphthol-AS-D-Chloracetat-Esteraseaktivität und steigender unspezifischer Esteraseaktivität, so läßt sich eine kontinuierliche Entwicklungsreihe vom Promyelocyten zum Monocyten aufstellen.

3. Die für Monocyten einerseits und Promyelocyten andererseits zur Identifizierung benutzten fermentcytochemischen Kriterien sind, bezogen allein auf Knochenmarks- und Blutzellen, spezifisch. Damit kommt den fermentcytochemisch nachweisbaren Übergangsformen zwischen Promyelocyten und Monocyten die gleiche Beweiskraft wie den morphologischen Übergangsformen zwischen Promyelocyten und Myelocyten zu.

4. Von 100 im Knochenmark nachweisbaren Zellen der Monocytenreihe sind mindestens die Hälfte als Vorstufen zu betrachten.

3. Der Nachweis von Monocyten und Monocytenvorstufen im Knochenmark bei reaktiver Monocytose

Wenn die in den vorangehenden Abschnitten erarbeiteten Vorstellungen von der Bildung der Monocyten im Knochenmark richtig sind, dann müssen bei peripherer reaktiver Monocytose mehr Monocyten und Monocytenvorstufen im Knochenmark vorhanden sein als bei Normalfällen. Daß dies tatsächlich der Fall ist, geht aus der folgenden Beobachtung eindrücklich hervor.

Wir hatten Gelegenheit, Blutbild und Sternalmark von einer 84jährigen Frau zu untersuchen, die wegen eines Schenkelhalsbruches hospitalisiert war. Bei der ersten Untersuchung fanden sich (Tab. 7) im peripheren Blut 29,1% Monocyten, die cytologisch und cytochemisch keine Auffälligkeiten boten. Die Gesamtleukocytenzahl betrug 8200.

Bei zwei im Abstand von 4 und 22 Tagen nach der Erstuntersuchung durchgeführten Blutbildkontrollen sank die Monocytenzahl über 19,7% auf 9,7% (Tab. 7) ab. Auf Grund dieses Verhaltens und des Fehlens jeglicher cytologischer Abnormalitäten deuteten wir die Monocytenvermehrung als reaktiv.

Tabelle 7. *Differentialblutbilder eines Falles von reaktiver Monocytose*

Zeitpunkt der Unter-suchung	Seg in %	Stab in %	Eos	Ly in %	Mo in %	Gezählte Zellen
4.4.1965	57,3	1,9	—	11,7	29,1	1000
8.4.1965	55,4	0,5	—	24,4	19,7	1000
26.4.1965	77,6	—	—	12,7	9,7	1000

Die Sternalpunktate (4. 4. 1965) waren sehr zellreich, und es bestand eine kräftige myeloische Hyperplasie. Cytologisch waren besonders reichlich Promyelocyten mit sehr feiner Granulation vorhanden. Dieser Befund entspricht dem von ROHR bei Agranulocytose beschriebenen, fein granulären Promyelocytenmark. Die Monocyten waren stark vermehrt, oft schwach basophil und stärker granuliert als in der Peripherie, so daß es vielfach nicht möglich war, diese Zellen sicher von den fein granulierten Promyelocyten zu differenzieren.

An den Sternalpunktaten wurden die Esterase-Reaktionen mit den Substraten α-Naphthylacetat, Naphthol-AS-acetat und Naphthol-AS-D-acetat vorgenommen. Außerdem wurde der Nachweis der sauren Phosphatase, der alkalischen Phosphatase, der Naphthol-AS-D-Chloracetat-Esterase und schließlich die kombinierte Darstellung von Naphthol-AS-acetat- und Naphthol-AS-D-Chloracetat-Esterase ausgeführt.

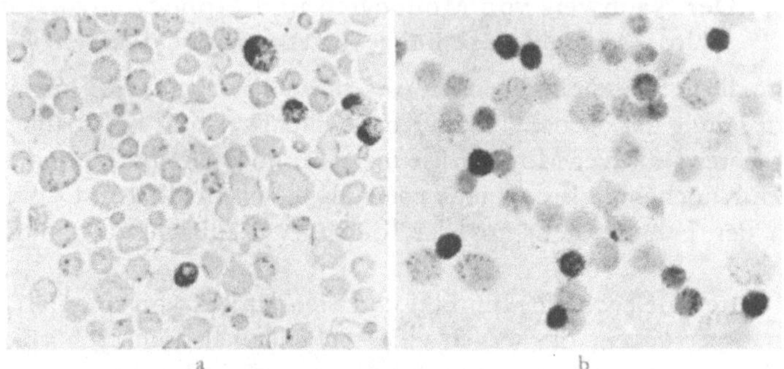

Abb. 14. Darstellung der Monocyten (granuläre Reaktion) und ihrer Vorstufen mit der Naphthol-AS-acetat-Esterase-Reaktion. *a* Knochenmark eines Gesunden. *b* Knochenmark bei peripherer Monocytose. 350 mal

Bereits bei Übersichtsmikroskopie der unspezifischen Esterasepräparate fiel eine sehr starke Vermehrung von Monocyten und Monocytenvorstufen auf (Abb. 14b). Ein Teil der Monocytenvorstufen war in Mitose begriffen. Im einzelnen entsprach das morphologische und cytochemische Verhalten dieser Zellen völlig den bei den Normalfällen beobachteten Elementen, so daß sich eine detaillierte Beschreibung erübrigt. Bei der sauren Phosphatase-Reaktion glichen die Monocyten im großen und ganzen denen des peripheren Blutes. Viele der neutrophilen Granulocyten waren kräftig positiv beim Nachweis der alkalischen Phosphatase. Dieser Befund sprach gegen das Vorliegen einer myeloischen Monocytenleukämie (s. S. 217), die ja bei dem sehr hohen peripheren Monocytenprozentsatz durchaus differentialdiagnostisch in Betracht zu ziehen war, ohne sie allerdings sicher auszuschließen. In den Naphthol-AS-D-Chloracetat-Präparaten waren die neutrophilen Myelopoiesezellen sehr stark positiv. Die Monocyten waren teils negativ, teils zeigten sie eine schwache Aktivität. Außerdem kamen zahlreiche promonocytenähnliche Zellen mit nur schwacher Reaktion vor, die jedoch eine deutlich sichtbare Cytoplasmagranulierung aufwiesen. Diese Zellen entsprachen wahrscheinlich Übergangszellen vom Promyelocyten zum Mono-

cyten. Solche Übergangszellen wurden besonders in den Kombinations-
präparaten gefunden, wo sie sich durch ein gleichzeitiges Vorkommen von
Naphthol-AS-D-Chloracetat-Esterase und Naphthol-AS-Esterase auszeich-
neten.

Von dem α-Naphthylacetat-Esterase-Präparat wurden 1000 Zellen der
weißen Reihe gezählt und der Anteil von Monocyten, Promonocyten sowie
deren Mitosen bestimmt. Wir fanden dabei 13,2% Monocyten, 2,8% Promonocyten und 0,1% Promonocytenmitosen, also eine starke Vermehrung
dieser Zellreihe gegenüber der Norm. Der Anteil der segmentkernigen
Granulocyten belief sich auf 17,9%. Damit errechnet sich ein Verhältnis von
Monocyten zu segmentkernigen Granulocyten von 0,74. Die Vergleichszahl
des peripheren Blutes beträgt nur 0,51, woraus wiederum hervorgeht, daß
die Knochenmarksmonocytose nicht auf einer Monocyteneinschwemmung
aus der Peripherie beruhen kann.

Noch deutlicher wird diese Tatsache beim Vergleich der Verhältniszahlen von Monocyten zu Lymphocyten, die sich zu 2,5% im Knochenmark
fanden. Daraus errechnet sich eine Verhältniszahl von 5,28 gegenüber 2,32
im peripheren Blut.

Schließlich werteten wir noch 500 Monocytopoiese-Zellen des α-Naph-
thylacetat-Esterase-Präparates aus, um den Anteil von Monocyten, Promonocyten und Monocytenmitosen an je 100 Zellen der Monocytopoiesereihe festzustellen. Dabei fanden wir 88,2% Monocyten, 10,9% große Promonocyten und 0,9% Promonocytenmitosen. Diese Werte entsprechen völlig der Norm. Trotz der starken peripheren Monocytose ist also weder eine
deutliche Steigerung des Mitoseindex noch eine Vermehrung des Anteiles
der großen Promonocyten zu bemerken.

Insgesamt stellen die Befunde einen weiteren Beweis für die myeloische
Monocytenentstehung dar. Es sei nochmals hervorgehoben, daß es trotz der
cytochemisch nachgewiesenen starken Vermehrung von Monocytopoiesezellen in den Pappenheim-gefärbten Knochenmarkspräparaten dieses Falles
nicht möglich war, Promonocyten sicher zu erkennen und von Promyelocyten abzugrenzen, so daß unsere Skepsis hinsichtlich einer einwandfreien
cytologischen Promonocytenerkennung berechtigt ist.

III. Die Hypothese der reticuloendothelialen Monocytengenese

1. Vorbemerkungen

Der Begriff des reticuloendothelialen Systems geht auf ASCHOFF, 1924,
zurück und stützt sich auf die Arbeiten vor allem seines Schülers KIYONO,
1914a, aber auch anderer Autoren (z. B. RIBBERT, 1904; GOLDMANN, 1909
u. a.). Der tragende Gedanke, den ASCHOFF bei der Aufstellung dieses Be-
griffes verfolgte, war eine Zusammenfassung von verstreut im Organismus

vorkommenden Zellen, die ganz offensichtlich eine ähnliche oder gleiche Stoffwechselfunktion zu erfüllen haben. So schrieb ASCHOFF, 1924: „Es handelt sich hier nur um eine allen Zellen zukommende Teilfunktion, die der Verdauung. Die Phagocytose ist nur eine bei den uns hier beschäftigenden Zellen besonders stark ausgeprägte Eigenschaft. Die Intensität, die Häufigkeit der Phagocytose ist hier das Entscheidende." Und weiter: „Wenn wir hier solche Zusammenfassung vornehmen, so soll damit nicht gesagt sein, daß etwa die Kupfferschen Sternzellen und die Sinusendothelien der Milz völlig gleiche Elemente wären. Schon die Gestalt, die Anordnung, die verschieden schnelle Speicherung spricht dagegen. Es handelt sich nur um eine gewisse grundsätzliche Ähnlichkeit in bezug auf Phagocytose und Speicherung. Aber das sind Ähnlichkeiten und keine Gleichheiten. Wenn man so in das einzelne geht, wäre überhaupt keine Möglichkeit gegeben, von einem System oder auch nur einem Teilsystem zu sprechen. Das ist sicher."

Gegenüber dieser sehr klaren Definition, die ganz eindeutig das Funktionelle als verbindende Eigenschaft der RES-Zellen herausstellt und ausdrücklich betont, hat der Begriff durch die Einführung des sog. Trialismus, der im RES ein drittes blutzellenbildendes System sieht, eine wesensmäßig völlig andere Bedeutung erlangt. Während nämlich ASCHOFF funktionell ähnliche Elemente zusammenfaßte, sprechen die Trialisten vom RES im Sinne eines in einheitlicher Weise zur Blutzellenbildung befähigten Zellsystemes. Das Merkwürdige ist nun, daß beide so fundamental verschiedene Auffassungen mit den gleichen Beobachtungen bei der Vitalspeicherung begründet werden. Die Folge aber war, daß zahlreiche Autoren den Terminus RES je nach Zweckmäßigkeit bald in dem einen, bald in dem anderen Sinne benutzten.

Den Anstoß zu dieser Begriffsverwirrung haben allerdings ASCHOFF und KIYONO selbst gegeben, als sie 1913 bei lithiumkarmingespeicherten Kaninchen in deren Blutgefäßen einkernige, farbstoffhaltige, peroxydasenegative Zellen fanden, die sie mit den großen Mononucleären von PAUL EHRLICH identifizierten. Kurze Zeit später hat sich jedoch KIYONO, 1914b, wesentlich zurückhaltender geäußert und eine dreifache Abstammung der Blutmonocyten vertreten: Ein Teil sei in Übereinstimmung mit der Anschauung von NAEGELI myeloischer Herkunft, außerdem gäbe es auch lymphatische Elemente dieser Art und schließlich noch „histiocytäre" Monocyten, womit eben jene bei Karminspeicherung positiven freien Zellen in den Blutgefäßen gemeint waren. Dieser Anschauung hat sich dann auch ASCHOFF, 1924, angeschlossen.

Aber die Lehre vom Trialismus der Blutzellengenese gewann immer mehr an Boden und schien durch den Nachweis von vitalspeichernden Zellen im Blutstrom in überaus zahlreichen Tierversuchen immer besser begründet zu werden. Erstaunlicherweise fand die Beobachtung, daß trotz

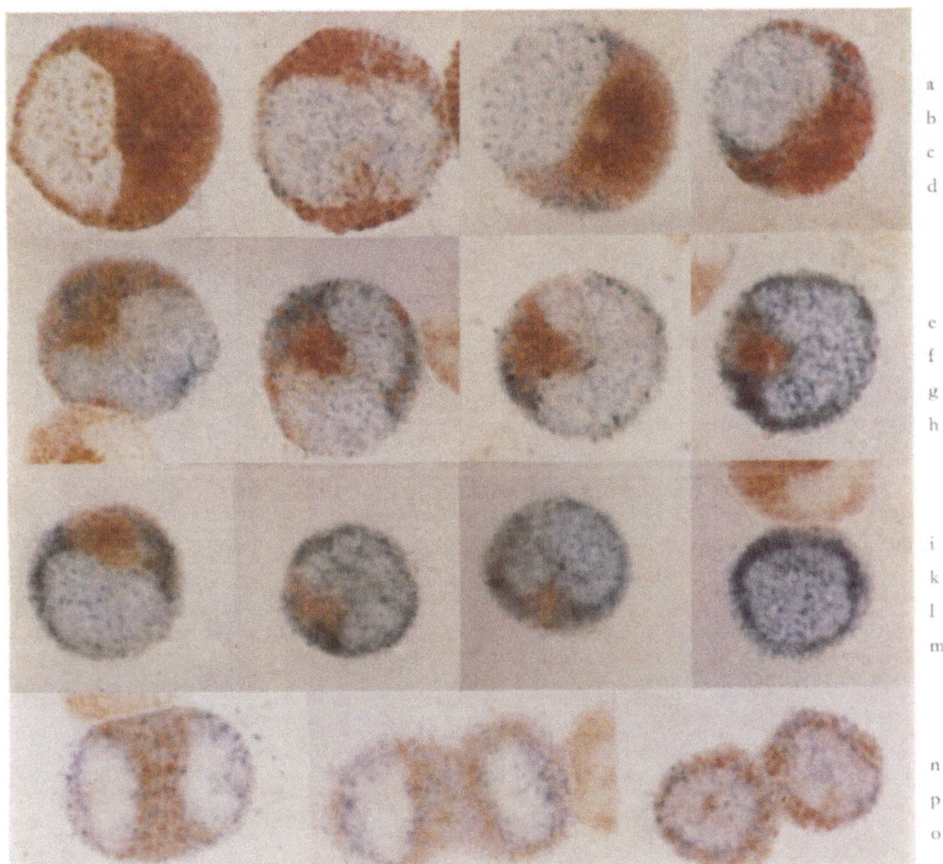

Abb. 13. Kombinierter Nachweis der Peroxydase (gelb) und der Naphthol-AS-acetat-Esterase (blau) am Knochenmarksausstrich. *a* Promyelocyt. *b—l* Verschiedene Ausreifungsstadien der Promonocytenreihe. *m* Reifer Monocyt. *n—p* Promonocytenmitosen. 1300 mal

hochgetriebener Speicherung häufig überhaupt keine, vielfach nur wenige, und selten einmal eine größere Anzahl von Monocyten die applizierten Substanzen aufnahmen, nur insofern Beachtung, als dieser Befunde *zugunsten* der reticuloendothelialen Monocytenherkunft ausgelegt wurde. Mit gleicher Berechtigung könnte man aber darin ein ganz unterschiedliches Verhalten von Monocyten und RES-Zellen sehen: letztere speichern im Gegensatz zu den Blutmonocyten mit außerordentlicher Schnelligkeit und großer Intensität. Dieser Einwand ist auch häufig von NAEGELI und anderen vorgebracht worden.

Dem wurde jedoch entgegengesetzt, daß es auch bei maximalem Farbstoffangebot niemals gelänge, alle RES-Zellen zu erfassen (z. B. PASCHKIS, 1926). Somit sei die geringe Speicherungsfähigkeit der Monocyten erklärt und gleiche sogar dem Verhalten der sessilen RES-Zellen. Dieses Gegenargument läßt jedoch außer acht, daß die Definition einer RES-Zelle im ursprünglichen Sinne an den Nachweis einer besonders stark entwickelten Phagocytose- bzw. Speicherungsfähigkeit gebunden ist. Wenn diese Definition befolgt wird, dann verbietet es sich, von „nicht-speichernden RES-Zellen" zu sprechen.

Man könnte dem allerdings wiederum entgegenhalten, daß sich die Existenz „nicht-speichernder RES-Zellen" insofern beweisen ließe, als mit steigendem Angebot immer mehr Zellen Farbstoff aufnehmen, daß also bei jedem Vitalfärbungsversuch negative Zellen zurückbleiben, die bei der nächsten Farbstoffdosis speichern würden und dann als RES-Zellen erkennbar seien. Folgt man dieser Argumentation jedoch konsequent, so wäre damit die Definition des RES vollkommen in Frage gestellt. In dieser Definition ist nämlich nicht nur die grundsätzliche Aufnahmefähigkeit für Vitalfarbstoffe gefordert, sondern ASCHOFF sagt ganz ausdrücklich, „die Intensität, die Häufigkeit der Phagocytose ist hier das Entscheidende". Hält man sich nicht an diese Einschränkung, so müßte man folgerichtig auch die Leberzellen, die Tubulusepithelien der Niere, die neutrophilen Granulocyten und andere Zellelemente in die Gruppe der RES-Zellen einreihen, weil auch sie vor allem bei hochgetriebener Speicherung zum Teil viel Farbstoff aufnehmen. Damit wäre aber eine Abgrenzung von RES-Zellen nicht mehr möglich und auch sinnlos geworden.

Wir sehen also, daß es bereits bei strikter Befolgung der von ASCHOFF gegebenen Definition zweifelhaft ist, ob man die nur schwer und in zahlenmäßig geringem Ausmaße speichernden Monocyten den RES-Zellen typischer Prägung gleichsetzen kann. ASCHOFFs Zusammenstellung aller derjenigen Zellen, die er zum RES im weiteren Sinne rechnet, umfaßt übrigens auch gar nicht die Blutmonocyten schlechthin. Vielmehr gibt er als 6. Zellgruppe „die Splenocyten und die farbstoffspeichernden (!) Monocyten, welche von den Histiocyten und den Reticuloendothelien ihren Ursprung nehmen", an. Er ordnet also nur die *farbstoffspeichernden* „*Monocyten*" dem System zu, nicht aber sämtliche Monocyten.

Damit ist der zweite fragwürdige Punkt in der Definition des Blutmonocyten als dem RES entstammende Zellart bereits angedeutet. Die Mehrzahl der Autoren hat nicht geprüft, ob denn alle die bei den Vitalspeicherungsversuchen im Blute auftretenden freien, positiven Zellen überhaupt mit den gewöhnlichen Blutmonocyten identisch sind. Wir haben die Literatur daraufhin sorgfältig durchgearbeitet und mußten feststellen, daß der Beweis einer solchen Identität nicht nur nicht erbracht worden ist, sondern daß es zahlreiche cytologische Einzelbefunde gibt, die viel eher dafür sprechen, daß eine unter pathologischen Bedingungen auftretende Zellart vorliegt, die sich vom normalen Blutmonocyten deutlich unterscheidet. Darauf hat übrigens PAPPENHEIM, 1913, sofort nach Erscheinen der Mitteilung von ASCHOFF und KIYONO, 1913, aufmerksam gemacht.

Hier sind z. B. interessante Befunde von MCNEE, 1913, zu erwähnen, die er bei Versuchen über das Problem des hämatogenen Ikterus erhob. Dieser Autor setzte Arsenwasserstoffvergiftungen bei Tauben und Gänsen und fand danach in den Kupfferschen Sternzellen der Leber eine massive Erythrophagocytose. Die gleichen Zellen waren aber auch in den Lungengefäßen, in der rechten Herzkammer und anderenortes vorhanden, so daß MCNEE auf eine Verschleppung der stark phagocytierenden Kupfferschen Sternzellen mit dem Blutstrome schloß. Ähnliches sah DOMAGK, 1924, nach Splenektomie bei Ratten: Er traf sowohl in der Leber als auch im strömenden Blute auf große, phagocytierende Zellen mit bis zu 6 und mehr aufgenommenen Erythrocyten. Er schloß daraus ebenfalls, daß Makrophagen mit dem Blutstrom verschleppt würden.

Prüft man die Beschreibungen, welche die einzelnen Autoren von den bei Vitalspeicherungsversuchen und gewissen Krankheiten im Blutstrom auftretenden mononukleären Zellen gegeben haben, so kann man sich des Eindruckes nicht erwehren, daß diese Zellen eher solchen großen abgelösten Reticuloendothelien als normalen Blutmonocyten entsprechen und daß beide Zellarten nicht das gleiche sind, wie schon SIMPSON, 1921b sowie SABIN, DOAN und CUNNINGHAM, 1925, betonten.

SCHILLING, 1943, schildert die bei Endocarditis lenta, Malaria und anderen Erkrankungen zu beobachtenden „Monomakrophagen" als große, blauprotoplasmatische, oft mit phagocytiertem Material beladene Zellen. Dabei bemerkte er die „unzweideutigsten Übergänge" zwischen Endothelien, Monocyten und Makrophagen. Diese Beschreibung deckt sich im wesentlichen vollkommen mit den von anderen Autoren gegebenen Schilderungen solcher Zellen (BITTORF, 1920; WEILL, 1920; JOSEPH, 1925; BAMATTER, 1934; SCHÖNEICH, 1944; ROHR, 1960 u. a.). SCHILLING selbst, 1951, räumt sogar ein: „Selbstverständlich sind diese Monomakrophagen niemals

als normale Blutmonocyten angesehen worden, sondern als deren sehr veränderte Vorstufen und Funktionsformen, da sie mit allen Übergängen mit
den gleichfalls bei Endocarditis lenta stark vermehrten Monocyten ganz
normaler Gestalt verbunden waren." Hierzu ist jedoch zu bemerken, daß
die stark phagocytierenden Zellen *zweifellos* und *nur* Funktionsstadien — ob
vom Blutmonocyten, wie EHRICH, 1934, annahm, oder anderen Zellen, sei
zunächst dahingestellt — sein können, aber keine Vorstufen. Niemals ist
eine Zelle gleichzeitig Vorstufe und Funktionsstadium einer zweiten Zelle,
zu der sie sich doch erst entwickeln soll.

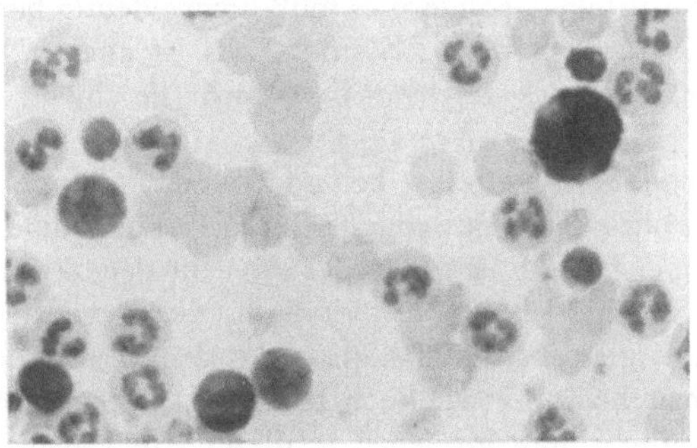

Abb. 15. Sogenannter „Monomakrophag" (rechts oben) im Leukocytenkonzen-
trat eines Endokarditiskranken beim Nachweis der α-Naphthylacetat-Esterase.
Der „Monomakrophag" ist wesentlich größer und stärker positiv (schwarz, im
Original braun) als die umliegenden Monocyten. 560 mal

Im übrigen hatten wir Gelegenheit, „Monomakrophagen" im Leukocytenkonzentrat von einem Endocarditiskranken bei der α-Naphthylacetat-
Esterase-Reaktion zu beobachten. Sie waren wesentlich größer als Monocyten und auch viel stärker positiv, also keineswegs mit ihnen identisch
(Abb. 15).

In den Arbeiten anderer Autoren sind weitere Widersprüche vorhanden. So fand z. B. MASUGI, 1926, bei Kaninchen nach Injektion von Vitalfarbstoffen zahlreiche „Monocyten" im Blute, die sich bei der Supravitalfärbung „wie Histiocyten" verhielten, d. h. sie bildeten keine Rosetten, sondern waren „mit Neutralrotgranula vollgestopft". Hier stellt sich wiederum
die Frage, ob solche Zellen, die doch ganz augenscheinlich vom Verhalten
des normalen Blutmonocyten abweichen, überhaupt mit diesen identifiziert
werden dürfen. Der gleiche Vorbehalt gilt für die Zellen, die bei den Versuchen von BÜNGELER, 1926, 1927a, 1928a, auftraten. Auch er sah, besonders nach Eiweißinjektion, oft eine Vacuolisierung und Erythrophagocytose
sowohl in den sessilen reticuloendothelialen Zellen als auch in den vermehrt ausgeschwemmten „Monocyten".

5*

So müssen wir das Hauptargument der Trialisten, nämlich das Auftreten von speichernden Zellen bei Vitalfärbungs- und Tuscheversuchen im peripheren Blute von Versuchstieren und das Erscheinen von „Monomakrophagen" bei verschiedenen Erkrankungen des Menschen als Beweis zugunsten der RES-Abkunft des Blutmonocyten ablehnen, weil nicht einwandfrei belegt werden kann, daß solche Zellen mit den Blutmonocyten identisch sind. Es genügt keineswegs, nur den Nachweis der Phagocytosefähigkeit von Reticuloendothelien, jenen freien Monomakrophagen und den Blutmonocyten — an deren Phagocytosefähigkeit im übrigen kein Zweifel besteht — zu erbringen, sondern es muß unzweideutig bewiesen werden, daß alle drei Zellformen identisch sind. Dies ist aber u. W. bisher von keinem der Verfechter des Trialismus' versucht, geschweige denn erreicht worden.

Schließlich hat Aschoff selbst keinen Zweifel daran gelassen, daß sich das RES aus morphologisch heterogenen, zum Teil hochdifferenzierten Zellgruppen zusammensetzt. Folgt man der Ansicht der Trialisten, so müßte angenommen werden, daß die Entwicklung dieser vielen verschiedenen Zellarten in einem gleichartigen Endprodukt, dem Blutmonocyten, zusammenläuft. Wir halten dies — wie auch Bakalos, 1949, und viele andere — für völlig unmöglich, und wir sehen in dieser Unmöglichkeit ein drittes, schwerwiegendes Argument gegen den Trialismus.

Endlich besteht für die bei Vitalfärbungsversuchen auftretenden freien Speicherzellen des Blutes noch die Möglichkeit, daß sie durch die Farbstoffe toxisch geschädigt sind und deshalb abgeschwemmt werden, mit einer normalen Zellbildung also gar nichts zu tun haben. So hat z. B. Trypanblau sicher eine cytotoxische Wirkung, wie aus Versuchen von Ehrich, 1934, und der Erzeugung von Mißbildungen durch Trypanblau (Smith, 1963; Barber und Geer, 1964; Kelly, Feagans, Parker und Porterfield, 1964; Christie, 1964 u. a.) unzweifelhaft hervorgeht.

Die aus diesen Vorbemerkungen gezogenen Folgerungen lassen sich in drei Punkten zusammenfassen.

1. Das RES ist definitionsgemäß nur eine hinsichtlich der Speicherungsfähigkeit funktionelle Einheit.

2. Die Identität der freien, phagocytierenden RES-Zellen des Blutes, die nur bei krankhaften Zuständen und bei Speicherungsversuchen auftreten, mit normalen Blutmonocyten ist nicht erwiesen, vielmehr sprechen die cytologischen Befunde dagegen.

3. Es ist nicht denkbar und daher abzulehnen, daß die Entwicklung einer heterogenen Zellgruppe wie der des RES in den einheitlichen Zelltyp des Blutmonocyten einmündet.

Angesichts dieser Tatsachen wäre die Frage der reticuloendothelialen Monocytenherkunft an sich bereits als im negativen Sinne weitgehend gelöst zu betrachten. Da der Trialismus aber in vielen Lehr- und Handbüchern seit langem die vorherrschende Meinung ist, halten wir es für unbedingt notwendig, teils mit eigenen Untersuchungsergebnissen, teils auch mit gesicherten Einzelbefunden der Literatur unsere Ablehnung der reticulo-endothelialen Herkunft des normalen Blutmonocyten weiter zu unterbauen und detailliert zu begründen. So werden wir im folgenden vorwiegend an Hand morphologischer und cytochemischer, aber auch anderer Untersuchungsergebnisse einen Vergleich der einzelnen dem RES zugerechneten Zellen mit dem Blutmonocyten vornehmen, wobei wir in diesem Zusammenhang auch die Frage der Monocytenherkunft aus „undifferenzierten" Mesenchymzellen usw. berücksichtigen.

2. Die Beziehungen zwischen RES-Zellen und Blutmonocyten

(Literatur und eigene Untersuchungen)

a) Reticulumzellen und Monocyten

Als Reticulumzellen möchten wir im Rahmen dieser Abhandlung jene großen, sternförmig verzweigten, phagocytosefähigen Zellen der hämatopoietischen Gewebe verstehen, denen im älteren Schrifttum auf Grund ihrer langen, scheinbar miteinander verbundenen Plasmaausläufer ein inzwischen widerlegter syncytialer Zusammenhang zugesprochen wurde, die ferner ein hohes Speicherungsvermögen gegenüber Tusche und Vitalfarbstoffen aufweisen und die schließlich durch eine extrem hohe Aktivität von α-Naphthylacetat-Esterase und saurer Phosphatase ausgezeichnet sind. Den Terminus „undifferenzierte Reticulumzelle" möchten wir soweit wie möglich vermeiden.

Im Rahmen mehrerer Arbeiten haben wir uns mit dem fermentcytochemischen Verhalten der Reticulumzellen des Knochenmarkes, der Milz, des Lymphknotens, des Thymus' und der Appendix beschäftigt. Es stellte sich heraus, daß diese Zellen in allen untersuchten Geweben völlig gleichartig sind. Sie weisen eine sehr intensive Aktivität von α-Naphthylacetat-Esterase und saurer Phosphatase auf (BRAUNSTEIN, FREIMAN und GALL, 1957, 1958; BRAUNSTEIN, FREIMAN, THOMAS und GALL, 1962a, 1962b; LENNERT, LÖFFLER und LEDER, 1963; FISCHER, LORBACHER und KÄUFER, 1964; LENNERT, LEDER und LÖFFLER, 1965). So genügt bei beiden Fermentnachweisen bereits eine 15 min lange Inkubationszeit, um die Reticulumzellen kräftig positiv darzustellen (Abb. 16, 17). Demgegenüber ist eine deutliche Reaktion des Blutmonocyten beim Nachweis der unspezifischen Esterase erst nach 30—60 min und nur dann zu erreichen, wenn eine besonders empfindliche Inkubationslösung (Modifikation II, s. S. 226) angewendet wird. Ähnlich verhält es sich mit der sauren Phosphatase-Reaktion: Hier

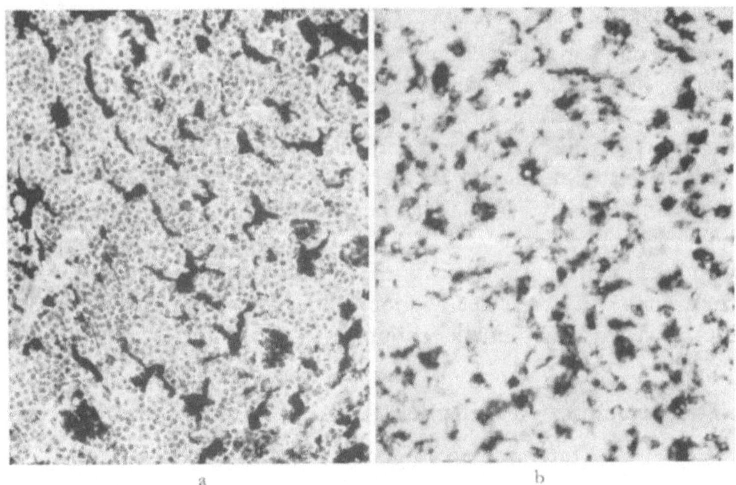

Abb. 16. Reticulumzellen im Schnitt (Lymphknoten). *a* Nachweis der α-Naphthylacetat-Esterase. *b* Nachweis der sauren Phosphatase. 140 mal

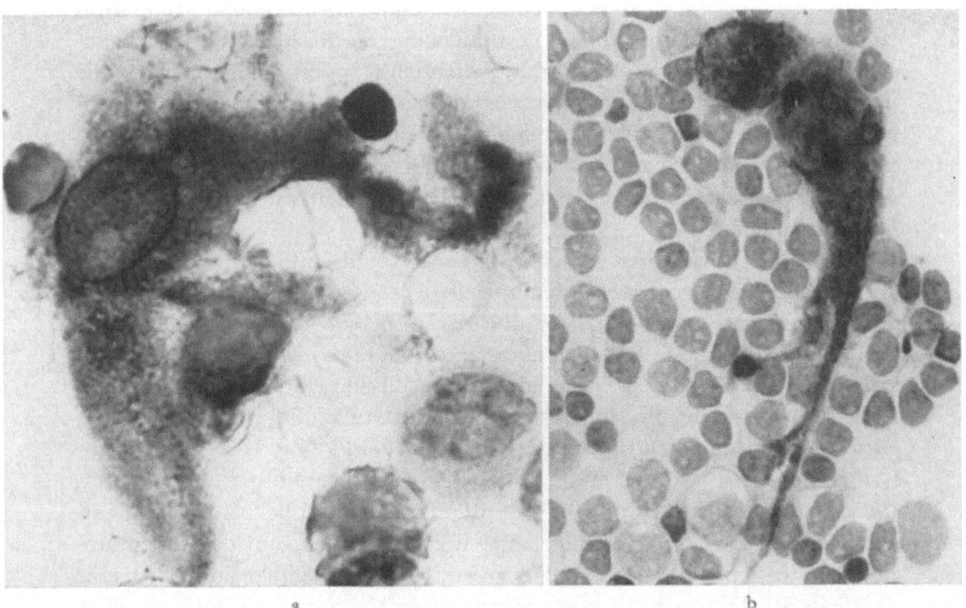

Abb. 17. Reticulumzellen im Ausstrich. *a* Knochenmark, Nachweis der α-Naphthylacetat-Esterase. *b* Lymphknoten, Nachweis der sauren Phosphatase.
a 1400 mal, *b* 560 mal

gelingt der Fermentnachweis in den Blutmonocyten erst nach mehrstündiger Reaktionsdauer. Schon aus diesen Gründen ist es nicht möglich, Reticulumzellen und Blutmonocyten gleichzusetzen.

Vollends deutlich wird dies, wenn man die Gestalt und vor allem die Größe der Reticulumzellen den gleichen Eigenschaften des Blutmonocyten gegenüberstellt. Die Reticulumzellen besitzen ein besonders mit der α-Naphthylacetat-Esterase-Methode gut darstellbares, weites, vielfach dendritenartig verzweigtes Protoplasma (Abb. 17a). Ihr Kern ist groß, meist oval oder rundlich und mit einem deutlichen Nucleolus, feiner netzartiger Chromatinstruktur und einer sehr kräftigen Kernmenbran versehen. Im Vergleich dazu hat der Blutmonocyt ein viel schmaleres Protoplasma, läßt keine Nucleolen erkennen, sein Kern ist etwas kleiner und in den seltensten Fällen rundlich oder oval, sondern meistens polymorph. Die Kernmembran ist zwar deutlich erkennbar, aber zarter beschaffen als die der Reticulumzellen.

Schließlich sei noch erwähnt, daß auch die zahlreichen, von den verschiedensten Autoren (z. B. Tanaka, 1958; Sorenson, 1960; Bairati, 1961; Han, 1961; Galindo und Imaeda, 1962; Galindo und Freeman, 1963; Swartzendruber und Congdon, 1963; Weiss, 1963; Simon und Pictet, 1964; Bari und Sorenson, 1964) erhobenen elektronenoptischen Befunde an den Reticulumzellen stark vom Bilde des Blutmonocyten abweichen. Als Beispiel für die Ultrastruktur der Reticulumzelle, die im angloamerikanischen Schrifttum häufig als Makrophag bezeichnet wird, geben wir die Befunde an den großen Reticulumzellen des Keimzentrums (Kerntrümmerphagen) wieder, welche sich von den Reticulumzellen anderer Provenienz in ihrem cytochemischen und morphologischen Verhalten nicht unterscheiden. Nach Bernhard und Leplus, 1964, besitzen sie einen relativ kleinen Kern mit wenig Chromatin und kleinen Nucleolen. Das Plasma ist außerordentlich weit und enthält einige Mitochondrien. Das Ergastoplasma ist nur gering entwickelt, die Golgi-Zone dagegen sehr groß. Häufig sind große Vacuolen zu beobachten. Vor allem aber findet sich eine erhebliche Menge phagocytierten Materiales der verschiedensten Art.

Aus diesen Unterschieden ist insgesamt klar ersichtlich, daß eine Entstehung von Blutmonocyten durch einfache „Ablösung" der Reticulumzellen aus dem Gewebsverband außerhalb jeder Wahrscheinlichkeit steht. Selbst wenn sich Reticulumzellen ablösen und in den Blutstrom gelangen sollten, so lägen in diesem Falle doch immer noch Reticulumzellen und nicht Blutmonocyten vor.

Eine echte, von entsprechenden Strukturveränderungen begleitete Umwandlung der Reticulumzellen zu Monocyten ist andererseits ebenso unwahrscheinlich. Sie müßte mit einer erheblichen Verminderung der Aktivität von saurer Phosphatase und α-Naphthylacetat-Esterase sowie mit einer starken Verkleinerung des Cytoplasmasaumes einhergehen. Solche Vorgänge würden aber eine Art Rückdifferenzierung darstellen, bei der die Zellen von einer höheren Entwicklungsstufe in ein niederes Differenzierungsstadium übergehen. Eine derartige prinzipielle Möglichkeit ist bisher in vivo weder bewiesen, noch bestehen sichere Anhaltspunkte für ein solches Vorkommnis im Organismus. Daher sehen wir keine Veranlassung, solche äußerst hypothetischen Möglichkeiten für die Monocytengenese heranzuziehen.

Überdies sprechen Befunde mit radioaktiv markiertem Thymidin gegen eine Stammzellfunktion der Reticulumzellen. SCHOOLEY, 1961, sowie SWARTZENDRUBER und HANNA, 1965, fanden nach H^3-Thymidininjektionen keine Markierung der Reticulumzellen des lymphatischen Parenchyms, unabhängig davon, ob die Zellen phagocytiert hatten oder nicht. Bei Annahme einer Stammzellfunktion wäre aber eine Markierung als Ausdruck der Proliferationsfähigkeit zu erwarten. Auch ROOS, ODARTSCHENKO, HESS, STONER und COTTIER, 1965, sahen keine initiale Markierung in den Reticulumzellen. Erst nach 3—4 Tagen erschienen H^3-Thymidin-haltige Zellen dieses Typus im lymphatischen Parenchym.

Besonders eindrucksvoll geht aus den Schnitt- und Ausstrichuntersuchungen von RIEKE, CAFFREY und EVERETT, 1963, hervor, daß die Reticulumzellen keine Stammzellfunktion haben können. Nach einmaliger H^3-Thymidinapplikation fanden diese Autoren in Rattenlymphknoten nur 6% der Reticulumzellen markiert. Dieser Index wurde auch an Fettzellen, an Endothelien und an Gewebsmastzellen festgestellt, die ja zweifellos keine Stammzellfunktion haben. Wurden den Tieren 12 H^3-Thymidininjektionen innerhalb von 16 Tagen verabfolgt, so waren 4 Std nach der letzten Injektion die Reticulumzellen zu 68% markiert, die großen basophilen Lymphknotenzellen, die großen Lymphocyten sowie die Plasmazellvorstufen dagegen zu 100%. Zwei Wochen, vier Wochen und acht Wochen nach der letzten Injektion waren immer noch 68% bzw. 65% bzw. 61% der Reticulumzellen radioaktiv, die großen basophilen Lymphknotenzellen, die großen Lymphocyten und die Plasmazellvorstufen waren aber vollständig negativ. Die schnell proliferierenden und sich teilenden Zellen hatten also ihre Markierung verloren, wohingegen die über lange Zeit fast völlig konstante Markierungsquote der Reticulumzellen zeigt, daß diese sich weder teilen noch in anderen Zellarten umwandeln und sich dann teilen. In beiden Fällen müßte eine fortschreitende Verminderung der H^3-Thymidin-haltigen Reticulumzellen eintreten. Diese Ergebnisse sind inzwischen durch EVERETT und CAFFREY, 1966, erweitert und bestätigt worden: Sogar noch ein Jahr nach massiven H^3-Thymidininjektionen waren die Reticulumzellen markiert, und auch nach anschließender Ganzkörperbestrahlung blieben die markierten Reticulumzellen trotz der stark einsetzenden Regeneration des hämatopoietischen Apparates erhalten, fungierten also nicht als Stammzellen.

Äquivalente Befunde wurden von QUEISSER, NOESKE, SANDRITTER und LENNERT, 1966, bei DNS-Messungen an Reticulumzellen der menschlichen Tonsille erhoben: Der DNS-Gehalt entsprach einer ruhenden Zellgruppe und stand im Gegensatz zu den an proliferierenden Populationen (z. B. Plasmazellvorstufen, große Germinoblasten usw.) gemessenen Werten.

Ein weiterer, sehr beweiskräftiger Anhaltspunkt für die Unfähigkeit von Reticulumzellen zur Stammzellfunktion und damit zur Monocytenbildung ergibt sich aus den Forschungsergebnissen der Strahlenhämatologie. BERGONIE und TRIBONDEAU, 1906, haben eine bis heute allgemein anerkannte Regel aufgestellt, wonach eine Zellpopulation um so strahlensensibler ist, je geringer sie differenziert und je größer ihre mitotische Aktivität ist. Gerade die Reticulumzellen gehören zu den strahlenresistenten, also wenig proliferationsfähigen und hochdifferenzierten Elementen der hämatopoietischen Organe (BLOOM und BLOOM, 1947; BLOOM, 1948; TULLIS, 1949 u. v. a.; Übersicht bei COTTIER, 1966).

Es wäre aber zu prüfen, ob sich nicht aus „undifferenzierten" Reticulumzellen Monocyten entwickeln können. Dazu ist der Nachweis zu verlangen, daß eine solche „undifferenzierte" Reticulumzelle überhaupt existiert. Dieser Nachweis ist bisher nicht erbracht worden. Der Terminus der „undifferenzierten" Reticulumzelle scheint uns mehr im Rahmen hypothetischer Überlegungen entstanden zu sein, als daß man ihn durch objektive Beobachtungen belegen und damit rechtfertigen und vor allem einem morphologisch faßbaren und definierbaren Element zuordnen kann.

Andererseits ist es klar, daß sich die Reticulumzellen aus irgendwelchen Vorläufen entwickeln müssen. Nimmt man an, daß diese Vorläufer undifferenzierte Zellen sind, so müßte nachgewiesen werden, daß sie sich wirklich zu Reticulumzellen entwickeln, ehe man sie „undifferenzierte Reticulumzellen" nennen kann. Man müßte also ihren Determinationsgrad bestimmen. Denn die Determination geht als unsichtbarer Vorgang der Differenzierung als dem Sichtbarwerden struktureller Unterschiede voraus, und schon sie ist mit einem Potenzverlust verbunden (STARCK, 1955). Dies bedeutet, daß undifferenzierte Zellen keineswegs als omnipotent oder pluripotent angesehen werden dürfen, sondern sie können bereits auf eine ganz bestimmte Entwicklungsrichtung fixiert sein. So kann also der Mangel an Differenzierungsmerkmalen einer Zelle keinen Aufschluß über ihre Entwicklungspotenz geben. Diese ist mit der Determination festgelegt und kann nur dynamisch-experimentell, niemals aber morphologisch-statisch bestimmt werden.

Zusätzlich zu dem Beweis, daß sich aus Zellen, wie sie z. B. von BERNHARD und LEPLUS, 1964, ROBERTS und LATTA, 1964, und anderen

Autoren auf Grund elektronenoptischer Untersuchung als „undifferenzierte" Reticulumzellen beschrieben werden, wirklich „differenzierte" Reticulumzellen bilden, wäre noch der Nachweis einer Entwicklungspotenz in anderer Richtung zu erbringen, ehe man sie als Monocytenvorstufen überhaupt in Erwägung ziehen kann.

Alle diese Zusammenhänge sind also völlig hypothetisch (s. auch MOVAT und FERNANDO, 1964b), und der Nachweis eines elektronenoptisch wenig differenzierten Protoplasmas allein kann keinerlei Hinweis auf das Schicksal und die Natur einer Zelle geben. Jedenfalls besteht keine Veranlassung, eine nicht objektiv definierbare Reticulumzellvorstufe gleichzeitig als Monocytenbildner in Betracht zu ziehen.

b) Kupffersche Sternzellen und Monocyten

Die Kupfferschen Sternzellen der Leber sind — ähnlich wie die Reticulumzellen — eine Zellform mit sehr hoher Aktivität von saurer Phosphatase. Auch bei diesen Zellen genügt deshalb im Gegensatz zu den Verhältnissen beim Monocyten eine sehr kurze Inkubationszeit, um sie mit der Nachweismethode für saure Phosphatase darstellen zu können (Abb. 66b, S. 194). Da das Reaktionsprodukt im Plasma abgelagert wird, vermittelt dieser Fermentnachweis eine recht genaue Vorstellung von der Größe der Kupfferschen Sternzellen. Sie übertrifft die der Monocyten bei weitem. Stellt man sich eine solche Zelle abgelöst und abgerundet vor, so wäre ein sehr großes Zellelement, aber kein typischer Blutmonocyt entstanden.

Der Nachweis der unspezifischen Esterase in den Kupfferschen Sternzellen ist mit großen Schwierigkeiten verbunden, da die Aktivität der Leberzellen dermaßen stark ist, daß das von ihnen gebildete Reaktionsprodukt bereits nach kürzester Inkubationszeit die Schnitte völlig bedeckt und so die Identifizierung der Sternzellen fast verhindert. An einigen Schnitten ist uns aber die Darstellung der Kupfferschen Sternzellen trotz dieser Schwierigkeit gelungen, und auch hier läßt ihre hohe Aktivität und ihre Zellgröße keine Identifizierung mit den Blutmonocyten zu (Abb. 66a, S. 194).

Elektronenoptisch sind die Kupfferschen Sternzellen (COSSEL, 1964) oft durch tiefe Einfaltungen der Zellmembran in das Zellinnere gekennzeichnet. Die Kerne sind recht polymorph und bieten durch eine herdförmig wechselnde, unterschiedliche Elektronendichte der Kernsubstanz ein fleckiges Aussehen. Sie enthalten einen bis mehrere Nucleolen. Im Cytoplasma finden sich zahlreiche Vacuolen und Bläschen, reichlich Ribonucleoproteidgranula und oft Ferritingranula. Man sieht ferner zahlreiche Anschnitte des endoplasmatischen Reticulum mit einer Größe von 130—1400 Å. Schließlich sind ein deutlicher Golgi-Apparat, häufig Cytosomen und mäßig reichlich Mitochondrien vorhanden. Insgesamt wechselt die Ausstattung der einzelnen Sinusoidzellen mit den verschiedenen genannten Cytoplasmastrukturen in erheblichem Maße.

Da in den Blutmonocyten niemals Ferritingranula und Cytosomen beschrieben worden sind und da den Blutmonocyten auch die tiefen Zellmembraneinfaltungen der Kupffer-Zellen fehlen, ist eine Monocytenbildung durch einfache Ablösung von Lebersinusoidzellen in höchstem Grade unwahrscheinlich. Vor allem aber bilden die Monocyten auch feinstrukturell eine einheitliche Zellgruppe, dagegen ist die Ausrüstung der Kupfferschen Sternzellen mit Cytoplasmaorganellen graduell recht verschieden. Unter den Monocyten besteht also weitgehend eine Isomorphie, unter den Lebersinusoidzellen dagegen nicht.

Aus den histochemischen, morphologischen und elektronenoptischen Unterschieden zwischen den Kupfferschen Sternzellen und den Blutmonocyten ist insgesamt zu schließen, daß die Entstehung von Blutmonocyten durch Ablösung Kupfferscher Sternzellen (BÜNGELER und WALD, 1928; SCHILLING, 1943; FRESEN, 1946) nicht möglich ist.

c) Milzsinuswandzellen und Monocyten

Wie STUTTE, 1965, 1966, 1967, nachweisen konnte, zeichnen sich die Sinuswandzellen gegenüber den großen Reticulumzellen der menschlichen Milz durch ein stark abweichendes fermentcytochemisches Verhalten aus: Sie spalten mit besonderer Aktivität die Substrate Naphthol-AS- und Naphthol-AS-D-acetat. Dadurch gelingt eine fast selektive Darstellung dieser Zellen. Im Gegensatz dazu ist ihre Spaltfähigkeit gegenüber dem Substrat α-Naphthylacetat äußerst gering.

Ihre Aktivität gegenüber Naphthol-AS- und Naphthol-AS-D-acetat entspricht etwa derjenigen der Blutmonocyten. In dieser Beziehung können wir also ein fast gleichartiges Verhalten beider Zellarten konstatieren. Dagegen ist ihre α-Naphthylacetat-Esteraseaktivität wesentlich geringer als die der Blutmonocyten.

Noch deutlicher als der Unterschied beim Nachweis der α-Naphthylacetat-Esterase ist die gestaltliche Verschiedenheit beider Zellarten. Durch Anwendung fermentcytochemischer Methoden auf Milztupfpräparate und durch Vergleich der Schnitt- und Ausstrichmorphologie gelang STUTTE, 1966, die sichere cytologische Identifizierung von Milzsinuszellen. Sie stellen sich als äußerst langgestreckte, mit zwei beidseits des Kernlängsdurchmessers abgehenden schwach basophilen Plasmafortsätzen dar, die den Zellen auch im Tupfpräparat ein ganz charakteristisches unverkennbares Aussehen verleihen. Diese langen schmalen Plasmafortsätze kleiden das Gitterfasergerüst der Sinus dergestalt von innen aus, daß die Fortsätze einander parallel in Längsrichtung der Sinus verlaufen. Vergleicht man solche Zellen mit Blutmonocyten, so wird der große Unterschied zwischen beiden Elementen klar, der ihre Identifizierung nicht zuläßt. Auch besteht keine Beziehung zwischen Reticulumzellen der Milz und Monocyten (z. B. TEMPKA und KUBICZEK, 1938).

Der Monocytengehalt der Milz geht offensichtlich der Anzahl der vorhandenen Neutrophilen parallel. Unterzieht man Paraffinschnitte der Milz der Naphthol-AS-D-Chloracetat-Esterase-Reaktion, so findet man die meisten neutrophilen Granulocyten im Bereich der perifollikulären Zone, wo sich häufig regelrechte Ansammlungen solcher Zellen nachweisen lassen. Im gleichen Bereich finden sich auch zahlreiche Monocyten, so daß wir in dieser Koinzidenz einen Hinweis auf die Herkunft der Milzmonocyten aus dem strömenden Blut sehen möchten.

d) *Lymphknotensinuszellen, Keimzentrumszellen und Monocyten*

Die Sinus*wand*zellen des Lymphknotens stellen sehr schmale abgeplattete Zellen dar, die sich beim Nachweis der α-Naphthylacetat-Esterase und der sauren Phosphatase positiv verhalten. Mit dem Substrat Naphthol-AS-acetat reagieren sie im Gegensatz zu den Blutmonocyten und übrigens auch den Sinuswandzellen der Milz nicht oder nur ganz schwach. Sie verhalten sich also anders als Blutmonocyten, so daß durch ihre einfache Ablösung ebenfalls keine Blutmonocyten entstehen würden. Auch eine Umwandlung der Sinuswandzellen in Monocyten scheint uns sehr unwahrscheinlich. Zudem ist die Lymphe keineswegs besonders monocytenreich. Im übrigen konnten VOLKMAN und GOWANS, 1965a, b, einwandfrei mit Hilfe mehrerer Versuchsanordnungen zeigen, daß dem Lymphknotenparenchym für die Monocytenbildung keine Bedeutung zukommt.

Die Zellen des *Sinuskatarrhs* sind große, weit-plasmatische, phagocytosefähige Elemente mit einer sehr starken Aktivität von α-Naphthylacetat-Esterase und saurer Phosphatase (Abb. 18), die die Aktivität der Blutmonocyten um ein Vielfaches übersteigt (LENNERT, LÖFFLER und GRABNER, 1962; LENNERT, LÖFFLER und LEDER, 1963; LENNERT, LEDER und LÖFFLER, 1965). Auch sie sind daher nicht mit den Blutmonocyten identisch. Ferner enthalten die Sinuskatarrhzellen nur wenig Naphthol-AS-acetat-Esterase, während die Blutmonocyten durch eine kräftige Aktivität dieses Fermentes ausgezeichnet sind, worin ein weiterer Unterschied dieser beiden Zellarten zu sehen ist. Vor allem aber ist zu bedenken, daß der Sinuskatarrh eine pathologische Veränderung ist und meist durch entzündliche Vorgänge im Abflußgebiet des Lymphknotens zustande kommt, so daß dieser *krankhafte* Befund wohl kaum etwas mit der *normalen* Monocytenbildung zu tun haben kann.

Es sei an dieser Stelle auch auf die von einzelnen Autoren vertretene Annahme eingegangen, die Monocyten würden in den Keimzentren des lymphatischen Gewebes gebildet. Dies muß mit aller Schärfe abgelehnt werden. Die Keimzentrumszellen sind eine morphologisch definierbare Zellart und werden von den Germinoblasten und Germinocyten (LENNERT, 1957, 1961) repräsentiert. Es gelang LENNERT, sie im Lymphknotentupfpräparat auch cytologisch zu identifizieren und von anderen Zellelementen des Lymphknotenparenchyms abzugrenzen. Ihr basophiles Plasma ist sehr

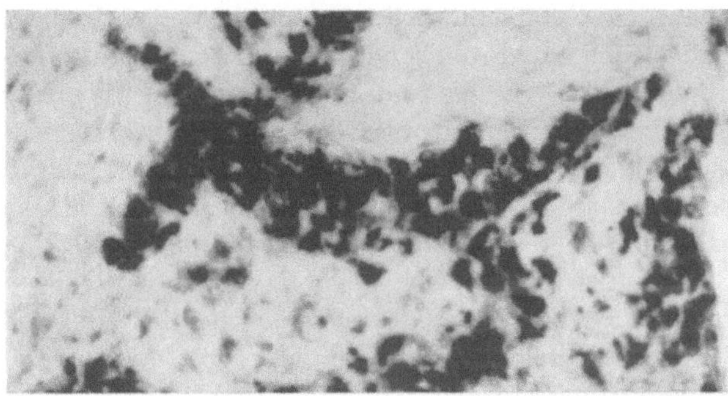

Abb. 18. Sinuskatarrh im Lymphknotenschnitt. Nachweis der α-Naphthylacetat-Esterase. Die Sinuskatarrhzellen sind sehr stark positiv, stärker als die Reticulumzellen. 140 mal

schmal und enthält einige Vacuolen, aber keine Azurgranulation. Sie besitzen einen fein- bis grob-reticulären Kern mit häufig verwaschener Chromatinstruktur und 1—6 meist deutlich sichtbaren hellen Nucleolen. Demgegenüber haben die Monocyten ein breiteres, graublaues, aber nicht basophiles Protoplasma mit deutlicher Azurgranulation und keine mit der Pappenheim-Färbung erkennbaren Nucleolen wie die Keimzentrumszellen. Abgesehen von diesen groben morphologischen Unterschieden sind die Germinoblasten auch beim Nachweis der α-Naphthylacetat-Esterase, der Naphthol-AS-acetat-Esterase, der Peroxydase und der sauren Phosphatase, im Gegensatz zu den Blutmonocyten, entweder negativ oder allenfalls ganz schwach positiv. Schließlich wissen wir, daß die Monocyten beim Menschen schon im 5. Embryonalmonat im Blute vorhanden sind (KNOLL, 1957), daß sich Keimzentren aber erst postnatal bilden, und zwar bei Antigenkontakt; ihre Bildung läßt sich durch keimfreie Aufzucht von Versuchstieren verhindern (EHRICH, 1929; GYLLENSTEN, 1950, 1954; KINDRED, 1954 u. v. a.).

Endlich weichen auch die elektronenoptisch gefundenen Strukturmerkmale der Keimzentrumszellen (z. B. MOVAT und FERNANDO, 1965; LENNERT, CAESAR und MÜLLER, 1967) stark von denen der Blutmonocyten ab. Die Keimzentrumszellen sind vor allem durch einen großen Reichtum an Ribosomen, Polyribosomen und Ergastoplasma gekennzeichnet. Die Entwicklung dieser Strukturen ist dabei von Zelle zu Zelle verschieden stark ausgeprägt und reicht bis zum Bilde der typischen Plasmazelle, woraus ein weiterer Anhaltspunkt zugunsten eines funktionellen Zusammenhanges der Keimzentrumszellen mit immunologischen Prozessen hervorgeht. Mit den Blutmonocyten haben diese Zellen mit Sicherheit nichts gemein.

e) Gefäßendothelien und Monocyten

Gegenüber den Gefäßendothelien unterscheiden sich die Blutmonocyten ebenfalls durch ein abweichendes cytologisches und fermentcytochemisches Verhalten. Während die Endothelzellen im allgemeinen recht große Elemente mit feinstrukturierten, bläschenförmigen, meist ovalen Kernen darstellen, sind die Blutmonocyten viel kleinere Elemente mit polymorphen Kernen. Elektronenmikroskopisch weichen die Endothelzellen durch ihren hohen Gehalt an Pinocytosebläschen (z. B. PALADE, 1953, 1961; MOORE und RUSKA, 1957; FAWCETT und SELBY, 1958; FAWCETT, 1959; BENNETT, LUFT und HAMPTON, 1959) von den Blutmonocyten deutlich ab. Untereinander sind Gefäßendothelien fernerhin nicht monomorph, sondern sie können je nach ihrem Standort verschieden strukturiert sein; Venolenendothelien enthalten z. B. reichlich Lysosomen, die Capillarendothelien dagegen nicht (MOVAT und FERNANDO, 1964).

Das Endothel zeigt auch bei fermentcytochemischen Reaktionen nicht an allen Stellen des gesamten Gefäßapparates das gleiche Verhalten. So findet sich z. B. in den Endothelien der arteriellen Capillarschenkel eine sehr hohe Aktivität von alkalischer Phosphatase, die am Übergang in den venösen Capillaranteil ziemlich abrupt abbricht. Die Endothelien der Venolen dagegen besitzen eine schwache unspezifische Esteraseaktivität, die im allgemeinen jedoch nicht die der Blutmonocyten erreicht. Dies wird durch den gleichzeitigen Nachweis von α-Naphthylacetat-Esterase und alkalischer Phosphatase bewiesen (Abb. 19, Tafel V). Während die Gefäßendothelien sich damit aus fermentcytochemisch und elektronenoptisch verschiedenartigen Elementen zusammensetzen, sind die Blutmonocyten in dieser Hinsicht völlig einheitlich. Schließlich sei noch erwähnt, daß die Blutmonocyten eine starke Aktivität von Naphthol-AS-acetat-Esterase zeigen, wie sie in den Endothelien, unabhängig von ihrem Standort, niemals angetroffen wird.

Diese Unterschiede sind nach unserer Meinung insgesamt so deutlich, daß auch die Endothelien nicht mit den Blutmonocyten identifiziert werden dürfen. Eine abgelöste Endothelzelle würde danach durch den Vorgang der Ablösung *allein* nicht zum Blutmonocyten werden, sondern sie bliebe nach wie vor eine Endothelzelle. Für eine Differenzierung von Endothelien zu Blutmonocyten schließlich fehlt jeglicher Anhaltspunkt. Ein solches Vorkommnis ist auch schwer vorstellbar, wenn man bedenkt, welche komplizierte und daher einen hohen Differenzierungsgrad voraussetzende Funktion die Endothelien an der Blut-Gewebsschranke zu erfüllen haben. Damit müssen wir die Herkunft der Blutmonocyten von Gefäßendothelien, wie sie von PATELLA, 1909; McJUNKIN, 1919 und HERZOG, 1923, u. a. vertreten wurde, ablehnen. Diese Auffassung ist im übrigen bereits von FRESEN, 1945, angegriffen worden, da er bei Tuschespeicherungsversuchen fand, daß die von McJUNKIN beobachtete Phagocytose durch das gewöhnliche Gefäßendothel mindestens zum Teil eine Auflagerung und keine echte Aufnahme von Tuschepartikeln darstellt.

f) Fibroblasten und Monocyten

Als Fibroblast wird eine Bindegewebszelle bezeichnet, deren Haupttätigkeit in der Faserbildung zu sehen ist. Fibrocyten stellen die Alters- oder Inaktivitätsformen dieser Zellen dar. Lichtmikroskopisch ist die Identifizierung dieser Zellen insofern recht schwierig, als ihre Gestalt, nämlich die spindelige Zellform, und ihre topographische Beziehung zu Faserstrukturen unspezifisch sind. Jeder ausgewanderte Monocyt kann ohne weiteres eine solche Gestalt bei gleicher Lokalisation annehmen.

Wir (LEDER, 1960; LENNERT, LÖFFLER und LEDER, 1961, 1963) haben im Rahmen von Lymphknotenstudien versucht, diese Zellen etwas näher mit Hilfe unserer fermentcytochemischen Reaktionen zu charakterisieren und haben, wie viele andere Autoren (z. B. DANIELLI, FELL und KODICEK, 1945; BRADFIELD, 1946; JEENER, 1947; GOMORI, 1954; HUSEBY und THOMAS, 1954; GOLD und GOULD, 1955; WASSERMANN, 1955; VORBRODT, 1958; BRAUNSTEIN, 1960) eine Koinzidenz zwischen Fibroblasten, Faserbildung und alkalischer Phosphataseaktivität gefunden. So können z. B. die Fibroblasten des frischen Granulationsgewebes bei vernarbenden Granulomen der Hodgkinschen Erkrankung oder am Rande vernarbender Tuberkel eine zum Teil recht starke alkalische Phosphataseaktivität aufweisen. Dieses Ferment fehlt den Blutmonocyten aber vollkommen.

Auch die elektronenoptische Morphologie typischer Fibroblasten und Fibrocyten (ROSS und BENDITT, 1961; CHAPMAN, 1961; GIESEKING, 1963; BERNHARD und LEPLUS, 1964; ROSS und LILLYWHITE, 1965) unterscheidet sich eindeutig von der Feinstruktur der Monocyten. Die Fibroblasten enthalten ein ausgeprägtes, mit Ribonucleoproteidgranula besetztes endoplasmatisches Reticulum, welches zu einem weit verzweigten Kanalsystem entfaltet ist und sich bei der aktiven Zelle bis in die entferntesten Teile des Cytoplasmas erstreckt. Teilweise ist dieses endoplasmatische Reticulum zu großen zisternenartigen Hohlräumen erweitert. Ferner findet sich ein gut entwickelter Golgi-Apparat. Mitochondrien sind nur spärlich entwickelt. Schließlich gehen von diesen Zellen noch außerordentlich lange, sehr feine

Cytoplasmafortsätze aus, deren Ausdehnung ein Vielfaches der lichtoptisch erfaßbaren Cytoplasmazone beträgt.

Vergleicht man diese Feinstruktur mit den elektronenoptischen Befunden am Blutmonocyten (s. S. 7), so erscheint eine Identifizierung beider Zellarten abwegig. Die Frage nach einer möglichen Umdifferenzierung von Fibroblasten zu Monocyten ist wohl ebenfalls im negativen Sinne zu beantworten, da auch für diese Zellen im Hinblick auf die doch sehr spezifische Funktion der Faserbildung ein hoher Differenzierungsgrad vorausgesetzt werden muß, wie dies schon Maximow vertreten hat. Die hohe Differenzierung der Fibroblasten läßt sich auch an Hand der elektronenoptischen Befunde insofern beweisen, als diese Zellen sehr einseitig mit Cytoplasmaorganellen, die der Sekretion dienen, nämlich dem Ergastoplasma, ausgerüstet sind. Wie für die Endothelien, die Reticulumzellen und die Kupfferschen Sternzellen gilt auch hier das Gesetz, wonach mit Fortschreiten der Differenzierung ein Potenzverlust verbunden ist. Im übrigen sei darauf hingewiesen, daß objektive Anhaltspunkte, die über spekulative Vermutungen hinausgehen, für eine Entwicklung von Fibroblasten zu Monocyten in der Literatur nicht vorliegen.

g) Adventitialzellen, Mesenchymzellen und Monocyten

Manche Autoren halten die Adventitialzellen, die sie unter dem Einfluß Marchands als potentielle Makrophagen ansehen, auch für potentielle Monocyten. Dem liegt vor allem die Auffassung zugrunde, nach der bei entzündlichen Prozessen eine starke Wucherung der Adventitialzellen mit ihrer Umbildung zu den Makrophagen des akuten entzündlichen Infiltrates vonstatten geht. Daß diese Auffassung nicht den Tatsachen entspricht, werden wir im folgenden (s. S. 126) beweisen. Insofern erübrigt sich auch die Frage, ob aus diesen unter pathologischen Bedingungen zu beobachtenden Vorgängen auf die normale Monocytengenese rückgeschlossen werden darf.

Im unveränderten Gewebe stellen sich die Adventitialzellen der kleinen Gefäße in ihrer Mehrzahl lichtmikroskopisch als indifferente Elemente dar, die sich auch fermentcytochemisch nicht weiter differenzieren oder charakterisieren lassen. Alle die zahlreichen cytochemischen Eigenschaften, die sich bei den normalen Blutmonocyten finden, vermissen wir bei diesen Zellen. Damit muß ihre generelle Identifizierung mit dem normalen Blutmonocyten abgelehnt werden. Auch für eine Umwandlung der adventitiellen Elemente in Blutmonocyten besteht weder nach unseren eigenen noch nach den Befunden der Literatur ein Anhalt.

Es soll aber nicht unerwähnt bleiben, daß es überall in den Gefäßwänden einzelne Zellen mit deutlicher Reaktion von α-Naphthylacetat-Esterase gibt. Eine Beziehung dieser Zellen zur Monocytenbildung können wir aber nicht sehen. Ebenso sind wir nicht in der Lage, die Bedeutung dieser Zellen hinreichend zu klären. Am ehesten liegen hier Gewebsmakrophagen vor. Möglicherweise stellen sie einzelne emigrierte und umgewandelte Blutmonocyten dar. Beweisen aber können wir dies nicht.

Der Begriff der Mesenchymzelle ist an sich ein embryologischer und meint Zellen, die bereits soweit ausdifferenziert sind, daß man ihre Zugehörigkeit zum Binde- und Stützgewebe erkennen kann, die jedoch im Hinblick auf ihre Entwicklungsfähigkeit zu den verschiedenen Arten der Binde- und Stützgewebszellen noch pluripotent sind. Der Beweis, daß solche Zellen tatsächlich auch im erwachsenen Organismus noch überall — unter anderem in der Gefäßwand als Adventitialzellen, wie viele Autoren annehmen — vorhanden sind, ist aber u. W. noch niemandem gelungen. Zwar ist die Existenz einer solchen Zellart nicht rundweg abzulehnen, doch geht unser Wissen um Lokalisation und Morphologie dieser auf Grund theoretischer Überlegungen zu fordernden Zelle über bloße Vermutungen und Spekulationen nicht hinaus.

Bei dieser Sachlage sehen wir keinerlei Veranlassung, die Entstehung von Blutmonocyten aus solchen Zellen annehmen zu müssen. Auch diejenigen Autoren, die eine Abkunft der Blutmonocyten von Mesenchymzellen vertreten, haben keinerlei Beweise, oft nicht einmal Anhaltspunkte für diese Ansicht geliefert. Infolgedessen besteht auch keine Notwendigkeit, solchen Behauptungen mit Gegenbeweisen entgegenzutreten. Dazu wären wir überdies bei der Unmöglichkeit, Mesenchymzellen beim Erwachsenen zu charakterisieren, auch gar nicht in der Lage.

h) Histiocyten und Monocyten

Der Terminus „Histiocyt"[2] wird meist synonym für den bei Entzündungen im Gewebe auftretenden Makrophagen verwendet, der bis zum Beginn der reaktiven Vorgänge als „ruhende Wanderzelle", als lokales, inaktives Element ein Schlummerdasein führen soll. Dies entspricht jedenfalls den Darstellungen der meisten Autoren.

Wir haben bei unseren ausgedehnten Studien über die Entzündungsmakrophagen festgestellt, daß diese Zellen nicht ortsständig, sondern ausgewanderte Monocyten sind. Wenn irgendwelchen lokalen Elementen überhaupt eine Bedeutung bei der Entstehung der Entzündungsmakrophagen zukommt, so ist diese als äußerst gering zu veranschlagen (s. S. 124). Insgesamt haben wir uns von der Existenz eines ubiquitären Histiocyten im

---

[2] Im angloamerikanischen Schrifttum wird der Terminus „Histiocyte" in weiterem Sinne als in der deutschsprachigen Literatur gebraucht; hier werden z. B. die Reticulumzellen, die freien Makrophagen und andere Zellen mit dieser Bezeichnung belegt.

Sinne eines potentiellen, bei entzündlichen Vorgängen aktivierbaren, ortsständigen Phagocyten bisher nicht überzeugen können, und zahlreiche Befunde sprechen gegen eine solche Annahme. Wenn wir aber nicht einmal die Existenz des „Histiocyten" als gesichert ansehen können, so erscheint es uns noch weniger vertretbar, diese hypothetische Zelle in Zusammenhang mit der normalen Monocytenbildung zu bringen.

Insgesamt ist die Vorstellung, Monocyten könnten sich aus gewebsständigen Histiocyten bilden, weder durch ernst zu nehmende Anhaltspunkte noch gar durch Beweise untermauert. Keinesfalls ist der Blutmonocyt als mehr oder weniger zufällig vom Bindegewebe in die Blutbahn gelangter Histiocyt anzusehen („Blut-Histiocyt").

IV. Die Hypothese der lymphocytogenen Monocytengenese

Die Abstammung der Monocyten von den Lymphocyten bzw. von sog. lymphoiden Zellen wurde vor allem in den Arbeiten von Maximow, 1902 bis 1929; Weidenreich, 1909; Downey und Weidenreich, 1912; Lang, 1928a, b sowie Bloom, 1928a, b, c, 1929, vertreten. In ihrer Argumentation stützen sie sich auf den Nachweis von Übergangszellen zwischen Lymphocyten und Monocyten, die sie vor allem an Schnittpräparaten entdeckt zu haben glaubten. Maximow war z. B. der Ansicht, daß man im Schnittpräparat „jede Zelle" einwandfrei identifizieren könne. Wir wissen heute, daß dies nicht möglich ist und daß sich besonders die Blutmonocyten, selbst wenn man nur angeschnittene Gefäßquerschnitte untersucht, vielfach weder einwandfrei von Lymphocyten noch einwandfrei von neutrophilen Granulocyten trennen lassen.

Demgegenüber gelingt dies im Blutausstrich sehr leicht und auch sicher. Schon hierbei sind „Übergangsformen" zwischen Monocyten und Lymphocyten bei einiger Übung kaum auffindbar. Nimmt man noch die zahlreichen cytochemischen Unterschiede hinzu, so wird die scharfe Trennung dieser beiden Zellgruppen vollends deutlich.

Auch das funktionelle Verhalten von Lymphocyten und Monocyten zeigt fundamentale Unterschiede. Während der Monocyt eine phagocytosebereite, also zur *Antigenaufnahme* und *-verarbeitung* fähige Zellart ist, müssen wir nach den Forschungsergebnissen der letzten Jahre die Hauptfunktion des Lymphocyten in Zusammenhang mit der *Antikörperbildung* sehen. Denn es gelingt in der Gewebekultur, Lymphocyten von sensibilisierten Individuen unter dem Einfluß des entsprechenden Antigens in große, stark basophile, γ-Globulin-produzierende Zellen umzuwandeln (Literatur s. bei Trowell, 1965). Welchen intravitalen Vorgängen diese Beobachtungen im einzelnen entsprechen, kann freilich bisher noch nicht völlig sicher gesagt werden, daß aber der Lymphocyt auf der antikörperbildenden Seite des allgemeinen Abwehrsystemes steht, daran ist wohl nicht mehr zu zweifeln. Insgesamt halten wir es auf Grund der morphologischen, cytochemischen und funktionellen Untersuchungen für bewiesen, daß der Monocyt mit dem Lymphocyten nichts zu tun hat und daß keinerlei genetische Beziehungen zwischen diesen beiden Zellformen bestehen.

V. Schlußfolgerungen

Wir kommen auf Grund unserer Untersuchungsergebnisse zu folgender Vorstellung vom Ablauf der Monocytopoiese (Abb. 20). Ausgangszelle ist der Promyelocyt, der sich durch eine starke Aktivität von Peroxydase und Naphthol-AS-D-Chloracetat-Esterase und nur eine geringe Aktivität von unspezifischer Esterase auszeichnet. Unter weitgehendem Schwund der Peroxydase- und Naphthol-AS-D-Chloracetat-Esterase-Aktivität und gleichzeitiger kontinuierlicher Zunahme der unspezifischen Esterase-Aktivität entsteht der reife Blutmonocyt. Dabei werden Zwischenstufen durchlaufen, die sowohl Peroxydase und Naphthol-AS-D-Chloracetat-Esterase als auch unspezifische Esterase nachweisen lassen. Diese Zwischenstufen sind mitosefähig. Über die Anzahl der im Laufe dieser Entwicklung erfolgenden Mitosen lassen unsere Untersuchungen keine Aussage zu, so daß verschiedene Möglichkeiten denkbar sind, entsprechend den in Abb. 20 durch die Buchstaben A—D gekennzeichneten Wegen.

Diese Befunde stellen außer Zweifel, daß die positive Peroxydasereaktion der Blutmonocyten ein Zeichen ihrer myeloischen Herkunft ist. Treten im Blut vermehrt und stärker peroxydase-positive Monocyten auf, so ist dies als Hinweis auf ihre verstärkte Bildung und ihren vermehrten Verbrauch, also auf ihren erhöhten Umsatz zu deuten (Linksverschiebung). Auch die gelegentlich in den Blutmonocyten anzutreffende geringe Naphthol-AS-D-Chloracetat-Esterase-Aktivität ist ein Relikt ihrer Herkunft vom Promyelocyten.

Die Abkunft der Blutmonocyten vom Promyelocyten erklärt die von zahlreichen Autoren beklagte Schwierigkeit bei der cytologischen Abgrenzung beider Zellarten. Da während der Entwicklung des Monocyten Übergangsstadien durchlaufen werden, die schon fermentcytochemisch Ähnlichkeiten zu den Promyelocyten zeigen, sind größte Ähnlichkeiten auch hinsichtlich der Cytologie zu erwarten. Die Diagnose eines Promonocyten ist daher an den Nachweis der entsprechenden fermentcytochemischen Kriterien gebunden; im Pappenheim-Präparat kann diese Zellart nicht in jedem Falle erkannt werden.

Die Entwicklung des Monocyten aus Promyelocyten zeigt, daß es einen dem Myeloblasten analogen Monoblasten, aus dem sich in direkter Linie Promonocyten bilden, nicht gibt. Der Begriff des Monoblasten muß daher

6*

aufgegeben werden. Die Untersuchungsergebnisse bestätigen die vor allem von NAEGELI verfochtene Konzeption, wonach der Monocyt eine myeloische

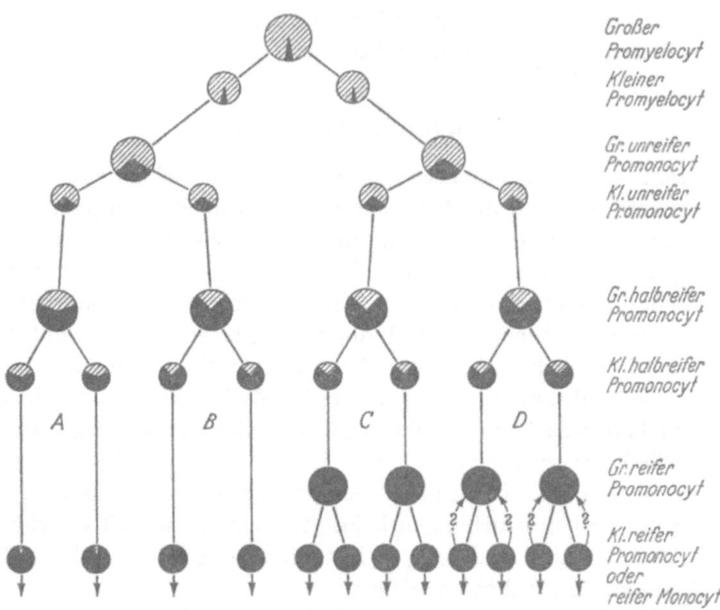

Abb. 20. Schematische Darstellung der Monocytenentwicklung aus Promyelocyten. Gestrichelte Felder = Aktivitätsstärke der Naphthol-AS-D-Chloracetat-Esterase bzw. der Peroxydase. Schwarze Felder = Aktivitätsstärke der unspezifischen Esterase. Aus einem großen (prämitotischen, tetraploiden) Promyelocyten mit starker Naphthol-AS-D-Chloracetat-Esterase- bzw. Peroxydase-Aktivität und schwacher unspezifischer Esterase-Aktivität gehen durch Mitose zwei gleichartig beschaffene kleine (diploide) Promyelocyten hervor. Diese reifen während der folgenden Interphase, wobei sich die Aktivität der unspezifischen Esterase verstärkt und die Peroxydase- bzw. Naphthol-AS-D-Chloracetat-Esterase-Aktivität gleichzeitig abnimmt. Dabei wachsen die Zellen zu großen (prämitotischen, tetraploiden) unreifen Promonocyten heran. Nach der Mitose sind wieder zwei völlig gleichartige Zellen entstanden: Kleine (diploide), unreife Promonocyten usw. Bei der endgültigen Ausreifung bis zur ausschwemmungsfähigen Zelle sind mindestens 4 verschiedene Wege denkbar: Kleine halbreife Promonocyten werden ohne weitere Mitose direkt zu reifen Monocyten mit noch geringer (*A*) oder gänzlich fehlender (*B*) Peroxydase- bzw. Naphthol-AS-D-Chloracetat-Esterase-Aktivität, oder sie werden zu großen, reifen Promonocyten unter völligem Verlust von Peroxydase bzw. Naphthol-AS-D-Chloracetat-Esterase, aus denen mitotisch (*C*) zwei reife Monocyten entstehen, die sich unter Umständen (*D*) ein zweites Mal teilen. Die im Schema aufgeführte Anzahl von Teilungsschritten bzw. Generationen ist rein hypothetisch

Zelle ist und zusammen mit den neutrophilen, eosinophilen und basophilen Granulocyten den Lymphocyten gegenübersteht.

Dagegen ist die Abstammung der Monocyten aus dem RES abzulehnen. Das reticulo-endotheliale System stellt eine Zusammenfassung von verschiedenartigen Zellen dar, deren gemeinsame, sie verbindende Eigenschaft die besonders stark ausgeprägte Fähigkeit zur Phagocytose und zur Speicherung von Vitalfarbstoffen ist. Zu diesem System werden nach Aschoff die Gefäßendothelien, die Fibrocyten, die Reticulumzellen, die Sinusendothelien von Milz und Lymphknoten, die Kupfferschen Sternzellen, die Capillarendothelien von Knochenmark, Nebenniere und Hypophyse, die Histiocyten und die „farbstoffspeichernden Monocyten" gerechnet.

Durch genaue morphologische und cytochemische Untersuchungen wird deutlich, daß diese einzelnen Zellgruppen unter sich verschieden sind. Das ist bereits von Aschoff selbst unmißverständlich herausgestellt worden. Es ist nicht vorstellbar, daß eine einheitliche Zellrasse wie der Blutmonocyt aus einer solchen Gruppe ganz verschiedener Zellarten hervorgehen sollte.

Bei einem Vergleich der einzelnen Zellarten des RES mit dem normalen Blutmonocyten zeigt sich überdies, daß keine dem Blutmonocyten entspricht und daß eine Umwandlung solcher Zellen in normale Blutmonocyten teils nicht beweisbar, teils auch widerlegbar ist. Dies gilt auch für sog. undifferenzierte Mesenchymzellen und die so unscharf umrissene Gruppe der Histiocyten.

Aus diesen Tatsachen geht hervor, daß der Blutmonocyt *genetisch* keine RES-Zelle darstellt, wie überhaupt der Gebrauch des Terminus RES zur Umschreibung einer in ihrer zellbildenden Potenz einheitlichen Zellgruppe auf das Schärfste abgelehnt werden muß. Da der Blutmonocyt grundsätzlich zur Phagocytose befähigt ist, kann nichts dagegen eingewendet werden, wenn er *funktionell* dem RES im weiteren Sinne zugerechnet wird. *Genetisch* ist er aber eine vom Promyelocyten abstammende myeloische Zelle.

Eine Herleitung der Blutmonocyten aus Lymphocyten verbietet sich auf Grund der zahlreichen morphologischen und cytochemischen Unterschiede, vor allem aber im Hinblick auf die fundamental verschiedene Funktion beider Zelltypen.

D. Funktion und prospektive Potenz des Blutmonocyten

Der viel zitierte Ausspruch Pappenheims, nach dem der Blutmonocyt als bête noire der Hämatologie anzusehen sei, ist auf seine unklare Herkunft gerichtet. Er kennzeichnet aber in ähnlich zutreffender Weise unser Wissen um die Funktion des Blutmonocyten, wie es bisher in die hämatologischen Lehr- und Handbücher Eingang gefunden hat. Im allgemeinen beschränken sich die entsprechenden Ausführungen auf den Hinweis, daß Monocyten und Makrophagen nahe verwandt seien und daß die Blutmonocyten einen kleinen Teil des Makrophagensystems repräsentieren.

Auch in den meisten zusammenfassenden Darstellungen der pathologischen Anatomie sind die Monocyten wenig beachtet worden. Zwar werden sie als eine an den entzündlichen Reaktionen beteiligte Zellart beschrieben und ihre Emigrationsfähigkeit wird bedacht, ganz in den Vordergrund rücken hier aber die sog. ortsständigen Elemente: Gewebsmakrophagen, Histiocyten, ruhende Wanderzellen, pluripotente Fibroblasten, undifferenzierte Mesenchymzellen und wie sonst man diese Zellen zu bezeichnen pflegt, wodurch allzuoft mit *Worten* statt mit *Begriffen* operiert wird.

Insbesondere im letzten Jahrzehnt sind aber mit modernen Methoden viele Einzelbefunde erhoben worden, die es mehr als wahrscheinlich machen, daß dem Blutmonocyten eine zentrale Stellung im System der cellulären Abwehr zukommt. Ferner bestehen Anhaltspunkte für das Vorhandensein erheblicher prospektiver Potenzen dieser Zellart. Deshalb schien es uns lohnend, den gesamten Fragenkomplex an Hand der Literatur zu überprüfen und unser bisheriges Wissen durch einige eigene Untersuchungen zu ergänzen.

I. Literatur

1. Zur Funktion des Monocyten unter physiologischen Bedingungen

Sehr wenig ist über die Funktion des Blutmonocyten *unter physiologischen Bedingungen* bekannt, und in der gesamten Literatur finden sich kaum Überlegungen zu diesem Problem.

Im Gegensatz dazu sind unsere Vorstellungen für die Neutrophilen recht klar und auch gut unterbaut. So wissen wir, daß der gesamte Neutrophilenbestand des Blutes in weniger als einem Tag einmal erneuert wird. Dabei gehen die Neutrophilen zu einem großen Teil durch Schleimhautdiapedese verloren (z. B. FLIEDNER, CRONKITE und ROBERTSON, 1964), wie man ja auch regelmäßig segmentierte Granulocyten in den Schleimhäuten antrifft (TEIR, 1966; TEIR und RYTÖMAA, 1966). Ihre Funktion besteht ganz offensichtlich darin, eindringenden Erregern schon auf dem Wege in den Organismus entgegenzutreten und sie unschädlich zu machen. Diese äußerst wichtige und zur Erhaltung des Lebens unabdingbar notwendige Funktion geht im übrigen eindrucksvoll aus den deletären Folgen eines plötzlichen Verlustes des gesamten Neutrophilenbestandes hervor, wie wir ihn z. B. bei der Agranulocytose (SCHULTZ, 1922) kennen.

Eine ganz ähnliche „Normalfunktion" muß unseres Erachtens auch für den Blutmonocyten angenommen werden. Auch diese Zellart verläßt dauernd die Blutbahn und wird dauernd nachgebildet. FLIEDNER, CRONKITE und BOND, 1962, errechneten aus autoradiographischen Befunden eine Umsatzzeit von etwa 5,9 Tagen für den gesamten Blutmonocytenbestand. Damit ist wie für die Neutrophilen auch für die Monocyten das Blut nicht als Erfolgsorgan, sondern als Transportorgan anzusehen, und es erhebt sich die Frage nach dem Verbleib der Monocyten und nach ihrem Wirkungsort oder nach ihren Wirkungsorten. Wir können zu diesem Punkte allenfalls Spekulationen anstellen, weil bisher noch keine Untersuchungen vorliegen, die sich mit diesem Problem beschäftigen. Auf jeden Fall ist festzuhalten, daß auch die Monocyten eine physiologische Funktion haben *müssen*, und die Überlegungen sollten deshalb in Zukunft nicht allein auf die Rolle des Blutmonocyten bei entzündlich-reaktiven Vorgängen gerichtet bleiben.

2. Zur Funktion des Monocyten unter nichtphysiologischen Bedingungen

Bisher beschränkt sich fast die gesamte Literatur auf das Verhalten der Monocyten bei pathologischen Zuständen. Die Veröffentlichungen auf diesem Gebiet lassen sich in 3 Gruppen aufteilen, die sich allerdings häufig überschneiden. So finden sich 1. Publikationen, die vor allem das quantitative Verhalten der Blutmonocyten betreffen, 2. solche, die der Herkunft des Entzündungsmakrophagen einschließlich der Epitheloidzellen, der Langhansschen Riesenzellen und gewisser spezieller Makrophagen (Alveolarphagocyten, Fettkörnchenzellen und Kupffersche Sternzellen) nachgehen, wobei einer hypothetischen Rolle der Blutmonocyten in ganz unterschiedlicher Weise Rechnung getragen ist, und schließlich 3. Arbeiten, die außer der Beziehung zwischen Blutmonocyten und Entzündungsmakrophagen noch die Möglichkeit anderer funktioneller und prospektiver Potenzen des Blutmonocyten berühren.

a) Die Blutmonocytose

Eine große Anzahl von Infektionskrankheiten geht mit hohen peripheren Monocytosen einher. Wir möchten uns die Aufzählung aller dieser Erkrankungen ersparen, sie ist in jeder größeren internistischen oder hämatologischen Abhandlung aufzufinden.

Einige Erkrankungen, die durch eine starke Granulombildung gekennzeichnet sind, sollen jedoch im einzelnen erwähnt werden. Hier wäre zunächst die Lues zu nennen, bei der während des I. und II. Stadiums regelmäßig eine Monocytose auftritt (MERCER, 1931; ROSAHN und PEARCE, 1934 u. a.). Auch beim Boeckschen Sarkoid sind Monocytosen beschrieben worden (z. B. WARFVINGE, 1943; HEILMEYER, WURM und REINDELL, 1955). Ausgedehnte Untersuchungen im Tierexperiment und am Menschen wurden vor allem bei der Tuberkulose durchgeführt (CUNNINGHAM, SABIN, SUGIYAMA und KINDWALD, 1925; FLINN, 1927; MORRISS und TAN, 1927;

Medlar, 1929; Smith, 1931; Sabin, 1932; Warfvinge, 1943; Frerichs, 1944 u. v. a.). In völliger Übereinstimmung kamen alle Autoren zu dem Schluß, daß insbesondere in der aktiven Phase des Geschehens regelmäßig eine Monocytose zu beobachten ist, deren Ausprägung nicht selten die Schwere der Erkrankung widerspiegelt.

Solche Befunde weisen klar auf die Bedeutung der Blutmonocyten für die zugrunde liegenden Prozesse hin. Es muß aber darauf aufmerksam gemacht werden, daß normale Monocytenwerte nicht ohne weiteres als Zeichen einer fehlenden Beteiligung der Monocyten am Krankheitsgeschehen gedeutet werden dürfen. So konnten z. B. Fliedner, Cronkite und Bond, 1962, bei einem Patienten mit klinisch sicherem Infekt *ohne* Monocytose (Absolutzahl!) einen gegenüber der Norm ganz erheblich gesteigerten Monocytenumsatz nachweisen. Eine vermehrte Monocytenbildung und -ausschwemmung kann also durch eine entsprechend vermehrte Abwanderung der Monocyten an ihren Wirkungsort völlig ausgeglichen werden, so daß ein normaler Monocytengehalt des Blutes resultiert.

Aber nicht nur bei Infektionskrankheiten treten Monocytosen auf, sondern auch bei neoplastischen Erkrankungen (Naegeli, 1931; Wuhrmann und Märki, 1959) und im Rahmen der verschiedensten unspezifischen entzündlichen Reaktionen, wie z. B. bei Pneumonien (Hickling, 1927) oder nach Operationen. Schilling, 1943, hat auf die häufige Beteiligung der Blutmonocyten an Hand seiner „biologischen Leukocytenkurve" immer wieder hingewiesen. Danach sollen die reaktiven Blutbildveränderungen in gesetzmäßiger Weise ablaufen, wobei — jeweils im Abstand von mehreren Tagen — zuerst eine neutrophile Leukocytose, sodann eine Monocytose und schließlich eine Lymphocytose zu beobachten sei. Besonderen Wert hat Schilling darauf gelegt, diese drei Phasen streng voneinander zu trennen. Er nannte sie „neutrophile Kampfphase", „monocytäre Überwindungsphase" und „lymphocytäre Heilphase". Vor allem betonte er dabei das angeblich voneinander unabhängige Verhalten der Monocyten und Neutrophilen, eines seiner Hauptargumente zugunsten des Trialismus.

Die Lehre von der „biologischen Leukocytenkurve" ist ein fester Bestandteil fast aller deutschsprachiger Lehrbücher der inneren Medizin geworden. Schon Frehse, 1922; Naegeli, 1931; Strasser, 1934 und andere haben aber im Gegensatz zu Schilling nachgewiesen, daß Neutrophile und Monocyten zumeist zusammen reagieren. Selbst bei den durch Nahrungsaufnahme bedingten Veränderungen des weißen Blutbildes ist die enge Bindung von Monocyten- und Neutrophilenreaktion offenkundig: Wacholder, Beckmann und Walter, 1949, fanden $2^1/_2$—4 Std nach Nahrungsaufnahme einen signifikanten Anstieg sowohl der Neutrophilen als auch der Monocyten. Weiter ist an der Konzeption Schillings zu bemängeln, daß er die „biologische Leukocytenkurve" aus Relativwerten des Differentialblutbildes ableitete. Relativwerte können bekanntlich ein völlig falsches Bild von den tatsächlichen Verhältnissen geben, und es ist leicht einzusehen, daß bei einer Leukocytose von 20000 der „Normalwert" von 7% Monocyten einer erheblichen Monocytenvermehrung auf 1400/mm³ entspricht.

CHARTON, 1966, ist in einer breit angelegten Studie dem Verhalten der einzelnen Blutzellarten bei der unspezifischen Entzündung nachgegangen. Er untersuchte den Einfluß von Herniotomien und Sympathektomien auf das periphere Blutbild. Dabei kam er zu dem Ergebnis, daß bereits nach sehr kurzer Zeit ein steiler Anstieg der Neutrophilen zu verzeichnen ist, dem wenig später eine hochgradige Vermehrung der Monocyten auf das 2 bis 3fache des Ausgangswertes folgt. Die neutrophile Leukocytose und die Monocytose sind nach den Untersuchungen CHARTONs zeitlich so gering voneinander unterschieden, daß eine klare Trennung in neutrophile Kampfphase und monocytäre Überwindungsphase nicht möglich ist. Das geht im übrigen sogar aus dem Beispiel hervor, welches SCHILLING selbst in seinem 1943 erschienenen Lehrbuch abbildet: Hier zeigt das Differentialblutbild eines septischen Prozesses am 3., 4. und 5. Untersuchungstage die höchsten Monocytenwerte und zur gleichen Zeit auch die höchsten Neutrophilenwerte. Insgesamt muß also die Konzeption der biologischen Leukocytenkurve von SCHILLING abgelehnt werden. Es ist vielmehr festzustellen, daß die Monocyten und die Neutrophilen fast gleichzeitig reagieren, wobei die Monocytose gegenüber der Neutrophilie um wenige Stunden verschoben sein kann.

Auf welchem Wege eine Monocytose zustande kommt, ist noch nicht sicher bekannt. KOMIYA u. Mitarb., 1961, konnten aus dem Serum von Kaninchen, bei denen sie durch intravenöse Carmininjektion eine Monocytose hervorgerufen hatten, eine glykopeptidartige Substanz gewinnen, welche bei normalen Kaninchen eine Monocytose bewirkte. Mehrmalige Injektionen verursachten einen Monocytenanstieg auf das 8—9fache des Ausgangswertes. Obwohl Kaninchen mit ausgeschaltetem Ganglion coeliacum und durchtrenntem Nebennierenast des N. splanchnicus minor keine Monocytose nach Carmininjektion entwickelten, trat bei solchen Tieren eine Blutmonocytose auf, wenn ihnen die als Monopoetin bezeichnete Substanz gegeben wurde. KOMIYA u. Mitarb. schließen daraus, daß die Bildung von Monopoetin vom vegetativen Nervensystem abhängig ist. Es fragt sich allerdings, ob das „Monopoetin" eine vermehrte Monocyten*ausschwemmung* in Gang setzt oder ob tatsächlich eine vermehrte Monocyten*bildung* angeregt wird. Für die zweite Möglichkeit spricht der gleichzeitig steigende Monocyten- und Promyelocytengehalt des Knochenmarkes, den KOMIYA u. Mitarb. unter dem Einfluß des Monopoetins fanden, zumal beide Zellarten nach unseren Untersuchungen in direktem genetischen Zusammenhang stehen.

b) *Die monocytogene Makrophagenentstehung in vivo*

Aus dem Verhalten der Monocyten im peripheren Blut geht zweifelsfrei hervor, daß sie an vielerlei entzündlichen Prozessen beteiligt sind. Ein Hauptaspekt ihrer Funktion, nämlich die Fähigkeit zur Phagocytose und zur Aufnahme von Vital- und Supravitalfarbstoffen, ist seit langer Zeit bekannt. Und so wäre eigentlich in der Literatur eine Fülle von Studien zu erwarten, die der Beziehung zwischen Monocyten und Entzündungsmakrophagen nachgeht. Aber das Gegenteil ist der Fall.

Bald nachdem Metchnikoff, 1892, die funktionelle Bedeutung der Makrophagen herausgestellt hatte, wurden zwar viele Untersuchungen über diese Zellen ausgeführt, meist stand aber nicht das Verhalten des Blutmonocyten und sein Schicksal im Mittelpunkt der Fragestellung, sondern das Interesse galt den Makrophagen und ihrer Herkunft. Der Blutmonocyt wurde dabei oft gar nicht oder nur ganz am Rande in die Betrachtungen einbezogen.

Als erste wären hier die zahlreichen Studien von Marchand, 1889—1924, und seiner Schule zu nennen, welche einen nachhaltigen Eindruck bis in die heutige Zeit hinterlassen haben. Marchand, 1889, beobachtete ebenso wie seine Schüler Bardenheuer, 1891, und v. Buengner, 1896, eindeutig die intravasale Ansammlung von Monocyten (Zellen mit „größerem, entweder einfachem rundem oder biscuitförmig eingeschnürtem oder auch doppeltem Kern, welcher heller gefärbt ist und mehr die Beschaffenheit von sog. bläschenförmigen Kernen besitzt", Marchand, 1889; Zellen, die „einfache, große, heller gefärbte und zugleich mehr bläschenförmige Kerne" besaßen, v. Buengner, 1896). Aber Marchand interpretierte diesen Befund nicht als beginnende Leukocyten-Emigration. 1898 nannte er diese Zellen „großkernige leukocytoide Zellen" zum Unterschied von den „polynucleären Leukocyten", und nahm an, daß sie nicht aus dem Lumen in die Gefäßwand, sondern von dort in das Lumen wandern. Er fand nämlich vor allem eine ausgedehnte Ansammlung von Zellen in der stark verbreiterten Gefäßwand, die er als Wucherung von Adventitialzellen deutete, welche er den „großkernigen leukocytoiden Zellen" gleichsetzte.

Demgegenüber behauptete Maximow, 1902—1929, daß die Makrophagen der akuten Entzündung ganz überwiegend aus dem Blutstrome stammen. Er leitete die Makrophagen von den Polyblasten ab, die er wiederum als Funktionsstadien der Lymphocyten ansah. Die Hypothese der lymphocytogenen Makrophagengenese wurde auch von Helly, 1905; Fischer, 1909; Tschaschin, 1913; Wjereszinsky, 1924; Bloom, 1928a und anderen vertreten und hat vor allem im angloamerikanischen Schrifttum zahlreiche Anhänger gefunden, und zwar bis in unsere Zeit.

Dabei wird aber von vielen ein ganz wesentlicher Punkt der Maximowschen Konzeption übersehen. Es ist nämlich *falsch*, wenn behauptet wird,

Maximow habe unter den mononucleären Blutzellen den Lymphocyten *allein* als pluripotent und zur Makrophagenbildung befähigt angesehen. Maximow faßte den Begriff des Lymphocyten viel weiter als wir dies heute tun. So hielt er den Blutmonocyten ebenfalls für einen Lymphocyten bzw. ein Funktionsstadium des Lymphocyten, nämlich für den schon physiologischerweise im Blute vorkommenden „Polyblasten". Zwei Zitate mögen dies unterstreichen. So schrieb er 1902: „Sie (die ‚Polyblasten') stellen einkernige, noch kleine, sich intensiv bewegende Elemente vor, und die kleinsten von ihnen entsprechen morphologisch in jeder Beziehung den Lymphocyten, *resp. den eigentlichen mononucleären Leukocyten* des Blutes, was dasselbe ist, denn die letzteren stellen bloß einen weiteren Entwicklungszustand der ersteren dar." Und in seiner 1907 erschienenen Arbeit heißt es: „. . . die jungen Polyblasten sind fast sämtlich hämatogenen Ursprunges — es sind ausgewanderte *einkernige Leukocyten* und Lymphocyten."

Man muß also, um exakt zu bleiben, bei der Berücksichtigung und Interpretation der Maximowschen Arbeiten an Stelle des von ihm verwendeten Terminus „Lymphocyten" die ganze Gruppe der mononucleären Blutzellen setzen, also die Lymphocyten *und* Monocyten unserer heutigen Nomenklatur. Damit ist aber offenbar geworden, daß Maximow nicht in *dem* strengen Sinne die ausschließliche Herkunft der Makrophagen von kleinen Lymphocyten vertreten hat wie es ihm heute von vielen Seiten unterschoben wird. Schließlich hat er in seiner letzten Arbeit, 1929, auch ganz eindeutig gesagt, daß die Polyblasten „unzählige emigrierte Lymphocyten *und Monocyten*" darstellen, allerdings räumt er für einen kleineren Teil der Polyblasten und Makrophagen auch eine histiogene Entstehung ein.

Herzog, 1914, 1916, 1920/21, 1922, 1923, Oeller, 1923, 1924a, b, und Siegmund, 1923, 1925, sprachen sich wiederum ganz zugunsten der örtlichen Entstehung der Entzündungsmakrophagen aus, ja sie behaupteten sogar, daß selbst die verschiedenen Leukocytenarten Abkömmlinge von undifferenzierten mesenchymalen Gefäßwandzellen seien. Als solche wurden teils die Gefäßendothelien, teils die Adventitialzellen angesehen. Auch Ernst, 1926, maß den Adventitialzellen die Hauptrolle bei der entzündlichen Makrophagenentstehung zu. Die Blutmonocyten werden als potentielle Makrophagen in allen diesen Arbeiten nicht ernsthaft in Betracht gezogen.

Nicht wenige Anhänger fand für kurze Zeit die Hypothese v. Möllendorffs, 1927, 1928, wonach sämtliche Exsudatzellen, also auch die Makrophagen, binnen weniger Minuten nach der Reizapplikation aus den Fibroblasten des lockeren Bindegewebes hervorgehen sollten. Gegen diese Ansicht haben sich vor allem Fischer-Wasels, 1928a, b, 1929, und seine Schüler (Büngeler, 1927b, 1928b; Chassel, 1928; Fuchs, 1928; Tannenberg, 1925, 1929) mit mehreren sehr heftigen Angriffen gewandt. Sie konnten zeigen, daß der Hypothese v. Möllendorffs grobe Fehler und Fehldeutungen zugrunde lagen. Auch Maximow, 1929, lehnte die Ansicht v. Möllendorffs ganz entschieden und begründet ab.

In den folgenden Jahren wechselten die Anschauungen in bunter Folge. Clark und Clark, 1928, färbten die Monocyten von Amphibienlarven intravital mit Carmin, setzten dann einen Entzündungsreiz durch Injektion von Fettstoffen und konnten dabei die Emigration der angefärbten Monocyten beobachten. Diese näherten sich den Fettpartikeln, nahmen sie auf und verdauten sie. Außerdem phagocytierten sie Zellreste und anderen Detritus und blieben schließlich als pigmentbeladene Makrophagen im Gewebe liegen.

Karmally, 1929, fand in Rattenversuchen, daß die Monocytenzahl dieser Tiere ungewöhnlich hoch ist. Er konnte sie mit der Supravitaltechnik von den Lymphocyten abtrennen. Seine Entzündungsversuche führten ihn zu einer Ablehnung der von Maximow behaupteten lymphocytogenen Makrophagenentstehung. Vielmehr sah er zahlreiche Monocyten aus den Gefäßen abwandern. Über das Ausmaß der Monocytenbeteiligung im Verhältnis zur lokalen Makrophagenentstehung konnte er keine sicheren Angaben machen.

Zu ähnlichen Ergebnissen kam Seemann, 1930a, b, 1931. Er hielt die Makrophagen teils für ortsständige Elemente, teils aber für Monocyten und „Monocytoide". Die beiden letztgenannten Zellformen (des Rattenblutes!) unterschied er nur insofern, als die Monocyten im Supravitalpräparat Rosetten aufweisen, während die Monocytoiden das Neutralrot in diffuser Anordnung speichern. Grundsätzlich sah er aber in den Monocyten und Monocytoiden eine gleichartige Zellrasse. Genetische Beziehungen zwischen Monocyten und Monocytoiden einerseits und Lymphocyten andererseits stellte er dagegen ganz entschieden in Abrede und trennte beide Gruppen scharf voneinander ab. Im übrigen vertrat er die Auffassung, daß dieMonocytoiden und Monocyten in den ersten Phasen der Entzündung die Hauptlieferanten der Makrophagen seien, wohingegen die ortsständigen Elemente erst in den späteren Entzündungsstadien proliferieren.

Silberberg, 1930, hielt nun wieder die Entzündungsmakrophagen für umgewandelte Lymphocyten, denn er konnte sich nicht vorstellen, daß der verhältnismäßig geringe Prozentsatz von Blutmonocyten ausreicht, um so massive Makrophageninfiltrate hervorzubringen, wie man sie bei der akuten Entzündung beobachten kann. Dagegen kamen Clark und Clark, 1930, zu dem Schluß, daß sich die Lymphocyten nicht an der Emigration beteiligen und zu Makrophagen werden, wie auch Ebert, Sanders und Florey, 1940, mit der Ohrkammermethode am Kaninchen keine Lymphocytentransformationen sahen.

Hoff, 1935, stellte die celluläre Zusammensetzung von Capillarblut aus der nächsten Umgebung von eitrigen Entzündungen fest und fertigte außerdem Blutbilder von zuführenden und abführenden Gefäßen des Kaninchenohres an, an dem er vorher schwere eitrige Entzündungen gesetzt hatte. Aus den Ergebnissen schloß er auf eine aktive Beteiligung der Blutmonocyten an den entzündlichen Infiltrationen.

KOULOCH, 1939, behauptete auf Grund von cytologischen Untersuchungen an Häutchenpräparaten von Entzündungsherden beim Kaninchen, daß die Makrophagen sämtlich hämatogenen Ursprunges seien und sich durch eine sehr rasche Umwandlung emigrierter Lymphocyten bildeten. Ganz zu den gleichen Ergebnissen kam REBUCK mit seiner 1947 entwickelten „Hautfenstertechnik". Er veröffentlichte zusammen mit vielen Mitarbeitern eine sehr hohe Zahl von Publikationen (1947—1964), in denen er immer wieder die Bedeutung der Lymphocyten für die Makrophagenentstehung hervorhob. Da wir uns im experimentellen Teil ausführlich mit dieser Versuchstechnik befassen (s. S. 109), möchten wir sie hier nicht näher berücksichtigen. Immerhin hat die Rebucksche Ansicht, die im Grunde die Maximowsche Lehre wiederholt, zahlreiche Anhänger in der neueren Literatur gefunden, wie z. B. BRAUNSTEINER u. Mitarb., 1957—1963; mit gewissen Einschränkungen RIIS, 1959; ferner BOGGS, 1960; PERILLIE und FINCH, 1960; MLCZOCH und KOHOUT, 1962, 1965a, b; PAGE, CONDIE und GOOD, 1962; PAGE, 1964; RIDDLE und BARNHART, 1965, und andere.

MARSHAL, 1956, beobachtete, daß die Makrophagen der akuten Entzündung sich ähnlich den Reticulumzellen mit einer Spezialmethodik versilbern lassen, so daß sie eher als ausgewanderte Blutmonocyten, nicht aber als emigrierte Lymphocyten anzusehen sind.

Dagegen lehnen AKAZAKI u. Mitarb., 1956, sowie TANAKA, 1958, eine Beziehung zwischen Blutmonocyten und Makrophagen sowie die hämatogene Herkunft der letzteren strengstens ab. Sie begründen ihre Meinung mit erheblichen strukturellen Unterschieden, die sie bei vergleichender licht- und elektronenoptischer Untersuchung von Blutmonocyten und Makrophagen der Bauchhöhle sowie anderer Regionen finden konnten.

In neuester Zeit ist von GOODMAN, 1964a, b, nachgewiesen worden, daß die Peritonealmakrophagen hämatogenen Ursprunges sind und letztlich aus dem Knochenmark stammen. Er injizierte verschiedenste Zellaufschwemmungen in den Kreislauf von ganzkörperbestrahlten Mäusen, setzte dann Peritonitiden und brachte die auftretenden Makrophagen mit Anti-Spender-Serum zusammen. Es stellte sich — im Gegensatz zu Kontrollversuchen — ein starker cytotoxischer Effekt des Anti-Spender-Serums gegenüber den Makrophagen ein, so daß ihre Herkunft aus dem Blute des Empfängers bewiesen war.

Zu vollkommen übereinstimmenden Ergebnissen kam BALNER, 1963. Dieser Autor fand auf die gleiche Weise wie GOODMAN, daß alle Peritonealmakrophagen bestrahlter Mäusechimären vom Spendertyp waren, wenn er

6 Wochen nach der Injektion von allogenem Knochenmark untersuchte. Die Frage jedoch, welche Blutzellart die Peritonealmakrophagen repräsentieren, wird von beiden Autoren nicht beantwortet.

EHRICH, 1956, kommt auf Grund des Literaturstudiums und umfassender eigener Erfahrungen zu dem Schluß, daß in der akuten Phase der Entzündung die meisten Infiltratzellen — also auch die Makrophagen — aus dem Blutstrome stammen, daß aber auch eine örtliche Entstehung von Exsudatzellen angenommen werden müsse. COHN, 1965, vertritt in seiner Monographie die Ansicht, daß wohl die meisten Entzündungsmakrophagen den Blutmonocyten entstammen. Dagegen schreibt ZOLLINGER, 1962, wiederum, daß die Makrophagen in erster Linie von den Adventitialzellen gebildet würden.

Mehrere Untersucher konnten die Emigration von Blutmonocyten direkt beobachten, teils in Lebendversuchen, teils bei elektronenoptischen Studien. So gelang es EBERT und FLOREY, 1939, mit der Ohrkammermethode, die Auswanderung tuschemarkierter Blutmonocyten und ihre Umwandlung zu Makrophagen einwandfrei zu demonstrieren. Ferner stellten sie fest, daß sich einmal seßhaft gewordene monocytogene Makrophagen trotz eines Entzündungsreizes in ihrer nächsten Umgebung nicht wieder aus dem Gewebe lösen, sondern daß alle neu auftretenden Makrophagen wiederum aus dem Blutstrome stammen. Daher bezweifeln sie, daß sich die seßhaften Makrophagen überhaupt an der Entstehung des entzündlichen Infiltrates beteiligen können. Die lichtmikroskopisch beobachtete Monocytenemigration konnte später auch elektronenoptisch nachgewiesen werden (MARCHESI und FLOREY, 1960; FLOREY und GRANT, 1961; HURLEY und XEROS, 1961; MARCHESI, 1964; WELSCH und CAESAR, 1967).

Die Lebensdauer von Makrophagen ist offenbar beträchtlich. EBERT und FLOREY, 1939, konnten dieselben Makrophagen bis zu 75 Tage lebend in der Kaninchenohrkammer beobachten; CLIFF, 1966, verfolgte diese Zellen — ebenfalls in der Kaninchenohrkammer — sogar bis 136 Tage lang. Bemerkenswert ist auch die hohe Resistenz von Makrophagen gegenüber pH-Veränderungen (TUCKER, HILL und GIFFORD, 1963), Änderungen des osmotischen Druckes (DUBIN, 1950; DUBIN und YEN, 1950) und gegenüber unterschiedlichen Ernährungsbedingungen (HARRIS und BARCLAY, 1955). Diese hohe Vitalität zusammen mit der langen Lebensdauer von Makrophagen ist die Ursache für die Umwandlung von zunächst granulocytenreichen entzündlichen Infiltraten in fast nur noch aus Makrophagen bestehende Zellansammlungen, obwohl die makrophagenbildenden Monocyten langsamer und in geringerer Zahl emigrieren als die Neutrophilen (PAZ und SPECTOR, 1962; MARCHESI, 1964 u. a.).

Drei Makrophagenarten besonderer Lokalisation werden in der Literatur gewöhnlich streng voneinander getrennt — vor allem hinsichtlich ihrer

Genese —, nämlich die Alveolarmakrophagen der Lunge, die Fettkörnchenzellen des Gehirnes und die Kupfferschen Sternzellen der Leber. Die ganz überwiegende Mehrzahl der Forscher nimmt für diese Zellarten einen lokalen Ursprung an: Die Alveolarmakrophagen werden vorzugsweise als abgeschilferte Alveolarepithelien, die Fettkörnchenzellen als umgewandelte Gliazellen und die Kupfferschen Sternzellen als „spezielle Endothelien" der Leber betrachtet.

aa) Herkunft der Alveolarmakrophagen

Schon früher, besonders aber in den letzten Jahren, sind Stimmen laut geworden, die sich gegen die herkömmliche Meinung der lokalen Lungenmakrophagenentstehung wenden. So untersuchte M. R. Lewis, 1925b, Froschlungen am lebenden Tier und beobachtete bald nach der Injektion von Tusche in den dorsalen Lymphsack zuerst in den Lungengefäßen, dann auch in den Alveolen, tuschebeladene Zellen, wobei auch die Emigration der Zellen aus den Blutgefäßen in die Alveole hinein direkt verfolgt werden konnte. Dies ergab den Schluß, daß die Alveolarphagocyten hämatogener Herkunft seien. Foot, 1927, glaubte ebenfalls, daß Lungenmakrophagen aus mononucleären Blutzellen entstünden.

Ungar und Wilson, 1935, sowie Rasche und Ulmer, 1965, 1966, injizierten Meerschweinchen Peritonealmakrophagen in die Blutbahn, die sie vorher mit Tusche, Carmin oder Ultramarinblau markiert hatten. Da sie viele dieser Zellen in den Lungenalveolen wiederfanden, hielten sie die hämatogene Entstehung von Alveolarmakrophagen für sehr wahrscheinlich, wobei Ungar und Wilson den Blutmonocyten als verantwortliche Zelle ansahen. Auch Moore und Schoenberg, 1964, erwägen eine monocytogene Alveolarphagocytenentstehung.

Policard, Collet, Martin, Pregermain und Reuet, 1963, sahen elektronenoptisch erhebliche strukturelle Unterschiede zwischen Alveolarmakrophagen und Alveolarepithelien und lehnten deshalb eine genetische Beziehung zwischen beiden Zellarten als unwahrscheinlich ab. Sie glaubten vielmehr an eine Abkunft der Alveolarmakrophagen von lymphocytenähnlichen Zellen oder von Endothelien. Divertie und Brown, 1964, kamen zu ähnlichen Ergebnissen. Sie leiteten die Alveolarphagocyten jedoch von Bindegewebszellen der Lungensepten ab.

Das bisher experimentell am besten unterbaute Ergebnis zugunsten einer hämatogenen Alveolarphagocytenentstehung teilten kürzlich Pinkett, Cowdrey und Nowell, 1966, mit. Sie wiesen an Mäusechimären, deren Blutzellen größtenteils vom Spendertyp (T-6-Chromosom) waren, mit der Chromosomenanalyse nach, daß mindestens 60% der Alveolarphagocyten aus mononucleären Blutzellen entstehen.

bb) Herkunft der Fettkörnchenzellen

Bezüglich der Fettkörnchenzellen des Gehirnes haben schon DUNNING und FURTH, 1935, auf Grund lichtmikroskopischer Studien die Möglichkeit erwogen, daß diese Zellen wenigstens zum Teil aus Blutmonocyten entstehen könnten. SCHULTZ und PEASE, 1959, sowie RUSSELL, 1962, kamen mit elektronenoptischen Methoden zu ähnlichen Folgerungen, wobei SCHULTZ und PEASE die hämatogene Herkunft der Fettkörnchenzellen neben einer örtlichen Entstehung diskutierten, RUSSEL dagegen eine überwiegend monocytogene Abkunft für sicher hält. NELSON, BLINZINGER und HAGER, 1962, sahen bei bakterieller Meningitis Zellen auftreten, die feinstrukturell den Blutmonocyten entsprachen, wie sie von LOW und FREEMAN, 1958, beschrieben wurden.

KONIGSMARK und SIDMAN, 1963, injizierten Mäusen mehrmals H^3-Thymidin und setzten anschließend eine Hirnläsion. Der Vergleich der Markierungsindices von Blutleukocyten und den entstehenden Fettkörnchenzellen brachte den Schluß, daß mindestens $^2/_3$ der Gitterzellen aus dem Blutstrom stammen und nicht lokal entstehen. Die Herkunft des verbleibenden Drittels der Fettkörnchenzellen konnte nicht sicher geklärt werden, aber auch diese Zellen können nach den Autoren möglicherweise hämatogen entstehen. KOSUNEN, WAKSMAN und SAMUELSSON, 1963, kamen bei ihren autoradiographischen Studien an der experimentellen Rattenencephalitis ebenfalls zu dem Schluß, daß die „Histiocyten" der entzündlichen Infiltrate aus dem Blut einwandern. HUNTINGTON und TERRY, 1966, folgerten aus autoradiographischen Studien an Hirnläsionen, daß die Fettkörnchenzellen Blutzellen seien, wahrscheinlich emigrierte Blutmonocyten.

cc) Herkunft der Kupfferschen Sternzellen

Was die Kupfferschen Sternzellen angeht, so vertreten auch hier mehrere Autoren einen von der allgemeinen Anschauung abweichenden Standpunkt über die Herkunft dieser Elemente.

HAAN und HOEKSTRA, 1928, erzeugten mit Ringerlösung und Milch bei Meerschweinchen, Ratten und Mäusen makrophagenreiche Peritonealexsudate. Durch Zusatz von Trypanblau markierten sie die mononucleären Phagocyten und injizierten diese Zellen unbehandelten Tieren in die Vena portae. 1—3 Tage später suchten sie histologisch nach dem Verbleib der markierten Makrophagen. Während Lunge und Milz fast keine farbstoffhaltigen Zellen aufwiesen, war die Leber — bevorzugt in den periportalen Regionen — reich an solchen Elementen. Sie lagen der Sinusoidwandung wie Kupffersche Sternzellen an und waren von diesen nur durch den Farbstoffgehalt unterscheidbar. Nirgends fanden sich phagocytierte, trypanblauhaltige Makrophagen in den präexistenten Kupfferschen Zellen. Die Autoren

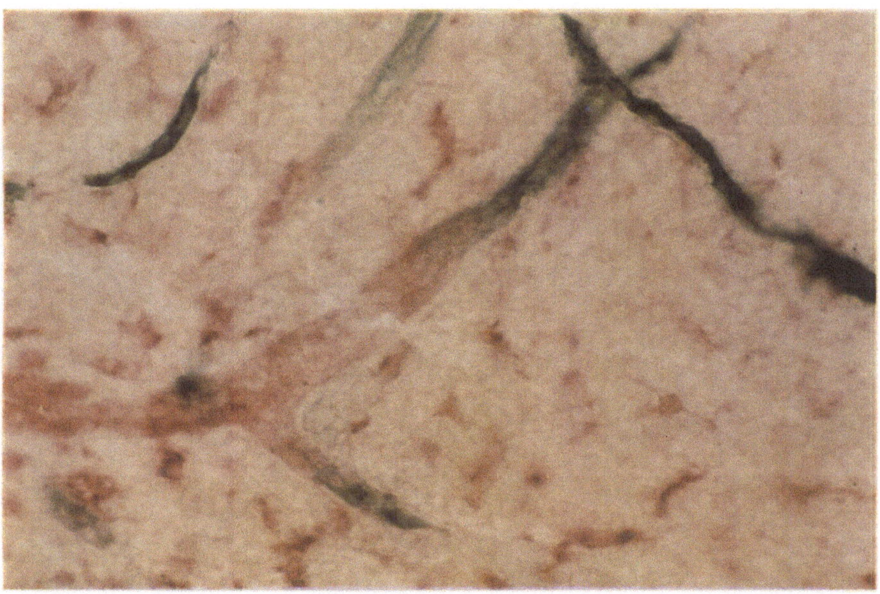

Abb. 19. Lymphknotenschnitt beim kombinierten Nachweis der α-Naphthylacetat-Esterase und der alkalischen Phosphatase. Man sieht an drei Stellen den
direkten Übergang von phosphatase-positiven (schwärzlich) arteriellen
Capillarschenkeln in esterase-positive (braunrot) Venolen. 325 mal

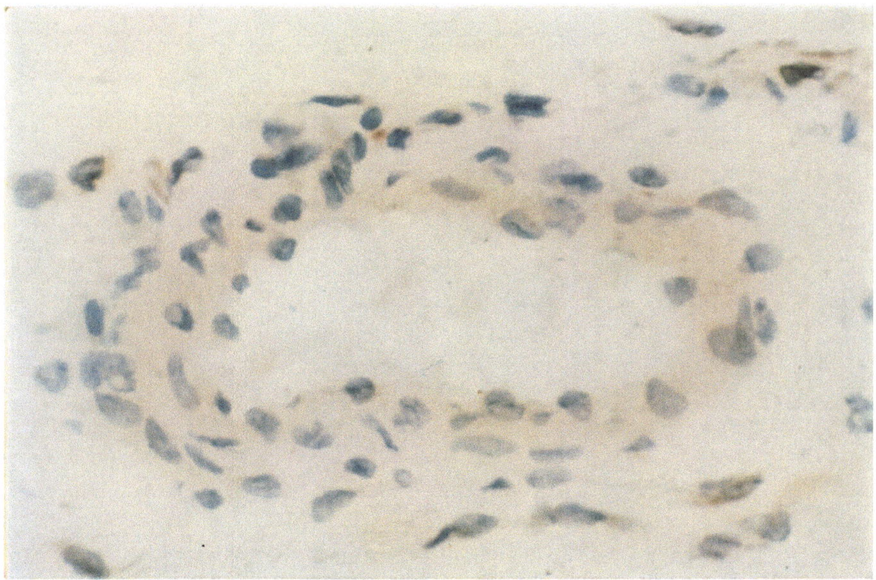

Abb. 31. Nachweis der α-Naphthylacetat-Esterase. Quergetroffene subepidermale
Venole nach 15 min Entzündungsdauer. Endothelien negativ. In der Adventitia nur
wenige schwach positive Zellen (braunrot) 520 mal

ziehen den Schluß, daß Makrophagen extrahepatischer Herkunft als Kupffersche Zellen in der Leber seßhaft werden können.

Ganz ähnliche Resultate erzielten HAMAZAKI und WATANABE, 1930. Sie brachten lithiumkarminmarkierte Bauchhöhlenmakrophagen in die Ohrvene oder das linke Herz unbehandelter Kaninchen und fanden die Zellen als Kupffersche Sternzellen in der Leber wieder. Gaben die Autoren zerstörte, lithiumkarminhaltige Makrophagen, so wurde dieses Resultat nicht erhalten. HAMAZAKI und WATANABE glaubten daher, daß sich die Sternzellen keineswegs sicher in loco entwickeln, sondern daß sie durchaus angesiedelte „Bluthistiocyten" sein könnten.

EASTON, 1952, 1955, injizierte Mäusen Thorotrast intravenös, welches nach 24 Std vollständig aus der Zirkulation entfernt war und zu 60% in der Leber, zu 15% in der Milz, zu 3% in der Lunge und zu 20% im Knochenmark abgelagert war. In den folgenden 7 Tagen verminderte sich der Gesamtgehalt des Organismus um etwa 30%, danach nur noch äußerst langsam. Der prozentuale Organgehalt verschob sich aber gegenüber den Anfangswerten: Er vermehrte sich in der Leber und der Lunge, in Milz und Knochenmark nahm er ab. Am 5. bis 7. Tag verschwanden die zunächst gleichmäßig verteilten thorotrasthaltigen Kupfferschen Sternzellen aus der Läppchenperipherie und konzentrierten sich läppchenzentral. Wenig später erschienen thorotrasthaltige Makrophagen in der periportalen Läppchenregion und breiteten sich schnell im gesamten Läppchen aus, so daß wieder eine gleichmäßige Verteilung der Kupfferschen Sternzellen bestand. Zur Zeit der zentrolobulären Anhäufung Kupfferscher Sternzellen waren gleichartige Zellen in der Lunge nachweisbar: zuerst in den Gefäßen, dann auch in den Alveolen, schließlich sogar in den Bronchien. Daraus schloß EASTON, daß die Kupfferschen Sternzellen außerhalb der Leber entstehen, diese durchwandern und dann über die Lunge ausgeschieden werden.

Um diese Auffassung weiter zu stützen, wurde bei Mäusen eine partielle Hepatektomie durchgeführt. Nach 24 Std waren bereits Regenerate vorhanden. Hatten die Tiere 24 Std vor der Operation Thorotrast erhalten, so wiesen die normalen Leberanteile 24 Std nach der Operation thorotrasthaltige Kupffersche Sternzellen in gleichmäßiger Verteilung auf. Die frischen Regenerate enthielten sehr viel weniger Kupffersche Zellen. Nach 3—4 Tagen waren in den normalen Lappen wieder die zentrolobulären Sternzellanhäufungen zu sehen, nicht aber in den Regeneraten. Hingegen zeigten sowohl die Regenerate als auch die normalen Läppchen die sich anschließende periportale Konzentration von Kupfferschen Sternzellen. Diese Experimente bestätigten die Auffassung von EASTON, wonach die Kupfferschen Sternzellen keine lebereigenen Zellen sind, sondern aus anderen Regionen des Organismus stammen und sich offenbar nur passager in der Leber aufhalten.

7 Leder, Blutmonocyt

SCHMIDT, 1956, 1959, untersuchte mit Vitalfarbstoffen das Verhalten der Sinusoidwandzellen von Aalen und Karpfen und fand, daß diesen Species Kupffersche Sternzellen, wie man sie beim Säuger findet, fehlen. Vielmehr glichen die wandauskleidenden Zellen strukturell und in ihrer Speicherungsfähigkeit Gefäßendothelien. Gab er den Tieren aber über längere Zeit Vitalfarbstoffe, so traten außer den normalerweise vorhandenen Endothelien große, stark speichernde, wandhaftende Zellen auf, die den Kupffer-Zellen der Säuger vollkommen glichen und die offenbar sekundär in die Lebersinusoide eingewandert waren. Auch WILSON, 1958, kam zu dem Schluß, daß die Kupfferschen Sternzellen ihrer Herkunft nach extrahepatische mononucleäre Phagocyten seien.

Sehr gut fundierte Nachweise der extrahepatischen Sternzellentstehung erbrachten schließlich HOWARD u. Mitarb., 1964, 1965, 1966, 1967, mit Hilfe der Chromosomenanalyse. Im übrigen glauben die Autoren an eine lymphocytogene Sternzellentstehung. *Diese* Folgerung ist aber nicht erlaubt, da sie das Leistungsvermögen der Chromosomenanalyse weit übertrifft.

Elektronenmikroskopisch zeigen die Kupfferschen Sternzellen eine sehr wechselnd fortgeschrittene Plasmadifferenzierung (COSSEL, 1964), und die am geringsten differenzierten Elemente stehen etwa auf der Stufe von Blutmonocyten (CAESAR, 1966). Auf Grund dessen könnte man in Zusammenhang mit den Beobachtungen, nach denen die Makrophagenpopulation der Leber extrahepatischer Herkunft ist, auch an eine Beteiligung der Blutmonocyten an der Entstehung eines Teiles der Kupfferschen Sternzellen denken.

c) Die monocytogene Makrophagenentstehung in vitro

Nachdem sich herausgestellt hatte, daß Blutzellen in der Gewebskultur nach kurzer Zeit teilweise zu Makrophagen, Epitheloidzellen, Riesenzellen vom Langhans-Typ und fibroblastenartigen Zellen werden, welche den in vivo entstehenden analogen Elementen weitgehend gleichen, wurden der Frage ihrer Identität eine Unzahl von Publikationen gewidmet. Es würde den Rahmen der vorliegenden Abhandlung sprengen, wollte man alle diese Arbeiten in unsere Betrachtung einbeziehen. Statt dessen möchten wir einen Querschnitt der mit diesen Methoden erarbeiteten Vorstellungen geben. Umfassende Darstellungen der Literatur finden sich in den Monographien von JACOBY, 1965 und TROWELL, 1965.

Unter die ersten Arbeiten dieser Art sind die des Arbeitskreises um LEWIS zu rechnen. LEWIS u. Mitarb. züchteten die Blutzellen von Mensch, Hund, Katze, Maus, Meerschweinchen, Hühnern und zahlreichen niederen Wirbeltieren und fanden immer wieder das gleiche: Aus den großen Mononucleären des Blutes entstehen Makrophagen, Epitheloidzellen und schließlich Riesenzellen (LEWIS, WILLIS und LEWIS, 1925; LEWIS und LEWIS, 1925,

1926; Lewis, 1925a, 1926, 1928). Auch Carrel und Ebeling, 1926; Hetherington und Pierce, 1931; Weiss und Fawcett, 1953; Goldstein, 1954a, b; Goldstein und McCormick, 1957; Jacoby, 1965; Bennett und Cohn, 1966, sowie Sutton und Weiss, 1966, und viele andere Autoren sahen in den großen Mononucleären, den Blutmonocyten, diejenigen Zellelemente, aus denen sich die verschiedenen genannten Zellformen herleiten.

Eine andere, weit größere Autorengruppe, wie z. B. Maximow, 1924, 1925b, 1927a, 1928; Timofejewsky und Benewolenskaja, 1926; Caffier, 1927, 1928; Bloom, 1928a; Kreyberg, 1928; Berman, 1962; Berman und Stulberg, 1962; Fischer und Gropp, 1964 und viele andere, glaubte dagegen, daß vor allem die Lymphocyten zur Makrophagenumwandlung befähigt seien, wobei sie allerdings den Monocyten eine solche Potenz grundsätzlich nicht bestritten.

Dieser Ansicht wurde entgegengesetzt, daß es um so seltener zur Bildung von Makrophagen, Fibroblasten und Riesenzellen kommt, je mehr Lymphocyten im Ausgangsmaterial enthalten sind (z. B. Hall und Furth, 1938; Hulliger, 1956 u. a.).

Rabinowitz und Schrek, 1962a, b, konnten die Frage der lymphocytogenen Makrophagenentstehung für die Zellkultur im negativen Sinne entscheiden. Sie züchteten mit 1000 r bestrahlte Leukocytenkonzentrate und verglichen sie quantitativ mit unbehandelten Kontrollen. Durch die Bestrahlung gingen die Lymphocyten sehr schnell zugrunde. Da die Kontrollen ebenso viele Makrophagen wie die bestrahlten Suspensionen enthielten, war eine Lymphocytenentwicklung zu Makrophagen ausgeschlossen. Ferner gelang es diesen Autoren mit einer besonderen Methodik, Lymphocyten, Granulocyten und Monocyten des Blutes voneinander zu trennen, wobei sie sich die unterschiedlich ausgeprägte Haftfähigkeit der einzelnen Leukocytenarten gegenüber Glasoberflächen zunutze machten (Rabinowitz und Schrek, 1962b; Rabinowitz, 1964). Da die Zellen auch nach dem Trennungsvorgang noch lebensfähig waren, konnten sie in Gewebskulturen gezüchtet werden. Dabei zeigte sich, daß die Lymphocyten und Granulocyten nach unterschiedlich langer Lebensdauer zugrunde gingen. Irgendeine Weiterentwicklung dieser beiden Zellarten wurde nicht gesehen. Nur die Monocyten bildeten sich als einzige Leukocytenart zu Makrophagen um. Zu den gleichen Resultaten kam Lamvik, 1967.

Auf Grund der Ergebnisse von Rabinowitz und Schrek sowie Lamvik müssen wir annehmen, daß alle die zahlreichen Behauptungen einer in der Gewebskultur zu beobachtenden allgemeinen prospektiven Potenz der Lymphocyten Fehldeutungen darstellen, die auf der Benutzung unreiner Zellsuspensionen beruhen. Wir möchten aber betonen, daß dies nicht für die Entstehung von basophilen „Blasten" gilt, wie sie unter anderem bei Phytohämagglutininstimulation beobachtet wird: Die Umwandlungspotenz

7*

der Lymphocyten in Blasten-artige Elemente ist vollkommen gesichert. Diese Veränderung hat jedoch nichts mit einer Lymphocytenumwandlung zu Makrophagen zu tun, sondern stellt — soweit man dies bisher entscheiden kann — offensichtlich eine sehr spezielle, mit der immunologischen Funktion der Lymphocyten zusammenhängende Erscheinung dar.

d) Die monocytogene Epitheloidzell- und Riesenzellentstehung

Wie aus den Beobachtungen an den Leukocytenkulturen hervorgeht, sind die Monocyten zur Umbildung in Epitheloidzellen und Langhanssche Riesenzellen fähig. Dies wirft das Problem um die Herkunft der tuberkulösen Granulomzellen auf. Zahlreiche Einzelpublikationen sind auch dieser Frage gewidmet worden, die wir an dieser Stelle ebenfalls nicht vollständig erwähnen können. Ausführliche Würdigungen der gesamten Literatur dieses Forschungskomplexes sind in den Abhandlungen von FRESEN, 1950 und ROULET, 1956, enthalten.

Bereits YERSIN, 1888 und BORREL, 1893, beobachteten intravasale Ansammlungen von mononucleären Blutzellen und ihre Umwandlung in die typischen Elemente des tuberkulösen Granuloms. Die hieraus abgeleitete Auffassung einer hämatogenen Entstehung von Epitheloidzellen und Langhansschen Riesenzellen fand aber bei den meisten Forschern dieser Zeit keine Resonanz, vielmehr wurde in der überwiegenden Mehrzahl etwa die Ansicht BAUMGARTENS, 1901, vertreten, nach der ortsständige Elemente, vor allem die Adventitialzellen, die Hauptrolle bei der Tuberkelentwicklung spielen. Auch heute noch ist diese Auffassung sehr weit verbreitet, zumeist sogar Lehrmeinung, und es werden außer den Adventitialzellen noch zahlreiche andere ortsständige Zellen als potentielle Epitheloidzellen angesehen, nämlich die Kupfferschen Sternzellen, die Reticulumzellen von Milz, Knochenmark und Lymphknoten, die Alveolarepithelien, die Gliazellen, die Fibrocyten und Fibroblasten, die Endothelzellen und andere.

Ein kleiner Teil der Autoren hat jedoch auch die Möglichkeit geprüft, ob sich Monocyten in vivo in Epitheloidzellen umwandeln können. So vertrat z. B. MAXIMOW, 1925a, die Ansicht, daß die Epitheloidzellen nichts weiter als umgewandelte Polyblasten seien, die er wiederum hauptsächlich von den Lymphocyten und Monocyten des Blutes ableitete. Intensiv hat sich der Arbeitskreis um SABIN mit der Rolle des Blutmonocyten bei der Tuberkulose beschäftigt (CUNNINGHAM, SABIN, SUGIYAMA und KINDWALD, 1925; SABIN und DOAN, 1927; SABIN, DOAN und FORKNER, 1930; SABIN, 1932). Man kam zu dem Schluß, daß der Monocyt der direkte Vorläufer der Epitheloidzelle sei und glaubte, daß die Monocyten nur zum Teil aus dem Blutstrome, zum größeren Teil aber aus dem Bindegewebe stammen, wo sie sich aus einer undifferenzierten Zellart entwickeln. Somit erkläre sich die bei aktiver Tuberkulose in der Regel vorhandene Monocytose als Zeichen einer

Überproduktion des Gewebes an Monocyten, so daß die Monocytose gleichsam als Abbild der geweblichen Reaktion und damit als Randerscheinung aufzufassen sei.

Dagegen stellten LONG u. Mitarb. den Monocyten des Blutes völlig in den Mittelpunkt der Tuberkelentstehung. Sie untersuchten die Tuberkelentwicklung am Beispiel der experimentellen Tuberkulose des Hodens, der Lunge und der Cornea beim Kaninchen (LONG, VORWALD und DONALDSON, 1931; VORWALD, 1932; LONG, 1933; LONG und HOLLEY, 1933). In allen Fällen sahen diese Forscher zunächst Ansammlungen von Blutmonocyten mit entsprechenden Emigrationsbildern und vermißten während der Infiltratbildung Mitosen. LONG und HOLLEY konnten durch Differentialzählungen der intravasalen Zellansammlungen die enorme Monocytenanreicherung auch quantitativ sichern. Nach der Emigration wandelten sich die Blutmonocyten in Epitheloidzellen um, so daß die Autoren die Monocytenauswanderung und ihre Transformation zu Epitheloidzellen als den Hauptweg der Tuberkelentstehung ansahen.

Schließlich seien noch die Untersuchungen der Kälbertuberkulinreaktion durch BOUGHTON und SPECTOR, 1963, genannt. Der Ablauf dieser Entzündung glich im Prinzip den Vorgängen, die PAZ und SPECTOR, 1962, bei unspezifischen Entzündungsprozessen beschrieben. Danach sollen die mononucleären Infiltratzellen zum größten Teile aus dem Blutstrom stammen, wobei viele dieser Zellen mit Sicherheit als Blutmonocyten anzusehen seien. Die Autoren halten allerdings auch eine Beteiligung der Lymphocyten nicht für ausgeschlossen. Auch FOLLIS, 1940, hob die Bedeutung der Blutmonocyten bei der Tuberkulinreaktion hervor, er zählte in den ersten 8 Std bis zu 30% intravasale Blutmonocyten. Eine führende Rolle bei der Epitheloidzellentstehung wird den Blutmonocyten endlich auch von GUNN, 1961 und FLOREY, 1962, zugesprochen.

e) Die monocytogene Fibroblastenentstehung

Nachdem HULLIGER, 1956, Zellaufschwemmungen aus dem Ductus thoracicus und aus dem Blute von Kaninchen unter den gleichen Bedingungen gezüchtet hatte und feststellte, daß sich fast nur aus mononucleären Blutzellen und damit wohl aus den Monocyten fibroblastenartige Elemente entwickelten, befaßte sich ALLGÖWER, 1956, in einer bemerkenswerten Monographie mit der Bedeutung der großen Mononucleären des Blutes für die Wundheilung. Er setzte Läsionen an Kaninchenohren und untersuchte die Exsudatzellen nach Colchicingaben, nach Ganzkörperbestrahlung vor der Wundsetzung und nach Perfusion der Ohren mit blutzellfreien Flüssigkeiten.

Er stellte fest, daß die Exsudatzellen nach Colchicinapplikation innerhalb der ersten 24 Std praktisch keine Teilungsfiguren aufwiesen. In 100

Schnittpräparaten von insgesamt 14 Wunden fand er nur 2 Mitosen. Erst nach 36 und mehr Stunden traten vermehrt Mitosefiguren auf, die vorzugsweise perivasculär und im Endothel selbst lagen. Bei den durch die Ganzkörperbestrahlung leukopenischen Tieren trat eine 50—70%ige Reduktion des Granulationsgewebes auf, unabhängig davon, ob die Wundbezirke bei der Bestrahlung geschützt waren oder nicht. Bei der Perfusion des Wundgewebes mit zellfreien Nährlösungen schließlich war fast gar keine Granulationsgewebsbildung zu beobachten.

An Hand der Tatsache, daß innerhalb der ersten 24 Std trotz der erheblichen Menge von Infiltratzellen keine Mitosen auftreten und daß erst nach vollzogener Infiltration Mitosen an den Stellen sichtbar werden, an denen sich in der Folge Fibroblasten entwickeln, stellte ALLGÖWER die hämatogene Fibroblastenbildung gegenüber der histiogenen ganz in den Vordergrund. Auch die Ergebnisse an den bestrahlten Tieren und die Resultate der Perfusionsversuche stützten diese Auffassung. ALLGÖWER glaubte insgesamt, daß seine Ergebnisse die Forderung nach einer pluripotenten perivasculären Gewebsschicht insofern hinfällig machen, als alle seine Befunde viel besser mit der Annahme einer hämatogenen Herkunft der Exsudatzellen und damit der Fibroblasten zu vereinbaren seien. Diese Befunde wurden dann durch autoradiographische Versuche von CRONKITE, BOND, FLIEDNER und KILLMANN, 1960, im wesentlichen bestätigt. Auch diese Autoren fanden, daß die mononucleären Infiltratzellen hämatogen entstehen und sich in Fibroblasten umwandeln können.

In Fortsetzung ihrer Untersuchungen gingen ALLGÖWER und HULLIGER, 1960, der Frage nach, ob die bei Züchtung von mononucleären Blutzellen auftretenden Fibroblasten sich auch funktionell als solche erweisen oder ob nur eine morphologische Ähnlichkeit vorliegt. Es stellte sich heraus, daß die fibroblastenartigen Zellen in beträchtlicher Menge Hydroxyprolin bilden, einen wichtigen Baustein des Kollagens, während diese Substanz im Ausgangsmaterial nicht nachweisbar war. Die gleichen Befunde erhob SHELTON, 1960, der im übrigen ebenfalls die Monocyten als Fibroblastenbildner ansieht.

In einer weiteren Studie fanden HULLIGER und ALLGÖWER, 1961, daß das Milieu nicht ohne Einfluß auf die Entwicklungsrichtung der mononucleären Blutzellen ist. Eine Fibroblastenentstehung mit gleichzeitiger Hydroxyprolinbildung wurde vorzugsweise dann beobachtet, wenn die Zellen in festen Kulturen wuchsen. In flüssigen Kulturen neigten die Monocyten mehr zur Makrophagenbildung, die auch durch Zusatz von Kohlepartikeln gefördert werden konnte.

Schließlich ist noch eine letzte, sehr sinnvolle Versuchsanordnung zu nennen, mit der HULLIGER und ALLGÖWER, 1963, die Bedeutung der Blutmonocyten für die Fibroblastenbildung nachwiesen. Sie züchteten fibrocytenreiche Bindegewebsteilchen allein oder zusammen mit Monocyten-haltigen Leukocytenkonzentraten in Milliporekammern, welche sie implantierten und nach 14—21 Tagen cytologisch untersuchten. In der zweiten Versuchsanordnung entstammte das Leukocytenkonzentrat immer einem Tier anderen Geschlechtes. Durch Auszählung der Barrschen Zellkern-körper stellte sich heraus, daß mindestens 50% der entstandenen Fibroblasten monocytären Ursprungs sein mußten. In den Diffusionskammern, die nur mit Bindegewebsteilchen beschickt waren, trat keine wesentliche Fibrocytenvermehrung auf.

Insgesamt glauben wir, daß die Untersuchungen von ALLGÖWER und HULLIGER die Umwandlungsfähigkeit der Blutmonocyten in Fibroblasten zweifelsfrei beweisen. Allerdings gibt es auch neuere Arbeiten, die eine hämatogene Fibroblastenentstehung ganz entschieden ablehnen. So injizierte z. B. MACDONALD, 1959, Ratten H^3-Thymidin, nachdem er mehrere Tage zuvor Hautwunden gesetzt hatte. Da die Fibroblasten sich markierten und somit ein Beweis für ihre Proliferation vorlag, schloß MACDONALD auf ihre lokale Entstehung und lehnte eine hämatogene Fibroblastengenese ab. Diese Schlußfolgerung ist aber insofern nicht erlaubt, als die Versuchs-anordnung nicht ausschließen kann, daß die DNS-synthetisierenden Fibroblasten *vor* der Proliferation aus den Gefäßen emigriert waren, wie ja auch ALLGÖWER sowie CRONKITE, BOND, FLIEDNER und KILLMANN, 1960, klar zeigen konnten, daß die Exsudatzellen erst aus dem Blute auswandern und hernach proliferieren.

In den Arbeiten von GRILLO und POTSAID, 1961 sowie GRILLO, 1963, wird eine hämatogene Fibroblastenentstehung ebenfalls scharf abgelehnt. Diese Autoren konnten eine starke Hemmung der Fibroblastenbildung beob-achten, wenn sie das untersuchte Areal bereits 20 min nach der Wund-setzung mit 750 r bestrahlten, wobei der übrige Organismus der Tiere ge-schützt war. Da zur Bestrahlungszeit noch keine nennenswerte Zellemigra-tion erfolgt war, glauben die Autoren, daß die Fibroblasten vorzugsweise aus ortsständigem Gewebe entstehen. Diese Untersuchungsergebnisse sind aber unseres Wissens bisher noch nicht bestätigt worden, und ferner stehen sie in Widerspruch zu den Erfahrungen ALLGÖWERs sowie den Befunden von CRONKITE, BOND, FLIEDNER und KILLMANN, 1960. Schließlich ist auch zu erwägen, daß das Blutgefäßsystem der untersuchten Areale möglicher-weise durch die der Zellemigration vorausgehende Bestrahlung in einer Art geschädigt wurde, die eine Blutzellauswanderung nicht mehr zuläßt oder doch schwer behindert. Diese Möglichkeit liegt vor allem deshalb nahe, weil Blutgefäße und insbesondere Capillaren außerordentlich strahlensensi-bel sind (ZOLLINGER, 1960).

GIESEKING, 1963, 1966, hält eine Umwandlung von Makrophagen — zu denen sich emigrierte Monocyten umwandeln — in Fibroblasten für unmöglich, da zwischen typischen Vertretern beider Zellformen sehr ausgeprägte elektronenoptische Strukturunterschiede bestehen. Dem widersprechen aber die Beobachtungen von Ross und Benditt, 1961. Sie fanden bei der elektronenoptischen Untersuchung von Wundgewebe in den ersten 24 Std fast ausschließlich Makrophagen. Bald sahen sie in den Makrophagen eine immer stärker werdende Entwicklung von Ergastoplasma mit weitlumigen Cisternen, wobei die Zellen noch immer an ihren Einschlüssen als Makrophagen identifiziert werden konnten. Nach und nach hatte sich das Bild so stark gewandelt, daß nur typische Fibroblasten vorhanden waren. Aus dieser Beobachtung haben Ross und Benditt den Schluß gezogen, daß sich die Makrophagen der Entzündung in Fibroblasten umwandeln können. Auch Chapman, 1961 sowie Davis, 1963, betonen die oft stark ausgeprägte elektronenoptische Ähnlichkeit von Fibroblasten und Makrophagen sowie das Vorkommen von Übergangsformen zwischen beiden Zellformen. Ähnliches beschreiben Wiener und Spiro, 1962, bei der elektronenoptischen Untersuchung von Thromben sowie Henry, 1965, bei entsprechenden lichtmikroskopischen Studien.

Kürzlich haben Ross und Lillywhite, 1965, Leukocytenkonzentrate aus der Art. carotis und dem rechten Herzen von Meerschweinchen in Diffusionskammern gezüchtet. Die Kulturzellen wurden dann elektronenmikroskopisch untersucht. Wie in der Versuchsanordnung von Ross und Benditt traten zunächst Makrophagen auf, dann typische Fibroblasten. Merkwürdigerweise unterschieden sich die beiden gezüchteten Zellpopulationen insofern, als die aus dem Herzen stammenden Zellen reichlich, die aus der Art. carotis dagegen nur selten Fibroblasten bildeten. Ross und Lillywhite erklären diesen Befund mit der Annahme, daß bei der Herzpunktion eine Fibroblastenverunreinigung der Kulturen entsteht, die bei den aus der Art. carotis stammenden Suspensionen fehlt. Sie lehnen daher die von Allgöwer vertretene Ableitung der Fibroblasten aus mononucleären Blutzellen ab. Gegen diese Interpretation ist aber einzuwenden, daß Ross und Lillywhite in beiden Populationen zunächst Makrophagen und nicht Fibroblasten fanden, die doch bei Annahme einer Verunreinigung durch Fibroblasten von vornherein — wenn auch vielleicht in nur geringer Zahl — aufzufinden sein müßten.

f) Weitere Möglichkeiten einer prospektiven Monocytenpotenz

Petrakis, Davis und Lucia, 1961, beschäftigten sich mit dem Verhalten menschlicher Leukocyten bei langem Aufenthalt in Diffusionskammern. Sie fanden nach 2—3 Wochen Makrophagen, Fibroblasten, Kollagen, Fettzellen und sogar capillarähnliche Gebilde mit Endothelien. Sie konnten jedoch nicht entscheiden, ob es sich bei diesen Zellen um Derivate von Lymphocyten und/oder Monocyten handelt. Nach den erwähnten Versuchen von

Rabinowitz und Schrek, 1962b, kommt aber nur die letztere der beiden Möglichkeiten in Betracht.

Damit ist die Frage nach der Monocytenumwandlung zu Endothelien aufgeworfen. Still, 1964 und andere Autoren vermuten, daß die Blutmonocyten eine wichtige Rolle beim Ersatz von degenerierten Endothelien und auch bei der Schaumzellbildung im Rahmen der Arteriosklerose spielen. Das Problem, ob der Blutmonocyt zur Capillar- bzw. Endothelbildung, ja sogar zur Umwandlung in glatte Muskelzellen befähigt ist, wird auch durch hochinteressante Versuchsergebnisse von Stump, Jordan, de Bakey und Halpert, 1963 sowie O'Neal, Jordan, Rabin, de Bakey und Halpert, 1964, aufgeworfen. Diese Autoren entfernten bei Schweinen und Hunden jeweils ein Aortensegment und ersetzten es durch eine Dacronprothese. Im Lumen der Prothese war ein kleines Stück Dacron an Polyäthylenfäden nabenartig aufgehängt. Die Dacronscheibchen wurden zu verschiedenen Zeiten entnommen und lichtmikroskopisch sowie elektronenoptisch untersucht. Erstaunlicherweise bestand die äußerste Zellschicht, welche die Dacronscheibchen bedeckte, aus typischem Endothel. Dann folgte eine Bindegewebsschicht mit Kollagen, Fibroblasten und glatten Muskelzellen und schließlich in der Tiefe ein Zellverband aus Makrophagen und Fremdkörperriesenzellen. Der Endothel-, Fibroblasten- und Muskelzellcharakter der beschriebenen Elemente steht nach den beigegebenen elektronenoptischen Abbildungen außerhalb jeden Zweifels. Weitere Versuche dieser Art zeigten, daß es sogar zur Bildung eindeutiger, erythrocytengefüllter Capillaren kommt (Halpert, O'Neal, Jordan, de Bakey, 1966). Da die zur Befestigung benutzten Polyäthylenfäden völlig zellfrei waren, kamen die Autoren zu dem berechtigten Schluß, daß die aufgefundenen Zellelemente sämtlich aus dem Blutstrome und nicht vom benachbarten Bindegewebe stammen müssen. Daß sich alle diese Zellen aus Blutmonocyten entwickelt hatten, kann natürlich nur vermutet werden und wird von den Autoren selbst auch nicht diskutiert. Immerhin glauben wir, daß diese Annahme im Sinne einer Arbeitshypothese gerechtfertigt wäre.

In ähnlicher Weise können die von Schoefl, 1963, mitgeteilten elektronenoptischen Befunde an neugebildeten Capillaren als Grundlage für die Arbeitshypothese einer monocytogenen Endothel- bzw. Capillarentstehung auf dem Umweg über Makrophagen und Fibroblasten dienen. Die Autorin selbst erwägt eine solche Möglichkeit nicht, sondern erklärt die Entstehung der Capillaren durch Sprossung und Schlingenbildung, welche von den erhaltenen Gefäßen des Wundrandgewebes ihren Ausgang nehmen soll. Die von Schoefl diskutierte Art der Capillarneubildung läßt aber den Befund unverständlich, wonach die Endothelien der neugebildeten Capillaren um so mehr ihren Endothelcharakter verlieren, je weiter man sie in das Wundgebiet hinein verfolgt. Hier fand die Autorin nämlich Zellen, die sich von typischen Endothelien stark unterscheiden. Oft berühren sie sich nicht, kleiden also die Capillarwand nicht lückenlos aus. Ferner sind sie wie Makrophagen durch ausgedehnte organellenfreie Plasmaprotrusionen mit dem umgebenden Gewebe verbunden, und die Kerne sind häufig in einer Weise verformt, wie man sie bei amöboid beweglichen Zellen findet. Sie enthalten ähnlich den Fibroblasten reichlich Ergastoplasma und Polyribosomen, und schließlich sind die für Endothelzellen typischen Pinocytosebläschen sehr selten, meist fehlen sie sogar gänzlich.

Auch CLIFF, 1963, weist in seiner elektronenoptischen Studie über das Granulationsgewebe auf den großen feinstrukturellen Unterschied zwischen neugebildeten und reifen Endothelien hin. Er konnte Anhaltspunkte dafür gewinnen, daß bei der Gefäßneubildung fibroblastenähnliche Zellen in die Gefäßwand einbezogen werden, die möglicherweise auch in glatte Muskelzellen übergehen können.

CAESAR, 1964, untersuchte den Organisationsvorgang von Gewebsteilchen verschiedener Organe, die er in die Bauchhöhle von Versuchstieren implantierte. In die Randzone der nekrotischen Gewebsteilchen drangen zuerst fettbeladene Makrophagen ein, welche die in ihrer groben Struktur noch erhaltenen Capillaren gleichsam als Leitbahn benutzten. Diesen Zellen fehlte jeglicher Endothelcharakter. Je größer aber der Zeitraum zwischen der Implantation und der elektronenoptischen Untersuchung war, um so häufiger fanden sich an der Stelle der Makrophagen Zellen, die immer deutlicher die morphologischen Züge von Endothelien aufwiesen.

Zugunsten einer über das Makrophagenstadium hinausgehenden Transformation des Blutmonocyten soll noch eine interessante Mitteilung von SISCHMAN und HAY, 1962, angeführt werden. Sie untersuchten nach Amputation der vorderen Gliedmaßen an Salamandern mit Hilfe der Autoradiographie den Vorgang der Stumpfregeneration. Dazu gaben sie den Tieren H^3-Thymidin in verschiedenen Intervallen und stellten fest, daß beim nicht amputierten Tier lediglich die Epidermiszellen und mononucleäre Blutzellen innerhalb der vorderen Gliedmaße markiert waren. Solche markierten monocytoiden Zellen wanderten in den Amputationsstumpf ein, und nach 10 Tagen ließen sich die ersten markierten Osteoclasten nachweisen. Die Osteoclasten waren aber nur dann markiert, wenn das H^3-Thymidin vor der Operation verabfolgt war. Wurde es 5 oder 10 Tage nach der Operation gegeben, so markierten sich zwar „Mesenchymzellen", nicht aber die Osteoclasten. Daraus schlossen die Autoren, daß die Osteoclasten aus emigrierten monocytoiden Leukocyten gebildet werden.

g) Monocyten und Makrophagen bei Immunreaktionen

Schon seit langem ist bekannt (Lit. s. bei EHRICH, 1956), daß die Monocyten und Makrophagen in der Antigenaufnahme und -verarbeitung eine wichtige, als Voraussetzung für die Antikörperbildung notwendige Funktion erfüllen. In den letzten Jahren sind unsere Kenntnisse über das Verhalten der Makrophagen bei Immunreaktionen erheblich erweitert worden, und es haben sich viele neue Anhaltspunkte für die Bedeutung dieser Zellen bei solchen Reaktionen ergeben. So konnten BRUNNING, WOOLFREY und SCHRADER, 1964, für die Blutmonocyten und ROBERTS, 1964, für die Makrophagen autoradiographisch nachweisen, daß nicht nur corpusculäres, sondern auch molekulares Antigen aufgenommen wird. In welcher Menge und Schnelligkeit die Antigenaufnahme erfolgt, scheint davon abhängig zu sein, ob die Zellen schon einmal Antigenkontakt hatten oder nicht. SPEIRS und SPEIRS, 1963, injizierten sensibilisierten Mäusen tritiiertes Tetanus-Toxin intraperitoneal. Autoradiographien der zu verschiedenen Zeitpunkten entnommenen Exsudatzellen erbrachten eine bis zum 4. Tag ständig zunehmende Anzahl von antigenhaltigen Makrophagen. Bei nicht sensibilisierten Kontrollen war dieser Effekt nur in sehr geringem Maße zu erzielen.

Das inkorporierte Antigen wird offensichtlich intracytoplasmatisch verarbeitet (RITTENBERG und NELSON, 1960), und zwar wird es (in veränderter *oder* unveränderter Form) an die Makrophagen-RNS gebunden (FISHMAN und ADLER, 1963; ASKONAS und RHODES, 1965). Dies beweisen folgende Versuchsergebnisse: Lymphknotenzellen von nicht sensibilisierten Ratten werden in vitro zur Antikörperbildung gebracht, wenn man ihnen Makrophagen *oder* zellfreies Makrophagenhomogenat zusetzt, sofern die Makrophagen vorher Antigenkontakt hatten. Behandelt man aber die Homogenate mit Ribonuclease, so bleibt dieser Effekt aus.

Durch autoradiographische Versuche konnte ferner wahrscheinlich gemacht werden, daß die antikörperbildenden Zellen das wirksame Prinzip — d. h. RNS oder RNS-Antigen-Komplexe aus Makrophagen — in ihr Cytoplasma inkorporieren (FISHMAN, HAMMERSTROM und BOND, 1963).

Die Beziehungen von Monocyten und Makrophagen zu immunologischen Vorgängen sind aber noch weit komplizierter. LANDSTEINER und CHASE, 1942, haben bei Meerschweinchen mit makrophagenreichen Peritonealexsudaten eine Hautüberempfindlichkeit gegen einfache Substanzen wie Picrylchlorid übertragen. CHASE, 1945, konnte tuberkulinnegative Tiere durch Peritonealexsudatzellen sensibilisierter Spender allergisieren. Das gleiche gelang TSUJI, OSHIMA, OSHIRO und IZUMI, 1964, mit Homogenaten von Alveolarmakrophagen an Kaninchen. BRAUNSTEINER, PÄRTAN und THUMB, 1958, berichteten über Versuche, bei denen sie die Allergie vom verzögerten Typ durch Injektion von Hautfenstermakrophagen (emigrierte Blutmonocyten; s. S. 130) überempfindlicher Patienten bei nicht sensiblen Patienten hervorriefen. SEVER, 1960, beobachtete, daß Bauchhöhlenmakrophagen von tuberkuloseresistenten Mäusen bei normalen Empfängertieren zu einer deutlichen Resistenzerhöhung führen.

North und Mackaness, 1963, stellten fest, daß Makrophagen von entsprechend sensibilisierten Mäusen Bacterium monocytogenes phagocytieren und sehr schnell abtöten, während Makrophagen normaler Tiere eine intracytoplasmatische Vermehrung der aufgenommenen Erreger nicht verhindern können. Eine Vorschädigung der Listerien durch Serumantikörper bei den sensibilisierten Tieren spielt dabei keine Rolle (Mackaness, 1962), so daß das Verhalten dieser „Immunmakrophagen" in ihnen selbst begründet sein muß. Im übrigen ist der Nachweis von „Immunmakrophagen", die auch bei Sensibilisierung gegen Tumorzellen auftreten, bereits vielen Autoren gelungen (Fong, Schneider und Elberg, 1956, 1957; Fong, Chin, Akiyama und Elberg, 1961; Baker, Weiser, Jutila, Evans und Blandau, 1962; Elberg, Mascarenhas und Fong, 1964; Granger und Weiser, 1964; Thorpe und Marcus, 1964 u. v. a.).

Auch die „celluläre Resistenz" der Immunmakrophagen ist — wie die Allergie vom verzögerten Typ — übertragbar. Fong, Chin und Elberg, 1962, haben die Efficienz von verschiedenen Zellsuspensionen und Serum hinsichtlich der Übertragbarkeit der zellgebundenen Resistenz geprüft. Sie verwendeten erstens makrophagenreiche, zweitens granulocytenreiche und drittens lymphocytenreiche Zellaufschwemmungen von BCG-immunisierten Kaninchen. Die Zellaufschwemmungen injizierten sie Normaltieren, gewannen von diesen wiederum Zellsuspensionen der erwähnten Zusammensetzung und injizierten sie neuen Normaltieren. Dies Vorgehen wiederholten sie mehrere Male. Von jedem Tier wurden Makrophagen in vitro auf ihre Resistenz gegenüber BCG-Bakterien geprüft. Granulocyten und Serum hatten keine, Lymphocyten eine mäßige und Makrophagen die stärkste Wirksamkeit. Der viel stärkere Makrophageneffekt zeigte sich vor allem bei der serienmäßigen Übertragung der cellulären Resistenz: Diese Eigenschaft konnte über mehrere jeweils andere Normaltiere hinweg weitergegeben werden.

Viele Autoren berichteten über die Fähigkeit von Immunmakrophagen, durch einfachen Oberflächenkontakt z. B. Tumorzellen zu zerstören, gegen die sie vorher sensibilisiert waren. Auf die Bedeutung der Makrophagenoberfläche bei Immunreaktionen weisen auch Befunde von Nelson und Boyden, 1963, hin. Diese Autoren erzeugten bei tuberkulinsensibilisierten Meerschweinchen Peritonealexsudate durch Glykogeninjektion. Bei intraperitonealer, subcutaner und intravenöser Zweitinjektion von Tuberkulin schwanden nach 1—6 Std viele Makrophagen aus dem Exsudat, so daß schließlich nur noch 10% vorhanden waren. Bei nicht sensibilisierten Tieren gelang es auch bei 1000facher Tuberkulinmenge nicht, diesen Effekt auszulösen, der damit als spezifisch anzusehen ist. In weiteren Untersuchungen (Nelson und North, 1965) zeigte sich, daß dieser Makrophagenschwund durch eine Verklumpung und Aggregation der Zellen untereinander und mit der Peritonealoberfläche zustande kommt, wobei die Phagocyten voll vital sind und keine Schädigung erleiden.

Insgesamt scheint sich nach solchen Beobachtungen die immunologische Bedeutung von Monocyten und Makrophagen keineswegs auf die Aufnahme und Verarbeitung vor allem corpusculärer Antigene zu beschränken, sondern sie geht offensichtlich weit darüber hinaus.

3. Rückblick

Prüfen wir die angeführte, in ihrer Vielfalt der Befunde und Deutungen reichhaltige Literatur auf zulässige Schlußfolgerungen bezüglich der funktionellen und prospektiven Potenz des Blutmonocyten, so ist es sicher, daß diese Zellart als Entzündungsmakrophag eine wichtige Rolle im Organismus spielt. Dieser Frage werden wir uns im anschließenden Kapitel an Hand eigener Untersuchungen eingehend zuwenden.

Es ist ferner kein Zweifel mehr möglich, daß der Blutmonocyt sich direkt und/oder über das Makrophagenstadium hinaus zum Fibroblasten entwickeln kann. Alle übrigen Erwägungen, die wir hinsichtlich weiterer funktioneller und prospektiver Potenzen des Blutmonocyten haben anklingen lassen, sind vorerst — und das sei an dieser Stelle ausdrücklich betont — als mehr oder weniger ausreichend begründete Arbeitshypothesen zu verstehen.

II. Eigene Untersuchungen zur prospektiven Potenz des Blutmonocyten mit der Rebuckschen Hautfenstertechnik

1. Vorbemerkungen

Ein großer Teil der mit der Herkunft der Entzündungsmakrophagen befaßten Studien krankt daran, daß Blutzellen von Ausstrichpräparaten mit Gewebszellen des histologischen Schnittes morphologisch verglichen wurden. Da beide Präparationsmethoden in ganz unterschiedlicher Weise Einfluß auf die Gestalt der Zellen nehmen und dieser Umstand oft nicht berücksichtigt wurde, ist es nicht verwunderlich, wenn viele irrtümliche Schlüsse aus solchen Vergleichen gezogen worden sind. Um diese Fehlerquelle auszuschließen, wählten wir als Modell für unsere zusammen mit CRESPIN, NICOLAS und SCHOMERUS ausgeführten Entzündungsstudien die sog. Hautfenstertechnik (REBUCK, 1947; REBUCK und CROWLEY, 1955). Denn es gelingt mit dieser Methode wie mit keinem anderen Verfahren, die Entzündungszellen in einer dem Blutausstrich vergleichbaren Weise zu gewinnen und zu untersuchen.

Ein zweiter Umstand, der oft nicht in Rechnung gesetzt wurde, ist die Tatsache, daß emigrierende Zellen infolge ihrer amöboiden Bewegungsart hochgradige äußere Formveränderungen durchmachen und daß im Gefolge ihrer einsetzenden funktionellen Aktivität zusätzlich Strukturveränderungen in Kern und Plasma zu erwarten sind. Damit sind die Fehlermöglichkeiten zahlreich, wenn man auf rein morphologische Vergleiche genetische Schlüsse aufbaut. Dies gilt in ganz besonderem Maße für die mononucleären Infiltratzellen, da diese z. B. keine so charakteristische und unveränderliche Kernform wie etwa die Granulocyten besitzen, sondern schon bei geringem Gestaltwandel den Bindegewebszellen täuschend ähnlich werden. Deshalb hat auch FISCHER-WASELS, 1928a, die Forderung gestellt: „Wir müssen die Zellen, deren Schicksal wir verfolgen wollen, kenntlich machen, ich möchte sagen etikettieren, und dann sehen, was unter den verschiedenen Bedingungen daraus wird."

Eine solche gleichsam naturgegebene Etikettierung ist z. B. in der kräftigen unspezifischen Esteraseaktivität der Blutmonocyten zu sehen, die sie nicht nur von allen anderen Blutzellen, sondern auch von der Mehrzahl der normalen Bindegewebselemente unterscheidet. Auch die neutrophilen Granulocyten besitzen in Form ihrer Naphthol-AS-D-Chloracetat-Esterase ein solches natürliches Erkennungsmerkmal. Daher haben wir für unsere Studien besonders fermentcytochemische Nachweismethoden benutzt.

2. Möglichkeiten und Grenzen des Rebuckschen Versuches

Das Prinzip der Rebuckschen Hautfenstertechnik besteht darin, daß kleine oberflächliche Hautläsionen als Entzündungsreiz gesetzt werden. Legt man ihnen Deckgläschen oder Glimmerplättchen auf, so sammeln sich an ihren Unterseiten Exsudatzellen an. Diese bleiben bei der Entnahme der Plättchen in ausgebreiteter Form als einfache Zellage haften und sind damit jeder cytologischen Untersuchungstechnik zugänglich.

Die Deckgläschen können nach verschieden langer Verweildauer abgelöst und durch neue ersetzt werden. Es ist aber keineswegs gleichgültig, in welchen zeitlichen Abständen der Deckglaswechsel vorgenommen wird. Jeder Deckglaswechsel bedeutet eine Störung des ablaufenden Prozesses, mit jedem Wechsel wird gleichsam die Wunde aufs neue aufgerissen, und daher muß jeder Wechsel als neuer, zusätzlicher Entzündungsreiz angesehen werden. Es ist infolgedessen falsch, daß man — wie manche Untersucher meinen — durch einen fortgesetzten stündlichen Plättchenwechsel den „Ablauf der Entzündung" fassen kann. Eine solche Ansicht ist in dieser generalisierenden Form abzulehnen. Verfährt man in der von REBUCK angegebenen Weise (stündlicher Plättchenwechsel), so hat sich bald ein gewisses Gleichgewicht zwischen der Heilungstendenz des Entzündungsprozesses und dem jeweils neu gesetzten Entzündungsreiz des Plättchenaustausches eingestellt. Daher können „Kurzzeitversuche" mit stündlichem oder 2stündlichem Plättchenwechsel nur über den Ablauf etwa der ersten 12 bis

14 Std der Zellemigration und über die Morphologie der dabei frisch ausgewanderten Exsudatzellen Aufschluß geben.

Des weiteren haben wir schwere grundsätzliche Bedenken gegenüber der Konzeption REBUCKs u. Mitarb., die das Aussagevermögen der Hautfensterversuche betreffen. Bekanntlich behaupten diese Autoren, die Aufwanderung von Lymphocyten in der 9. bis 12. Entzündungsstunde sowie ihre progressive Umwandlung zu Makrophagen in den folgenden Zeiträumen bis etwa zur 24. Std *auf den Hautfenstern* beobachtet zu haben. Ein solcher Umwandlungsprozeß von etwa 10—14 Std Dauer kann aber bei stündlichem Wechsel der Plättchen auf den Deckgläsern überhaupt nicht stattfinden, weil sich auf jedem der Plättchen immer neue, frisch ausgewanderte Zellen ansammeln. Diesen Zellen steht für eine Umwandlung jeweils nur der gleiche kurze Zeitraum von 1 Std zwischen zwei Plättchenwechseln zur Verfügung, wobei außerdem noch zu berücksichtigen ist, daß die Zellen nicht alle zum gleichen Zeitpunkt, sondern über die gesamte Verweildauer des Plättchens verteilt auswandern.

Dagegen kann der Vermutung einer Exsudatzellumwandlung durch sog. „Langzeitversuche" nachgegangen werden. Hierbei beläßt man die Plättchen verschieden lange (ununterbrochene Liegezeit bis zu 216 Std) auf den Läsionen und vergleicht die Morphologie der aufgewanderten Zellen. *Diese* Versuchsanordnung und nicht der dauernde Plättchenwechsel erlaubt Aussagen über das Verhalten der Exsudatzellen nach der Auswanderung. Aber auch hier wird der Entzündungsprozeß nicht in seiner Gesamtheit bis zum Heilungsstadium erfaßt. Denn es ist zu bedenken, daß nicht nur das initiale Trauma der Hautläsion und der Plättchenwechsel, sondern auch die fortgesetzte Anwesenheit des Deckglases selbst — eines mit dem Gewebe in stetigem, direktem Kontakt befindlichen Fremdkörpers — schon einen dauernden Entzündungsreiz verursacht.

Insgesamt ist die Hautfenstermethode von REBUCK zum qualitativen und quantitativen Studium von Entzündungszellen hervorragend geeignet, wenn man sich ihrer Grenzen bewußt bleibt. Die mit dieser Methode möglichen Aussagen über den Ablauf des Entzündungsprozesses erstrecken sich bis zu einem Stadium, welches etwa mit der Ausbildung eines Granulomes bei der Fremdkörperentzündung abgeschlossen ist. Alle jenseits dieser Phase liegenden Teile des Entzündungsprozesses können mit der Hautfenstermethode nicht erfaßt werden.

3. Kurzzeitversuche

An Hand von Kurzzeitversuchen mit 1- und 2stündigem Deckglaswechsel bei einer Gesamtversuchsdauer von maximal 36 Std versuchten wir (LEDER und SCHOMERUS, 1963; LEDER und NICOLAS, 1963a, b; LEDER und CRESPIN, 1964) zunächst, Aufschluß vor allem darüber zu erhalten, ob die Makrophagen des akuten entzündlichen Infiltrates histiogen oder hämatogen entstehen und ob sie, falls sich die zweite Annahme als richtig erweisen sollte, emigrierte Lymphocyten oder ausgewanderte Monocyten repräsentieren. Dazu haben wir die cytologischen und fermentcytochemischen Eigenschaften von Hautfensterzellen, Bindegewebszellen der Haut und Blutausstrichleukocyten sowie das qualitative und zahlenmäßige Verhalten von Hautfensterzellen und intravasalen Leukocyten von entzündlich veränderten Hautgewebsarealen verglichen.

a) Versuchsanordnungen

Es kamen 3 verschiedene Versuchsanordnungen zur Anwendung. Zunächst wurden bei 23 blutgesunden Probanden mit einem Rundkopfzahnbohrer über der Tibiakante etwa 4×4 mm große oberflächliche Hautläsionen gesetzt und mit Glimmerplättchen (BECKER, KUDO, ARGENTON und FISCHER, 1961) bedeckt, welche im Abstand von 1 bzw. 2 Std abgenommen und durch neue ersetzt wurden. Die Versuchsdauer betrug 14 bis 36 Std. Die so erhaltenen Hautfensterreihen wurden teils der Pappenheim-Färbung, teils auch der Nucleolenfärbung nach STOCKINGER und KELLNER, 1952, in einer Modifikation nach GRUNDMANN, 1959, unterzogen und cytologisch untersucht.

6 Hautfensterserien mit 2stündigem Plättchenwechsel wurden quantitativ ausgewertet. Hierbei zählten wir pro Präparat 3000 Zellen und stellten den prozentualen Anteil der Makrophagen fest. Die Präparate mit Nucleolenfärbung wurden ebenfalls quantitativ ausgewertet, wobei wir jeweils 100 Makrophagen nach ihrer Kernkörperchenzahl differenzierten.

In einer zweiten Versuchsreihe wurden bei 13 blutgesunden Versuchspersonen 39 Hautfensterserien mit 1- oder 2stündigem Plättchenwechsel angefertigt. Auch hier betrug die Versuchsdauer 14—36 Std. Die Präparate wurden 24—36 Std luftgetrocknet, dann wurden alkalische und saure Phosphatase, α-Naphthylacetat-Esterase (Modifikation II), Naphthol-AS-acetat-Esterase und Naphthol-AS-D-Chloracetat-Esterase nachgewiesen.

Schließlich wurden bei 12 weiteren Versuchspersonen Hautläsionen gesetzt, mit Glimmerplättchen bedeckt und diese — soweit es die Versuchsdauer zuließ — stündlich gewechselt. Am Ende eines jeden Einzelversuches wurde das unter der Hautläsion gelegene Gewebe bis etwa zur Grenze zwischen Corium und subcutanem Fettgewebe mit einer Stanze entnommen. Die Zeitpunkte der Biopsien waren so gewählt, daß die einzelnen Stadien der beginnenden Entzündung möglichst lückenlos erfaßt wurden (15 min, 30 min, 1, 2, 3, 4, 5, 6, 7, 8, 9, 10 Std nach Entzündungsbeginn). Die entnommenen Gewebsstückchen wurden sofort eingefroren und unfixiert zu 10 μ dicken Kryostatschnitten verarbeitet. An diesen wurde der Nachweis der α-Naphthylacetat-Esterase (Modifikation II) und der Naphthol-AS-

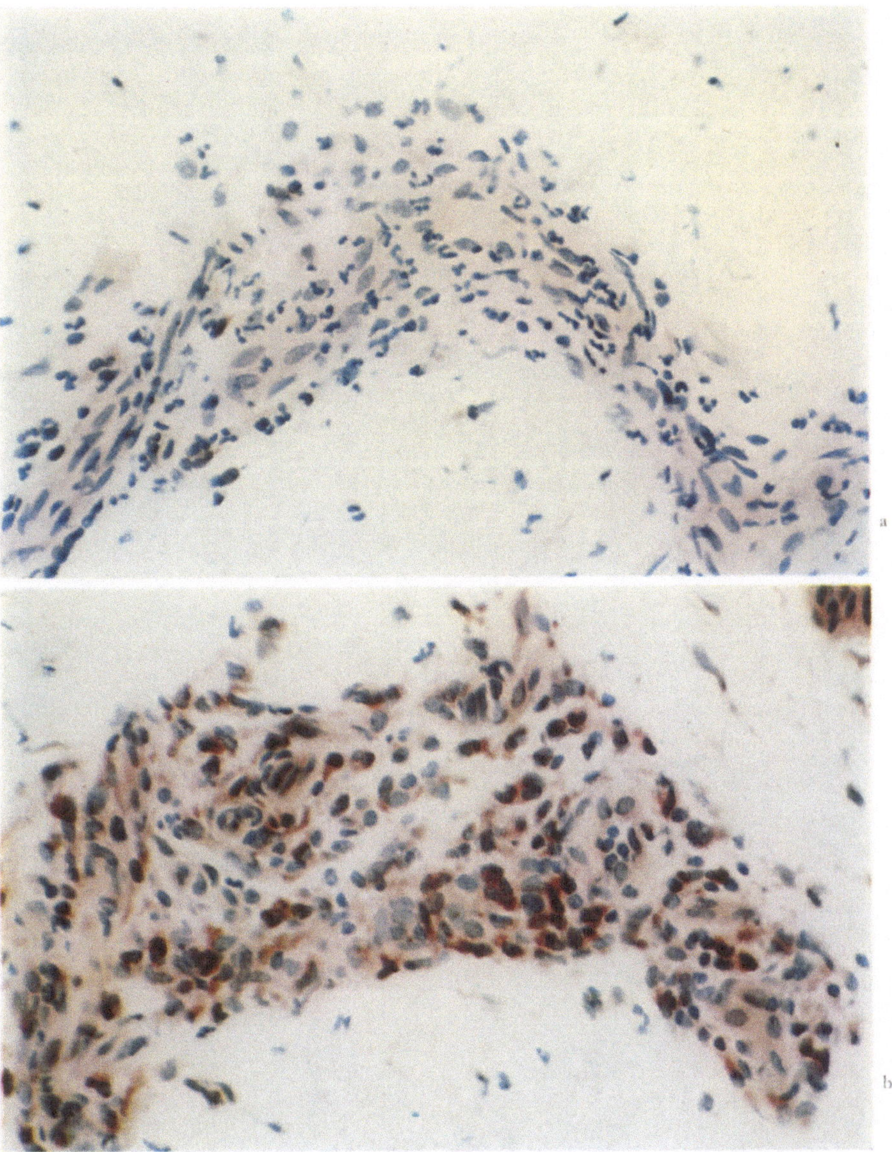

Abb. 30. Nachweis der α-Naphthylacetat-Esterase. *a* Subepidermale Venole nach 30 min Entzündungsdauer. Die negativen Endothelien sind von Neutrophilen überlagert. Im adventitiellen Gewebe sowie in der weiteren Umgebung kaum positive Zellen. *b* Subepidermale Venole nach 4 Std Entzündungsdauer. Massive Infiltration des stark verbreiterten adventitiellen Gewebes durch positive Monocyten (braunrot). Die Endothelien sind durch Überlagerung kaum zu erkennen. 320 mal

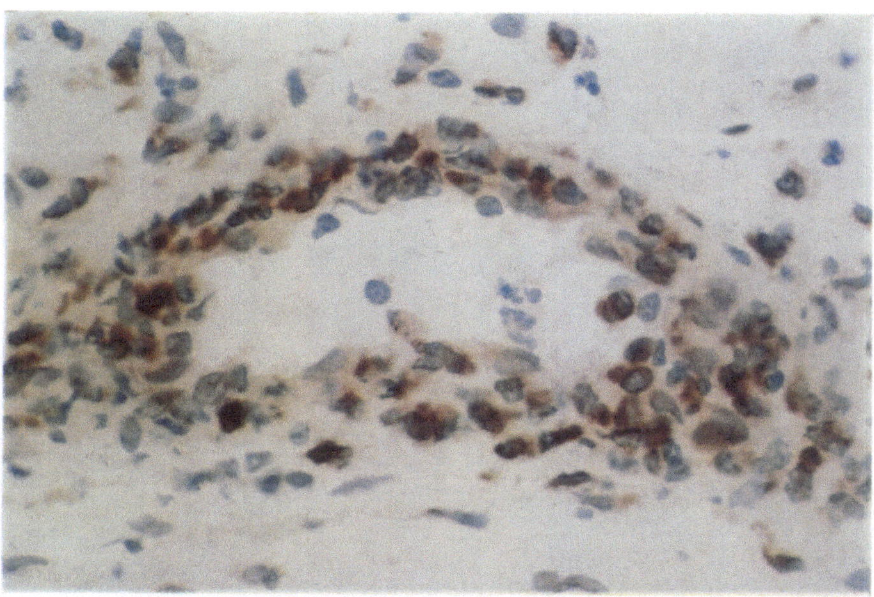

Abb. 32. Nachweis der α-Naphthylacetat-Esterase. Subepidermale Venole nach 4 Std Entzündungsdauer. Im Lumen Neutrophile und Lymphocyten (negativ) sowie positive Monocyten (braunrot). Die Adventitia ist massiv mit positiven Monocyten durchsetzt. 520 mal

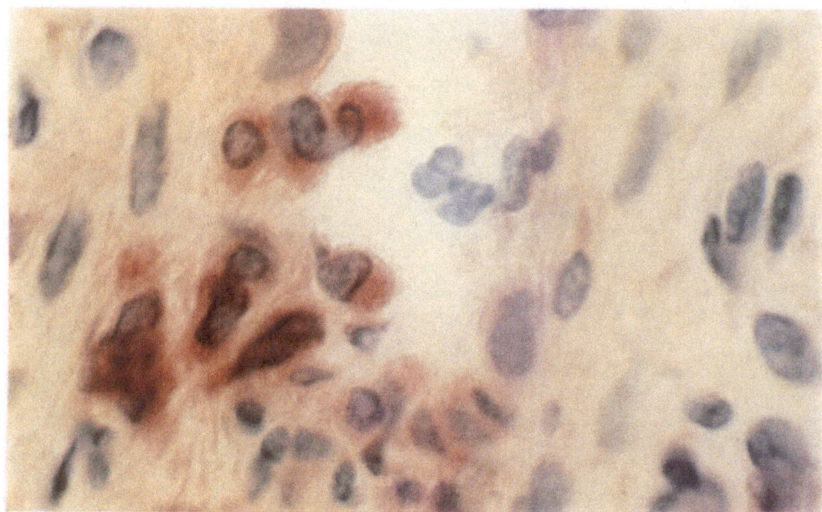

Abb. 34. Nachweis der α-Naphthylacetat-Esterase. Venole der 2. Entzündungsstunde mit emigrierenden positiven (braunrot) Blutmonocyten. Einige Monocyten liegen bereits in der Adventitia. 1300 mal

D-Chloracetat-Esterase ausgeführt. Die Auswertung der Schnitte erfolgte zunächst durch Übersichtsmikroskopie. Sodann wurden in jeweils 10 unspezifischen Esterasepräparaten der gleichen Versuchsperson alle gut abgrenzbaren Gefäßquerschnitte aufgesucht und die im Lumen befindlichen kernhaltigen Zellen bei Ölimmersion differenziert. Dabei unterschieden wir 1. segmentkernige Granulocyten, 2. esterasenegative Lymphocyten, 3. esterasepositive Monocyten und 4. mononucleäre Zellen, die nicht sicher eingeordnet werden konnten. Ihre Anzahl belief sich auf etwa 4% und umfaßt wahrscheinlich negative oder nur sehr schwach positive Monocyten, wie sie bei Gesunden immer in kleiner Anzahl im Blute vorkommen, und möglicherweise auch abgeschilferte Gefäßendothelien. Zum Vergleich wurden zu Beginn der Versuche Differentialblutbilder der Probanden angefertigt. Endlich untersuchten wir noch einige Kryostatschnitte von unverändertem, nicht entzündetem Hautgewebe.

b) Befunde

Bei der Pappenheim-Färbung stellten die frisch aufgewanderten Makrophagen je nach ihrem Ausbreitungsgrad unterschiedlich große Elemente

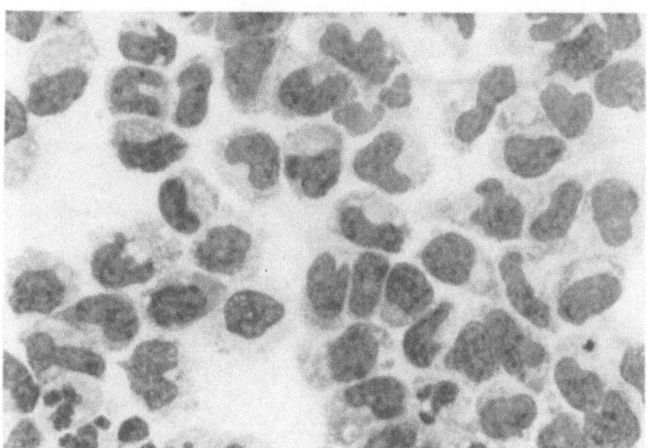

Abb. 21. Hautfenstermakrophagen in der 12. Entzündungsstunde. Pappenheim. 520 mal

dar (Abb. 21). Die Kerne waren sehr verschieden geformt und von rundlicher, ovaler, bohnen- oder hufeisenförmiger und schließlich völlig unregelmäßiger Gestalt. Ihr Chromatin war feinnetzig bis grobsträhnig strukturiert. Die am geringsten ausgebreiteten Makrophagen waren oft rundkernig und ähnelten daher den Lymphocyten, waren aber im Unterschied zu diesen viel basophiler und auch immer größer als die umgebenden Neutrophilen.

8 Leder, Blutmonocyt

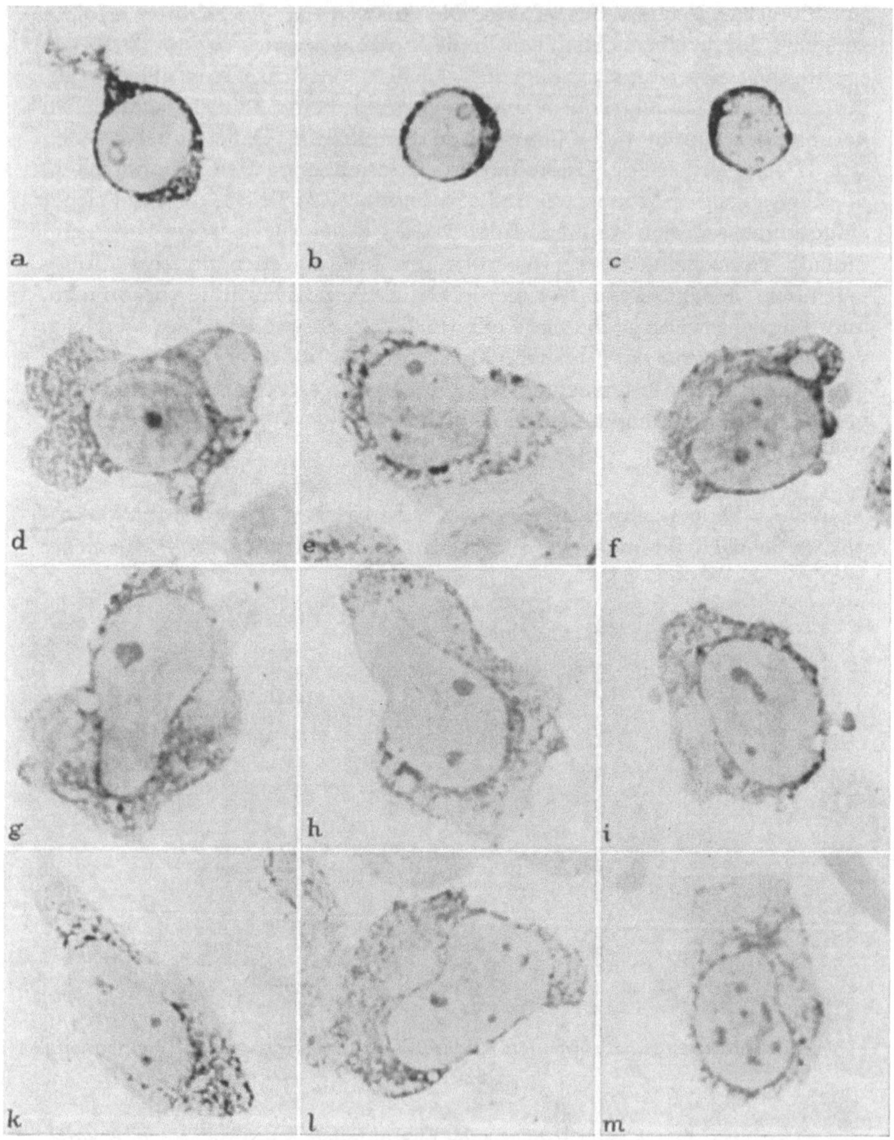

Abb. 22. *a—c* Blutlymphocyten. *d—m* Hautfenstermakrophagen der 9. und 10. Entzündungsstunde. *d—f* rundkernige Makrophagen mit 1—3 Nucleolen. *g—m* polymorphkernige Makrophagen mit 1—6 Nucleolen. Beachte die Unterschiede in Zahl und Form der Nucleolen zwischen Blutlymphocyten und Makrophagen. Nucleolenfärbung nach STOCKINGER und KELLNER. 1400 mal

Solche rundkernigen Phagocyten kamen in allen Präparaten in gleichmäßig gering bleibender Anzahl vor.

Das Makrophagenplasma wies oft pseudopodienartige Fortsätze auf, war mäßig basophil, meist unscharf begrenzt und von eigentümlich wolkiger Beschaffenheit. Es enthielt reichlich Vacuolen und nicht selten phagocytiertes Material wie Melanin (BARTH, 1961) und Neutrophilenreste.

Nucleolen waren im Pappenheim-Präparat nicht erkennbar. Bei der Nucleolenfärbung fanden sich jedoch in jedem Makrophagen 1—6 verschieden große, runde bis ovale, teilweise auch keulen- oder hantelförmige Kernkörperchen (Abb. 22). Eine Beziehung zwischen dem zahlenmäßigen oder qualitativen Verhalten der Nucleolen und der Kernform bestand nicht, insbesondere zeigten die rundkernigen Makrophagen in jeder Hinsicht die

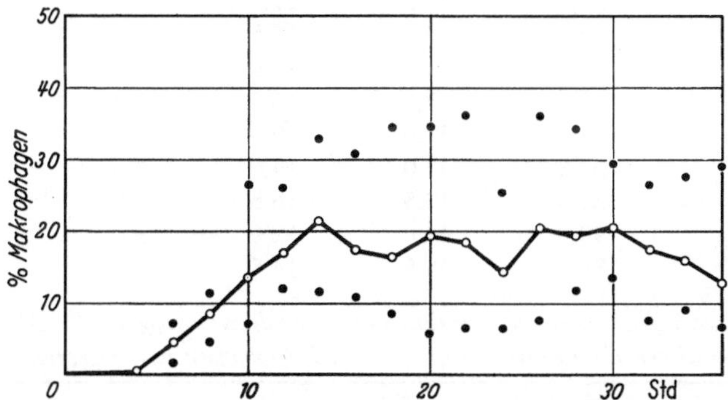

Abb. 23. Summenkurve der Makrophagen aus 6 Hautfensterreihen mit 2stündigem Plättchenwechsel. ● = zugehörige Maximalabweichungen

gleichen Befunde wie die polymorphkernigen. Vom Anbeginn ihres Erscheinens bis zum Ende der Kurzzeitversuche blieb die Morphologie der Makrophagen immer die gleiche, niemals konnten irgendwelche Zeichen einer Zellumwandlung beobachtet werden. Auch Mitosen wurden stets vermißt.

Neben Makrophagen kamen vor allem noch zahlreiche neutrophile sowie wenige eosinophile und basophile Granulocyten vor. Ganz selten fanden sich auch einzeln liegende Lymphocyten, niemals aber haben wir diese Zellen in größerer Zahl auftreten sehen.

Die Auszählung von 6 Präparatserien mit 2stündigem Plättchenwechsel (Abb. 23) ergab in den ersten Versuchsstunden eine sehr geringe Makrophagenzahl, die sich bis zur 14. Versuchsstunde stetig vergrößerte. Hier erreichte sie einen Anteil von 21,3% an der Gesamtzellzahl. Im weiteren Verlauf schwankten die Werte um etwa 19%, nach der 30. Stunde nahm die Makrophagenzahl leicht ab. Die Abweichungen von den gefundenen Mittel-

8*

werten waren jedoch sehr hoch. Sie sind auf die unregelmäßige Verteilung der Zellen auf den Hautfensterpräparaten zurückzuführen. Meist fanden

Tabelle 8. *Durchschnittswerte der prozentualen Nucleolenverteilung in den Makrophagen bei 1 Std-Wechsel der Deckgläser. Präparate von 3 Probanden mit insgesamt 4 Läsionen*

Std	Präparate-zahl	Nucleolenzahl (%) 1	2	3	4	5
1	0	—	—	—	—	—
2	1	43,3	43,3	13,4	—	—
3	2	42,5	42,0	13,0	4,0	—
4	2	37,0	39,5	19,3	3,5	0,5
5	3	35,0	47,0	17,0	1,0	—
6	4	36,5	41,5	17,0	4,5	0,5
7	2	36,5	49,5	15,5	2,5	1,0
8	3	40,0	43,0	14,0	2,0	1,0
9	2	33,5	45,5	16,5	3,5	1,0
10	3	34,0	51,0	12,0	3,0	—
11	2	37,5	47,0	14,0	1,5	—
12	2	33,0	47,5	16,5	3,0	—
13	2	40,0	44,0	12,0	3,0	—
14	2	38,5	45,5	14,5	1,5	—

Tabelle 9. *Durchschnittswerte der prozentualen Nucleolenverteilung in den Makrophagen bei 2 Std-Wechsel der Deckgläser. Präparate von 3 Probanden mit insgesamt 6 Läsionen*

Std	Präparate-zahl	Nucleolenzahl (%) 1	2	3	4	5
2	0	—	—	—	—	—
4	1	38,5	43,5	18,0	—	—
6	4	36,5	42,0	18,0	3,5	—
8	6	39,0	41,0	17,3	2,7	—
10	4	45,0	38,0	15,5	1,5	—
12	2	43,0	41,0	13,5	2,5	—
14	1	51	39	10	—	—
16	1	52	36	10	2	—
18	1	53	38	9	—	—
20	1	40	43	14	3	—
22	1	44	39	14	3	—
24	1	36	35	8	1	—
26	1	57	40	3	—	—
28	1	54	41	5	—	—
30	1	51	41	6	2	—
32	2	46,0	40,0	13,0	1,0	—
34	1	44	44	11	1	—
36	2	45,0	43,0	10,0	1,5	—

sich nämlich Anhäufungen von Makrophagen vorwiegend an der Peripherie der Zellrasen, aber auch an anderen Stellen, dagegen lagen die Neutrophilen mit Vorliebe zentral.

Die Auszählung der Nucleolenpräparate erbrachte keinerlei wesentliche Veränderungen der Anzahl und der Form der Kernkörperchen in Abhängigkeit von der Versuchsdauer oder von der Häufigkeit des Plättchenwechsels. Die Ergebnisse sind in den Tab. 8 und 9 zusammengestellt.

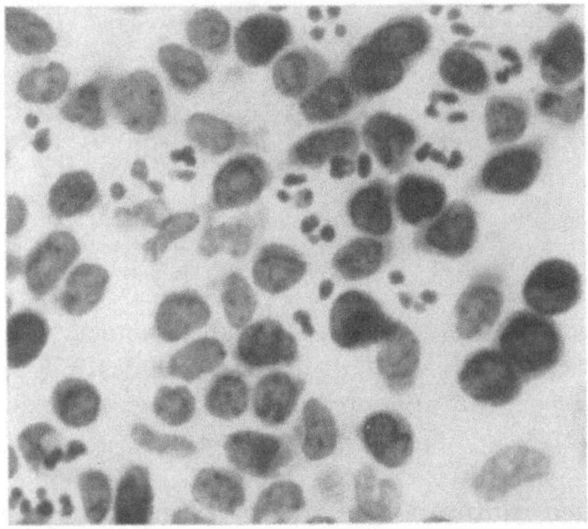

Abb. 24. Hautfensterpräparat der 12. Entzündungsstunde beim Nachweis der α-Naphthylacetat-Esterase. Makrophagen positiv, Neutrophile negativ. 350 mal

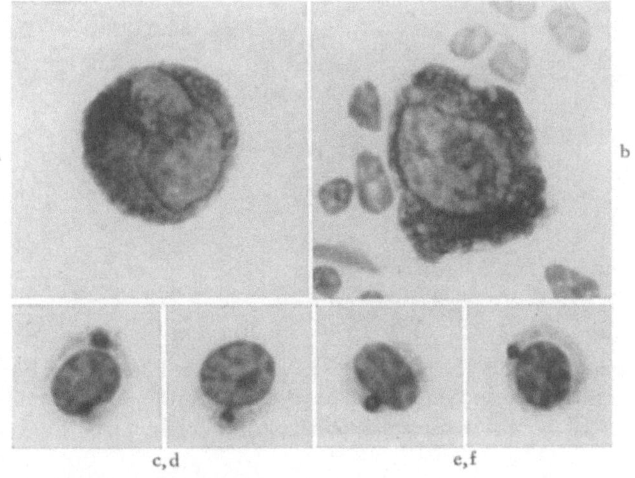

Abb. 25. Nachweis der α-Naphthylacetat-Esterase. *a* Blutmonocyt, *b* Hautfenstermakrophag, *c—f* Blutlymphocyten. Übereinstimmende Reaktion des Blutmonocyten und des Hautfenstermakrophagen. In den Lymphocyten dagegen jeweils nur ein kleiner rundlicher positiver Bezirk. 1400 mal

Fermentcytochemisch enthielten die Hautfenstermakrophagen vor allem reichlich α-Naphthylacetat- und Naphthol-AS-acetat-Esterase (Abb. 24 und 25). Die Reaktionsprodukte waren gleichmäßig im Plasma verteilt. Die Reaktionsstärke schwankte von Zelle zu Zelle in den gleichen Grenzen,

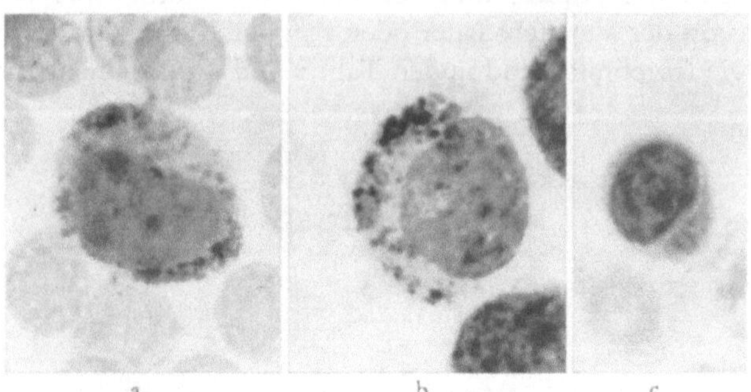

Abb. 26. Nachweis der sauren Phosphatase. *a* Blutmonocyt, *b* Hautfenstermakrophag, *c* Blutlymphocyt. Übereinstimmende Reaktion des Blutmonocyten und des Hautfenstermakrophagen. Im Blutlymphocyten dagegen nur ein kleiner positiver Bezirk. 1400 mal

wie wir dies bei den Blutmonocyten beobachten können. Ferner ließen die Makrophagen immer saure Phosphatase nachweisen (Abb. 26). Die Aktivitätsstärke war mittelgradig, aber immer höher als bei den Neutrophilen.

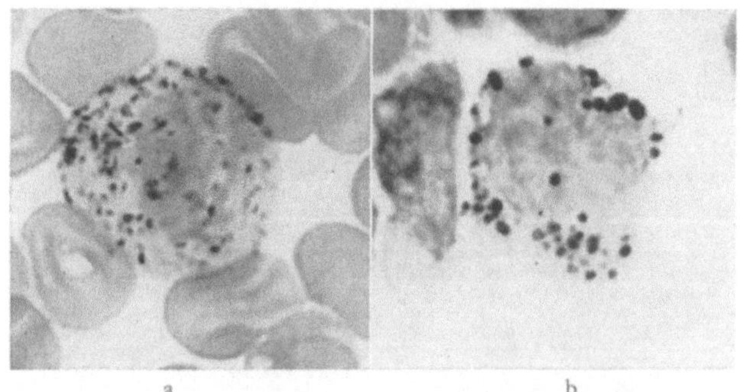

Abb. 27. Nachweis der Naphthol-AS-D-Chloracetat-Esterase. *a* Blutmonocyt, *b* Hautfenstermakrophag. Granuläre Reaktion des Blutmonocyten und des Hautfenstermakrophagen. 1400 mal

Auch hier war die Intensität der Anfärbung wie bei den Blutmonocyten von Zelle zu Zelle verschieden: teilweise bestand eine gleichmäßige, diffuse Rottönung, teilweise waren zusätzlich mehr oder weniger umfangreiche Anhäufungen von granulärem Reaktionsprodukt vorhanden. Einige Ma-

krophagen waren auch beim Nachweis von Naphthol-AS-D-Chloracetat-
Esterase positiv (Abb. 27). Hier bestand entweder eine gleichmäßige, homogene oder eine gleichmäßige, granuläre Anfärbung, oder es fanden sich —
oft zusammen mit Kerntrümmern — Einschlüsse von positivem Neutro-
philenplasma. Niemals wurde alkalische Phosphatase in den Makrophagen
festgestellt. Eine Änderung dieser Befunde konnte weder in Abhängigkeit
von der Häufigkeit des Plättchenwechsels noch in Abhängigkeit vom Ver-
suchsablauf beobachtet werden. Dagegen hatte der Ausbreitungsgrad der
Zellen einen deutlichen Einfluß auf die Aktivitätsstärken. So waren dicht
liegende und deshalb abgerundete Makrophagen sowohl beim Nachweis
der unspezifischen Esterase als auch der sauren Phosphatase stärker positiv
als die ausgebreiteten Zellen.

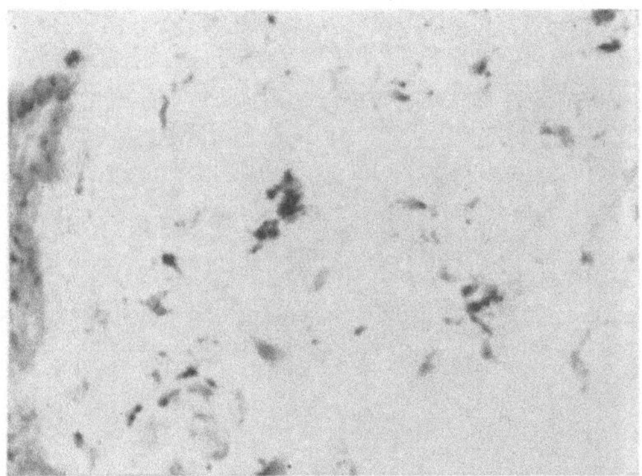

Abb. 28. Nachweis der α-Naphthylacetat-Esterase am normalen subepidermalen
Bindegewebe. Nur wenige bizarr geformte positive Bindegewebszellen. 140 mal

In den Kryostatschnitten von normalem Hautgewebe (Abb. 28) und
nach 15 min Entzündungsdauer (Abb. 31, Tafel V) fand sich nur ein
kleiner Teil esterase-positiver Bindegewebszellen, die teils grobe und verschieden große, teils auch feine und gleich große, braungefärbte Granula
im Cytoplasma enthielten. Über den Charakter dieser Zellen sind wir uns
nicht im klaren. Die Fibrocyten waren negativ oder schwach positiv. Auch
das Endothel der Blutgefäße bot im allgemeinen keine deutliche Reaktion,
nur das einiger Venolen war geringgradig braun getönt. Die Adventitialzellen waren größtenteils negativ. Die Gefäßlumina enthielten nur einige
segmentkernige Granulocyten. Bei der Naphthol-AS-D-Chloracetat-
Esterasereaktion waren nur die Gewebsmastzellen und innerhalb der Blutgefäße einige Neutrophile positiv.

Schon 30 min nach der Excoriation aber zeigten die Präparate (Abb. 29a)
in den dicht unter der Läsion gelegenen Venolen zahlreiche neutrophile neben

einigen eosinophilen Granulocyten, von denen viele die Gefäßwand durch-
wanderten. Die Adventitia war durch die Infiltration stark verbreitert. Eine
kleinere Anzahl der Neutrophilen hatte die Adventitia bereits verlassen
und lag in der weiteren Umgebung der Gefäße. Im Bereiche von dicht
unter der Läsion gelegenen Gefäßen erreichten die Leukocyten die Oberfläche der Epidermis. Bei der unspezifischen Esterasereaktion (Abb. 30a,

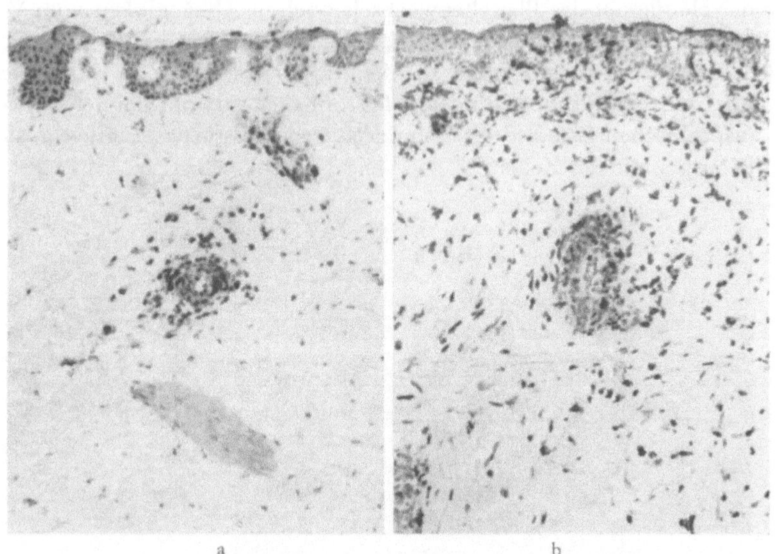

a   b

Abb. 29. Nachweis der Naphthol-AS-D-Chloracetat-Esterase. *a* Hautschnitt nach
30 min Entzündungsdauer. Beginnende Neutrophilenemigration (schwarz, im
Original leuchtend rot) im Bereich zweier Venolen. *b* Hautschnitt nach 2 Std
Entzündungsdauer. Ausgedehnte Infiltration der Cutis und Durchwanderung der
Epidermis durch Neutrophile. 140 mal

Tafel 6) fanden sich nur wenige Monocyten in den Gefäßlumina. Auffälliger-
weise waren Lymphocyten kaum vorhanden.

Nach 1 Std hatten sich die Monocyten innerhalb der Gefäße etwas vermehrt, nach 2 Std fanden sie sich bereits in größerer Anzahl und z. T.
waren sie im Begriff, die Gefäßwand zu durchdringen. Lymphocyten waren
noch immer sehr selten. Die Infiltration mit Neutrophilen war weiter fortgeschritten (Abb. 29b).

In der 3. und 4. Stunde war nun eine hochgradige Vermehrung von Monocyten zu beobachten (Abb. 30b, Tafel VI; 32, Tafel VII; 33). Sie lagen teils
in den Gefäßen, teils in der Adventitia. Nicht selten waren Durchwan-
derungsbilder der Monocyten (Abb. 34, Tafel VII) zu beobachten, wobei sie mit der einen Zellhälfte schon zwischen die Endothelzellen ein-

gedrungen waren, mit der anderen aber noch im Lumen lagen. Außerdem waren jetzt viele Monocyten in die weitere Umgebung der Gefäße ausgeschwärmt. Diese extravasierten Monocyten konnten mit der unspezifi-

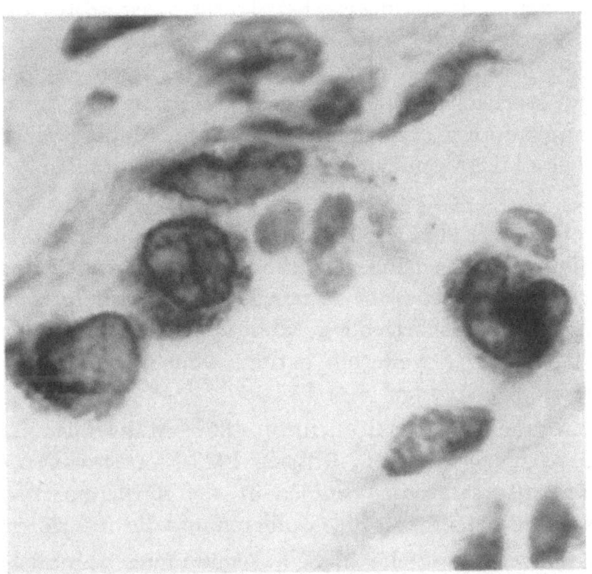

Abb. 33. Nachweis der α-Naphthylacetat-Esterase. 3 positive Monocyten neben einem Neutrophilen in einer subepidermalen Venole. 10. Entzündungsstunde. 1400 mal

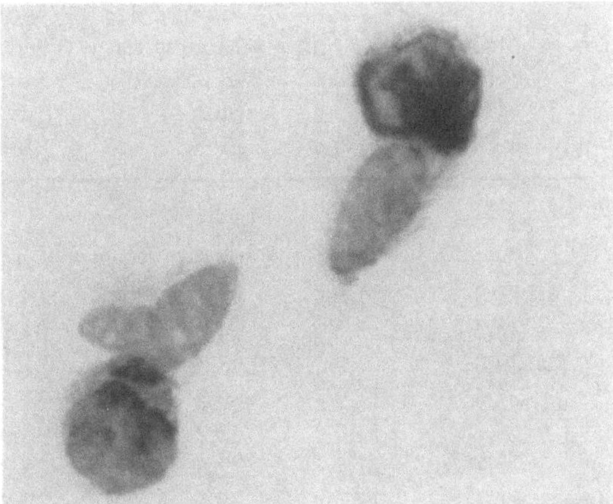

Abb. 35. Nachweis der α-Naphthylacetat-Esterase. 2 positive (schwarz, im Original braunrot) emigrierte Blutmonocyten neben 2 negativen Bindegewebszellen in der Cutis.. 10 Entzündungsstunde. 1400 mal

schen Esterasereaktion in den meisten Fällen gut von den Bindegewebszellen der Haut unterschieden werden (Abb. 35): während die Monocyten
auch außerhalb der Gefäße den typischen nieren- oder bohnenförmigen
Kern besaßen, waren die Bindegewebszellkerne meist größer und länglich-
oval. Das Monocytenplasma war kräftig esterase-positiv, gut abgrenzbar
und verzweigte sich nicht in der Umgebung. Dagegen zeigte das Plasma
der Bindegewebszellen sehr langgestreckte Fortsätze, die sich unscharf in
der Umgebung verloren. Schließlich waren die Bindegewebszellen auch
deutlich größer als die Monocyten, die etwa den neutrophilen Granulocyten
entsprachen.

In den folgenden Zeiträumen bis zur 10. Stunde veränderte sich das beschriebene Bild nun nicht mehr wesentlich. Es war nur noch eine Zunahme
der Monocyteninfiltration dicht unterhalb der Läsion festzustellen. Die
Gefäße enthielten immer reichlich Monocyten und Granulocyten. Der
Lymphocytengehalt war weiterhin gering, wenn auch höher als in den
ersten 3 Entzündungsstunden.

In Übereinstimmung mit COHNHEIM, 1867; MARCHAND, 1889—1924;
RICKER und REGENDANZ, 1921; RÖSSLE, 1923; TANNENBERG, 1925, und
anderen waren insgesamt die Venolen in viel stärkerem Maße an dem
Emigrationsprozeß beteiligt als die Capillaren und die Arteriolen.

Die Differentialzählung der in den Gefäßlumina befindlichen Leukocyten (Tab. 10, Abb. 36, 37, 38) erbrachte nach 30 min zunächst ein starkes

Tabelle 10. *Intravasales Zellbild bei der Hautfensterentzündung*

Zeit	Neutro- phile in %	Mono- cyten in %	Lympho- cyten in %	Summe der Monocyten u. Neutro- philen in %	Monocytenpro- zentzahl aus der Summe v. Mono- cyten u. Neutro- philen in %
15 min	—	—	—	—	—
30 min	87,4	8,1	2,5	95,5	8,5
1 Std	84,5	13,8	1,0	98,3	14,0
2 Std	71,0	23,3	3,3	94,3	24,6
3 Std	64,3	29,0	5,9	93,3	31,1
4 Std	51,6	27,6	17,9	89,2	31,5
5 Std	65,5	16,7	13,0	82,2	20,3
6 Std	51,9	20,7	21,1	72,6	28,2
7 Std	56,2	21,7	17,5	88,9	27,8
8 Std	60,4	19,3	15,8	79,7	24,2
9 Std	72,4	12,5	12,4	77,9	16,1
10 Std	60,2	20,1	14,7	80,3	25,0

Überwiegen der Granulocyten, die 87,4% gegenüber 8,1% Monocyten und nur 2,5% Lymphocyten ausmachten. In der Folgezeit nahm der Neutrophilengehalt bis zur 4. Stunde stetig ab, dann bewegte er sich um Werte zwischen 51,9% und 72,4%. Der Monocytengehalt stieg dagegen schnell auf

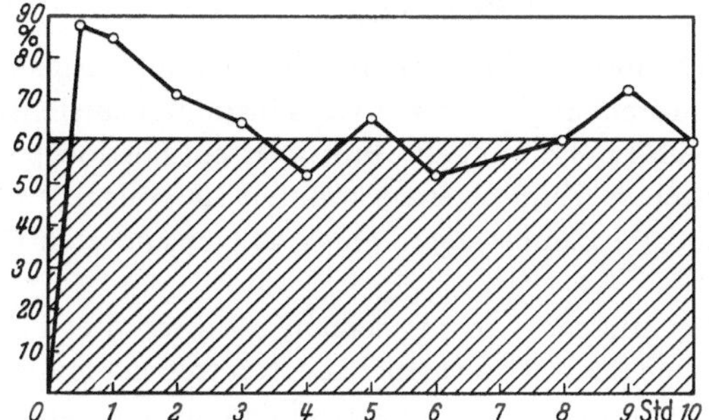

Abb. 36. Quantitatives Verhalten der intravasalen Granulocyten während des Entzündungsablaufes. Die schraffierte Fläche stellt zum Vergleich den durchschnittlichen Neutrophilenanteil in den Blutausstrichen der Probanden dar

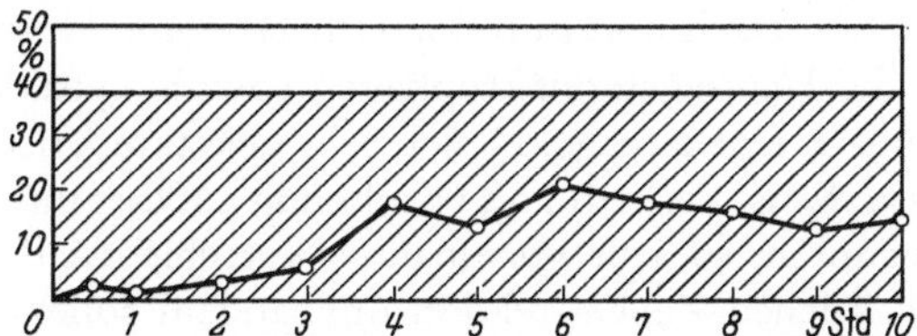

Abb. 37. Quantitatives Verhalten der intravasalen Lymphocyten während des Entzündungsablaufes. Die schraffierte Fläche stellt zum Vergleich den durchschnittlichen Lymphocytengehalt in den Blutausstrichen der Probanden dar

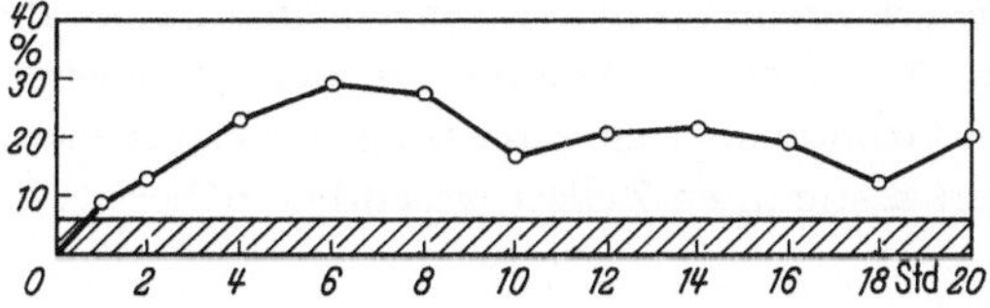

Abb. 38. Quantitatives Verhalten der intravasalen Monocyten während des Entzündungsablaufes. Die schraffierte Fläche stellt zum Vergleich den durchschnittlichen Monocytengehalt in den Blutausstrichen der Probanden dar

29,0% bzw. 27,6% in der 3. und 4. Stunde an und schwankte danach um etwa 17%. Die Lymphocyten blieben während der gesamten Versuchsdauer weit unterhalb ihres Anteiles in den Kontrollblut-Ausstrichen (38,0%).

Alle Versuchspersonen wiesen ein normales Differentialblutbild mit durchschnittlich 54,4% Neutrophilen, 5,4% Monocyten und 38,0% Lymphocyten auf. Der relativ hohe Lymphocytenanteil erklärt sich durch das jugendliche Alter der Probanden: es handelte sich zumeist um Studenten.

c) Besprechung der Befunde

Grundsätzlich sind für die Herkunft der Hautfenstermakrophagen drei Hypothesen zu prüfen. Sie könnten erstens histiogen entstehen und müßten dann emigrierte und umgewandelte Fibroblasten, Histiocyten, Adventitialzellen usw. darstellen. Zum zweiten könnten sie emigrierte Lymphocyten sein, und schließlich ist zu erwägen, ob sie ausgewanderten Blutmonocyten entsprechen.

Zunächst aber müssen wir uns fragen, ob diese drei Hypothesen sich gegenseitig ausschließen oder ob es nicht auch zutreffen könnte, daß die Hautfenstermakrophagen sowohl aus ortsständigen als auch aus Blutelementen entstehen, wie das für die Makrophagen vielfach in der Literatur angenommen wird. Die als potentielle Hautfenstermakrophagen in Frage kommenden Zellarten, wie Lymphocyten, Monocyten, Fibroblasten, „undifferenzierte" Mesenchymzellen, Adventitialzellen, Endothelien usw. stellen eine morphologisch und funktionell heterogene Gruppe dar. Demgegenüber sind die Hautfenstermakrophagen sowohl cytologisch als auch fermentcytochemisch eine einzige, in sich sehr charakteristische, völlig einheitliche Zellrasse. Es ist deshalb von vornherein äußerst unwahrscheinlich, daß alle die genannten, so sehr voneinander verschiedenen Elemente sich zu einer so einheitlichen Zellpopulation umwandeln sollen wie wir sie in den Hautfenstermakrophagen vor uns haben. Zumindest müßte man in einem solchen Falle wenigstens bei einem kleinen Teil der Hautfenstermakrophagen noch Zeichen eines solchen Umformungsprozesses sehen.

Im Gegenteil aber sind die Hautfenstermononucleären von Anfang bis Ende der Kurzzeitversuche bis in alle Einzelheiten immer die gleiche Zellart, lediglich ihr Anteil an der Gesamtzahl der Exsudatzellen verschiebt sich. Aus diesem Grunde liegt die Ableitung der Hautfenstermakrophagen aus einer einzigen bestimmten Zellart wesentlich näher als die gegenteilige Annahme.

aa) Zur histiogenen Hautfenstermakrophagenentstehung

Wenn wir uns der Möglichkeit der histiogenen Entstehung der Hautfenstermakrophagen zuwenden, wie sie von BECKER 1960; BECKER, KUDO, ARGENTON und FISCHER, 1961 sowie HOFF, 1962, vertreten wird, so müssen wir als erstes in Übereinstimmung mit STEIGLEDER und LÖFFLER, 1956 sowie STEIGLEDER und SCHULTIS, 1957, feststellen, daß das normale Hautgewebe nur sehr spärlich Zellen enthält, welche nach ihrem fermenthistochemischen Verhalten als potentielle Hautfenstermakrophagen in Frage kommen (Abb. 28). Dieser sehr geringen Zahl steht aber die ungeheure Masse von Makrophagen gegenüber, die bei der Rebuckschen Technik im Verlaufe von 36 Std aus einer einzigen Läsion gewonnen werden kann. Nur durch eine rasche Folge von zahlreichen Mitosen könnten sich aus diesen wenigen esterasepositiven Gewebszellen zahlreiche Makrophagen entwickeln, die dann als Hautfensterphagocyten in Erscheinung treten.

Dem steht aber entgegen, daß sich in den ersten 24 Std der akuten Entzündung auch bei Anwendung von Colchicin keine Mitosen auffinden lassen (ALLGÖWER, 1956). Außerdem sind die mit Hilfe der Autoradiographie gewonnenen Kenntnisse vom zeitlichen Ablauf der mit der Zellteilung verbundenen Stoffwechselprozesse nicht recht mit dieser Vorstellung in Einklang zu bringen. Allein die DNS-Synthesezeit beträgt bei Säugerzellen im allgemeinen etwa 6 Std, und die Generationszeiten sind meist wesentlich länger. Deshalb ist es schon aus zeitlichen Gründen kaum vorstellbar, daß eine derartige Fülle von Makrophagen, wie wir sie bei jeder unspezifischen Entzündung nach kürzester Zeit auftreten sehen, durch mitotische Vermehrung von ortsständigen esterasepositiven Zellen entstehen kann.

Nimmt man eine Entstehung von esterasepositiven Makrophagen aus esterasenegativen lokalen Zellen an, so müßten die schon nach 3—4 Std in der Adventitia und der näheren Gefäßumgebung angehäuften esterasepositiven Infiltratzellen ihre Aktivität in ganz kurzer Zeit entwickeln. Dieser Vorstellung widersprechen unsere Kenntnisse über den zeitlichen Ablauf von Fermentaktivitätssteigerungen. So konnten GEDICK und BONTKE, 1957 sowie GEDICK und FISCHER, 1960, erst nach 6 Tagen einen allmählichen Anstieg verschiedener Hydrolasen in Zellen des frischen Fremdkörpergranulomes feststellen, und sowohl FISCHER und GROPP, 1964, als auch WEISS und FAWCETT, 1953, sahen zwar bei Makrophagen der Gewebskultur eine Aktivitätssteigerung von unspezifischer Esterase und saurer Phosphatase, sie trat aber erst im Verlaufe von einigen Tagen und nicht — wie wir dies für den Fall einer lokalen Genese der Infiltratmakrophagen annehmen müßten — innerhalb weniger Stunden auf.

Autoradiographische Befunde von CRONKITE, BOND, FLIEDNER und KILLMANN, 1960, BRAUNSTEINER, HÖFER und SAILER, 1961 a sowie McCLUSKEY, BENACERRAF und McCLUSKEY, 1963, und anderen beweisen eindeutig, daß den ortsständigen Zellen keine wesentliche Bedeutung bei der Bildung des akuten entzündlichen Infiltrates zukommt. Diese Autoren konnten in Tierversuchen übereinstimmend nachweisen, daß nach Injektion von H^3-Thymidin die Zellen des Bindegewebes nur selten markiert werden. Ruft man bei solchen Tieren aber ein entzündliches Infiltrat hervor, so sind die Makrophagen in einem sehr hohen Prozentsatz markiert. Dies bedeutet, daß die Infiltratzellen nicht lokal entstanden sein können. Ein nach Entzündungsbeginn einsetzender H^3-Thymidineinbau in örtlich proliferierende Zellen kann mit Sicherheit ausgeschlossen werden, da in die Blutbahn gebrachtes H^3-Thymidin binnen einer Stunde entweder katabolisiert oder fest in die Zellkerne proliferierender Systeme eingebaut ist. So bleibt nur die Möglichkeit, daß die Infiltratzellen hämatogen zuwandern.

Überdies konnten EBERT und FLOREY, 1939, überzeugend nachweisen, daß tuschemarkierte Monocyten zwar aus dem Blutstrom auswandern und als Makrophagen bzw. Histiocyten im Gewebe seßhaft werden, jedoch gelingt es nicht, diese einmal seßhaft gewordenen Zellen durch Entzündungsreize in ihrer unmittelbaren Umgebung zur Abrundung und Emigration in das benachbarte Entzündungsgebiet zu bewegen, wie es im allgemeinen mit großer Bestimmtheit und als Regelfall geschildert wird. Zu diesem Ergebnis kam übrigens bereits COHNHEIM, 1869, der die „fixen Bindegewebskörperchen" der Froschzunge unter den Bedingungen der Entzündung lebend beobachtete und keinerlei Lokomotion derselben trotz der langen Beobachtungszeit von 36 Std auftreten sah.

Schließlich soll noch die Marchandsche Lehre von den Adventitialzellen besprochen werden, die ja bis in unsere Zeit einen wichtigen Bestandteil der allgemeinen Entzündungslehre ausmacht. An der Beobachtung MARCHANDs, daß bei der akuten Entzündung ausgedehnte Anhäufungen von Neutrophilen und „Mononucleären" in den Wandungen der kleinen Gefäße auftreten, besteht nicht der geringste Zweifel, wie auch aus unseren eigenen Versuchen hervorgeht. Für die Herkunft der in der Adventitia liegenden Neutrophilen und „Mononucleären" bietet sich aber — ganz wie für die Hautfenstermakrophagen — neben der Möglichkeit der lokalen Proliferation auch die der hämatogenen Zuwanderung an.

Die letzte Möglichkeit wird heute für die Neutrophilen, abgesehen von einigen Außenseitern, seit COHNHEIM, 1867, nicht mehr ernsthaft bestritten. Zwar ist für die mononucleären Zellen der Gefäßwandinfiltrate die hämatogene Herkunft auch in Betracht gezogen worden, aber man stellte die lokale Genese dieser Zellen ganz in den Vordergrund. Doch fehlen stichhaltige Argumente, die diese Hypothese unterbauen könnten. Denn die bloße Anwesenheit der Mononucleären in der Gefäßwand beweist keineswegs, daß sie auch dort entstanden sind, wie sich ja auch die Neutrophilen in den Gefäßwänden anhäufen, ohne daß sie dort gebildet werden. Da eine lokale Genese der zahlreichen in der Gefäßwand befindlichen mononucleären Entzündungszellen nicht in Frage kommt, wie wir gesehen haben, muß nach einer anderen Erklärung für ihre Anhäufung gesucht werden.

Die Ursache der perivasculären Zellansammlung ist rein mechanischer Art. Es kommt nämlich zu einem „Aufstau" von emigrierten Monocyten und Neutrophilen, welcher durch die Struktur der Gefäßwand bedingt ist, die für die auswandernden Leukocyten einen erheblichen Widerstand bildet. Dies konnten ZWEIFACH, 1955; MARCHESI und FLOREY, 1960; FLOREY und GRANT, 1961; HURLEY und XEROS, 1961 sowie MARCHESI, 1964, mit lichtmikroskopischen und elektronenoptischen Befunden belegen. Die so aufgestauten Zellen zeigen häufig eine längliche Verformung, und ihre Zelleiber beschreiben dabei in Anpassung an die engen Spalten der zirkulär strukturierten Gefäßwand kreisbogenförmige Figuren. Die typische Kernform der Neutrophilen gestattet trotz dieser starken Deformierung ihre sichere Erkennung, die Monocyten aber werden im üblichen histologischen Präparat den ortsständigen Adventitialzellen so ähnlich, daß man beide Zellformen nicht voneinander trennen kann. Und deshalb hielt MARCHAND wie zahlreiche andere Forscher alle diese mononucleären Zellelemente für gewucherte Adventitialzellen. Mit Hilfe der unspezifischen Esterasereaktion ist aber mit Leichtigkeit zu zeigen, daß die eigentlichen Gefäßwandzellen des nicht entzündeten Bindegewebes negativ sind (Abb. 31, Tafel V) und daß sie schon nach 3–4 Std Entzündungsdauer von ausgewanderten, stark esterasepositiven Blutmonocyten in so großer Zahl überlagert werden, daß sie kaum noch identifiziert werden können (Abb. 32, Tafel VII).

So geben sowohl unsere eigenen Untersuchungen als auch zahlreiche mit modernen Methoden erhobene Befunde der Literatur keine Hinweise auf eine histiogene Entstehung der Hautfenstermakrophagen. Wir können zwar ein solches Vorkommnis nicht für jeden einzelnen Makrophagen ausschließen, sicher aber ist, daß die Entzündungsmakrophagen allenfalls in einer ganz verschwindend kleinen, zu vernachlässigenden Minderheit aus dem örtlichen Gewebe hervorgehen. Ihre überwältigende Mehrzahl muß aus dem Blutstrome zugewandert sein.

bb) Zur lymphocytogenen Hautfenstermakrophagenentstehung

Die Hautfenstermakrophagen werden bekanntlich vor allem von REBUCK u. Mitarb., 1947–1964, in einer großen Anzahl von Publikationen als Blutlymphocyten bzw. deren Derivate aufgefaßt. Dieser Meinung haben sich zahlreiche Forscher angeschlossen. Alle diese Autoren behaupten, daß bei stündlichem Deckglaswechsel in der 9. bis 12. Stunde der Entzündung zahlreiche Lymphocyten aufträten, die sich in der Folgezeit in typische große Hautfenstermakrophagen umwandeln sollen.

Abgesehen davon, daß mit der Versuchsanordnung von REBUCK eine solche Umwandlung, selbst wenn sie grundsätzlich stattfände, gar nicht verfolgt werden kann (s. S. 111), beobachteten wir in Übereinstimmung mit BECKER, 1960, BECKER, KUDO, ARGENTON und FISCHER, 1961 sowie VOLKMAN und GOWANS, 1965a, weder eine nennenswerte Emigration von Lymphocyten überhaupt, noch besonders in der 9. bis 12. Stunde, und auch

nicht die geringsten Veränderungen des cytologischen Bildes der mononucleären Hautfensterzellen, die auf irgendeinen Umwandlungsvorgang
schließen lassen könnten.

Die Versuche mit der Nucleolenfärbung erbrachten das gleiche Ergebnis. Der Nucleolengehalt und die Form der Kernkörperchen blieben
zu allen Zeitpunkten gleich. Insbesondere in der 9. bis 12. Entzündungsstunde, während der es nach Rebuck u. Mitarb. zu einer besonders starken
Emigration von Lymphocyten kommen soll, waren keine Veränderungen
der Nucleolenzahlen vorhanden, die diese Hypothese stützen könnten. Die
Lymphocyten besitzen zu etwa 70−90% einen solitären Nucleolus (Stockinger und Kellner, 1952; Grundmann, 1959, 1960, 1961), und so wäre zu
dieser Zeit eine besonders große Anzahl von Makrophagen mit nur einem
Kernkörperchen zu erwarten gewesen, wenn die Rebucksche Auffassung
richtig wäre.

Noch weniger gaben unsere fermentcytochemischen Hautfensterunter-
suchungen Hinweise auf eine Beteiligung der Lymphocyten an der Makrophagenentstehung. Die großen Phagocyten waren von Anfang an kräftig
positiv beim Nachweis der unspezifischen Esterase und der sauren Phosphatase und unterschieden sich damit eindeutig von Blutlymphocyten
(Abb. 25, 26). Eine Änderung dieses Verhaltens war zu keiner Zeit nachweisbar. Auch fehlten Übergangsformen, die bei einer angenommenen
lymphocytogenen Makrophagenentstehung zu erwarten wären. Selbst die
immer in geringer Anzahl vorhandenen rundkernigen Makrophagen sind
keinesfalls als solche Übergangsformen anzusprechen, sondern stellen nur
Formvarianten der Makrophagen dar. Dies kann aus ihrem fermentcytochemischen Verhalten geschlossen werden: Wenn man unspezifische
Esterase oder saure Phosphatase nachweist, sind sie stärker positiv als die
ausgebreiteten Makrophagen (Abb. 24). Diese Erscheinung ist auf die
starke Abrundung und Verkleinerung der Zellen bei dichter Lagerung
zurückzuführen, wodurch die Fermentkonzentration pro Flächeneinheit
höher und die Reaktion damit stärker wird (Leder und Lennert, 1963).
Wenn die Rundzellen dagegen Lymphocyten oder Übergangsformen von
Lymphocyten zu Makrophagen darstellten, so wäre fermentcytochemisch
ein gegenteiliges Verhalten zu erwarten: Die Zellen müßten wie die Blutlymphocyten bei beiden Fermentnachweisen sehr schwach positiv oder
jedenfalls geringer angefärbt sein als die ausgebreiteten Makrophagen. Eine
solche Korrelation der Aktivität zur Zellgröße ist jedoch niemals zu
beobachten. Überdies entspricht auch die cytotopographische Verteilung
der Esterase- und sauren Phosphataseaktivität in den Rundzellen der Hautfensterpräparate nicht den Verhältnissen bei den Lymphocyten: Während
die Rundzellen wie alle anderen Makrophagen immer diffus angefärbt
waren, sind in den Lymphocyten oft kleine, korpuskelähnliche positive

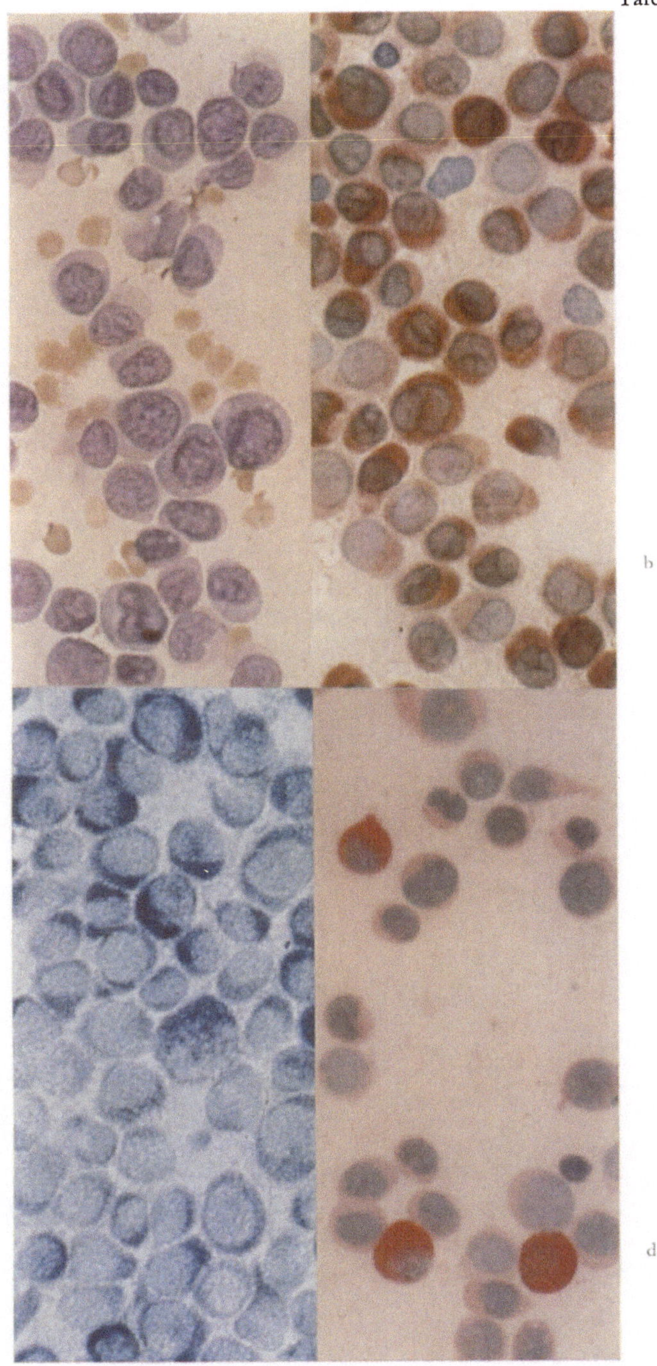

Abb. 68. Sternalpunktat bei Monocytenleukämie. *a* Pappenheimfärbung. *b* Nachweis der α-Naphthylacetat-Esterase. *c* Nachweis der Naphthol-AS-acetat-Esterase. *d* Nachweis der Naphthol-AS-D-Chloracetat-Esterase zur Darstellung der neutrophilen Myelopoiesezellen. 520mal

Plasmabezirke vorhanden. Endlich können die rundkernigen Makrophagen eine positive Peroxydase-Reaktion zeigen (REBUCK u. Mitarb.; RIIS, 1959; BECKER, 1960; BARTH, 1961; LENNERT, 1961; BECKER u. Mitarb., 1961, u. a.). Auch dieser Befund muß in Widerspruch zu REBUCK u. Mitarb. als gegen die Identität von Rundkernigen und Blutlymphocyten sprechend gewertet werden. Ein weiteres Argument gegen eine Beteiligung der Blutlymphocyten an der Makrophagengenese liefern unsere Befunde an den Gefäßen der entzündeten Haut. So blieb der prozentuale Anteil der Lymphocyten an den intravasal angesammelten Zellen immer gering und lag weit unter den im Blutausstrich zu findenden Zahlenwerten. Eine Emigration von Lymphocyten konnten wir in Übereinstimmung mit CLARK und CLARK, 1930; EBERT und FLOREY, 1939; FLOREY und GRANT, 1961 u. v. a. nicht nachweisen.

SCHNEIDER, 1963, untersuchte den Einfluß von Röntgenstrahlen und einigen Cytostatica auf das Hautfensterexsudat von Ratten. Er fand eine sehr hohe Resistenz der Makrophagen gegenüber der Röntgenbestrahlung, die von der bekanntlich hohen Sensibilität der Lymphocyten stark abwich. Auch diese Beobachtung spricht gegen die Auffassung, daß die Makrophagen emigrierte Lymphocyten sind, und sie stimmt mit den Bestrahlungsergebnissen an Peritonealmakrophagen von BERCOVICI und GRAHAM, 1964, überein.

Schließlich seien noch die wichtigen Befunde von VOLKMAN und GOWANS, 1965a, b, TREPEL, 1965 sowie TREPEL und BEGEMANN, 1966, angeführt. Beide Autorengruppen konnten unsere (LEDER und SCHOMERUS, 1963; LEDER und NICOLAS, 1963a, b; LEDER und CRESPIN, 1964) Schlußfolgerung, daß die Hautfenstermakrophagen mit Sicherheit keine emigrierten Lymphocyten darstellen, bestätigen.

So stellten VOLKMAN und GOWANS fest, daß sich die kleinen Lymphocyten der Ratte bei einmaliger H^3-Thymidinapplikation nur zu etwa 1—2% markieren lassen, während die Hautfenstermakrophagen zu einem viel größeren Prozentsatz H^3-Thymidin enthalten. Wurden mit tritiiertem Adenosin markierte Rattenlymphocyten syngenetischen Empfängern injiziert und den Tieren hernach Hautfenster angelegt, so blieben die Hautfenstermakrophagen unmarkiert. Eine starke Verminderung der Blutlymphocytenzahl um etwa 90% durch Bestrahlung mit 400 r oder durch Drainage des Ductus thoracicus hatte keinen Einfluß auf die Anzahl der aufwandernden Hautfenstermakrophagen. Aus diesen Befunden schlossen VOLKMAN und GOWANS, daß die Lymphocyten nicht an der Bildung der Makrophagen beteiligt sein können.

TREPEL und BEGEMANN verabfolgten Ratten mehrere intraperitoneale H^3-Thymidin-Injektionen. Dann legten sie bei einem Teil der Tiere 2 Std nach der letzten Thymidingabe, bei einem anderen Teil 8 Tage später,

Hautfenster an und stellten gleichzeitig Blutbilder her. Nach Autoradiographie der Blutbilder und Hautfensterpräparate wurde der Markierungsindex für die einzelnen Zellarten bestimmt.

Die Makrophagen der zuerst angelegten Hautfenster hatten einen Markierungsindex von über 90%. Alle Lymphocytenarten der zur gleichen Zeit entnommenen Blutausstriche boten dagegen einen wesentlich niedrigeren Markierungsindex. Untersuchten TREPEL und BEGEMANN 8 Tage später in gleicher Weise, so enthielten nur 1,8% der Hautfenstermakrophagen Radioaktivität, während die Zellen der Lymphocytenreihe nun umgekehrt einen viel höheren Index aufwiesen. Aus diesem völlig gegensätzlichen Verhalten von Lymphocyten und Hautfenstermakrophagen schlossen TREPEL und BEGEMANN ebenfalls, daß die Entzündungsphagocyten keine emigrierten Lymphocyten sein können.

Aus all dem Gesagten geht mit Sicherheit hervor, daß es bei den Hautfensterversuchen keine Emigration von Lymphocyten mit nachfolgender Metamorphose zu Phagocyten gibt. Die Auffassung von REBUCK u. Mitarb. sowie seiner Anhänger ist damit in allen Punkten unhaltbar geworden.

cc) Zur monocytogenen Hautfenstermakrophagenentstehung

Damit ist nur noch die Möglichkeit der Identität von Hautfenstermakrophagen und Blutmonocyten verblieben. Und tatsächlich sind auch alle unsere Befunde und die der Literatur nicht nur mit dieser Annahme vereinbar, sondern die Hypothese der monocytogenen Makrophagenentstehung läßt sich beweisen.

Schon cytologisch entsprechen zahlreiche frisch aufgewanderte Hautfenstermakrophagen in Struktur und Form der Kerne den Blutmonocyten. Sie sind durch fließende Übergänge mit allen anderen Formvarianten der mononucleären Hautfensterzellen verbunden, lassen sich also keineswegs als Sondergruppe abgrenzen.

Andererseits weichen die Makrophagen in einer Reihe von morphologischen Einzelheiten von den typischen Blutmonocyten ab: Sie enthalten keine Azurgranula, das Plasma ist schwach basophil, das Chromatin ist oft schärfer und gröber strukturiert als bei Monocyten, sie besitzen deutlich abgrenzbare Nucleolen und im Plasma finden sich zahlreiche Vacuolen.

Diese morphologischen Abweichungen sprechen aber nicht gegen eine Identität der Makrophagen mit ausgewanderten Blutmonocyten, sondern sind als Folge einer intensiven Funktion bzw. als milieubedingt anzusehen. Denn Plasmabasophilie, Vacuolisierung, Nucleolengröße und Kernstruktur sind ja nichts weiter als Tätigkeitsmerkmale der Zellen. Schon bei der Herstellung von Leukocytenkonzentraten sieht man eine Entrundung, eine Vacuolisierung und eine Verminderung der azurophilen Granula an den

Monocyten (BEYREDER und HERZOG, 1953; KLIMA, BEYREDER und HERZOG, 1956). Im übrigen weisen ja die Monocyten schon im Blut eine erhebliche Polymorphie auf, die geradezu als Charakteristicum dieser Zellform betrachtet wird.

Die quantitativen Untersuchungsergebnisse sind mit der Annahme einer monocytogenen Makrophagenentstehung ebenfalls gut in Einklang zu bringen. Wie aus Abb. 23 hervorgeht, erscheinen die Makrophagen mit einer relativ großen Latenz auf den Hautfenstern. Dies entspricht der Beobachtung, daß die Monocyten chemotaktischen Reizen schwerer zugänglich sind als die neutrophilen Granulocyten und daß ihre Bewegungsgeschwindigkeit wesentlich langsamer ist (HARRIS, 1953, 1954, 1961; MCCUTCHEON, 1955; EHRICH, 1956).

Die Diskrepanz zwischen dem geringen prozentualen Anteil der Monocyten an der Gesamtleukocytenzahl des peripheren Blutes und dem hohen Prozentsatz von Hautfenstermakrophagen ist nur ein scheinbarer Widerspruch. Wir wissen, daß die Monocyten chemotaktisch reizbar sind, so daß sie elektiv aus dem Blutstrom abwandern können. Ähnliches ist z. B. auch für die Eosinophilen gezeigt worden. EIDINGER, RAFF und ROSE, 1962, konnten bei Allergikern mit unauffälligem Blutbild eine abundante, bis zu 60% der Gesamtzellzahl betragende Eosinophilie auf den Hautfenstern erzeugen, wenn sie als Stimulans das entsprechende Allergen auf die Hautläsionen brachten. Auch WEHNERT, 1966, konnte mit einer ähnlichen Versuchsanordnung eine solche Hautfenstereosinophilie hervorbringen. Es ist also ein Irrtum, wenn man aus der unterschiedlichen cellulären Zusammensetzung von Blut und Exsudat negative cytogenetische Schlüsse ableiten zu können glaubt.

Fermentcytochemisch entsprechen die Hautfenstermakrophagen den Blutmonocyten in allen Einzelheiten. Dies wurde auch von WULFF, 1963 und OTTEN, 1964, gefunden. Beide Zellarten lassen unspezifische Esterase, saure Phosphatase, Peroxydase und in geringer Zahl und Aktivität auch Naphthol-AS-D-Chloracetat-Esterase nachweisen. Dagegen bleiben beide Zellarten bei der alkalischen Phosphatasereaktion negativ. Im übrigen entspricht nicht nur die Reaktionsintensität, sondern sogar die cytotopographische Verteilung der einzelnen Fermentaktivitäten im Makrophagenplasma den Blutmonocyten (Abb. 25, 26, 27).

Bewiesen ist die Identität von Hautfenstermakrophagen und Blutmonocyten durch die Befunde an den fermentcytochemischen Schnittpräparaten des entzündeten Hautgewebes. Bereits nach 2 Std traten in den Gefäßlumina zahlreiche große, einkernige Leukocyten auf. Sie konnten auf Grund ihrer cytologischen Struktur, vor allem aber durch ihre positive α-Naphthylacetat-Esterasereaktion als Blutmonocyten identifiziert werden,

9*

weil diese Zellart als einzige der Leukocyten mit einer starken Aktivität dieses Fermentes versehen ist.

Ferner beobachteten wir Blutmonocyten im Stadium der Emigration. Sie befanden sich mit der einen Zellhälfte noch im Lumen des Gefäßes, mit der anderen bereits zwischen den Endothelzellen (Abb. 34, Tafel VII). Solche Bilder wurden auch bei elektronenoptischen Entzündungsversuchen von FLOREY und GRANT, 1961; HURLEY und XEROS, 1961 u. a. gefunden.

Allerdings lassen solche Befunde allein noch keine Entscheidung darüber zu, ob die Blutmonocyten auswandern oder umgekehrt in die Gefäßlumina eindringen. Wenn wir aber unsere Kenntnisse von der Chemotaxis und von den Strömungsverhältnissen zwischen Blut und Gewebe berücksichtigen, so muß die zweite Annahme verworfen werden. Wir wissen, daß im Bereiche der kleinen Venolen der Flüssigkeitsstrom vom Gewebe ins Gefäßlumen gerichtet ist. An dieser Stelle des Gefäßbaumes gelangen mithin die Monocyten und Neutrophilen am stärksten in Kontakt mit einströmenden chemotaktischen Substanzen aus dem Entzündungsgewebe, so daß sie sich hier auch am stärksten ansammeln und emigrieren, wie wir in Übereinstimmung mit zahlreichen anderen Autoren beobachtet haben. Der intensivierende Einfluß von chemotaktisch wirksamen Substanzen auf den Leukocytenaustritt aus den Gefäßen konnte im übrigen von SPECTOR und WILLOUGHBY, 1964, quantitativ gesichert werden. Die Vorstellung einer Zelleinwanderung in die Gefäße würde allen diesen Forschungsergebnissen zuwiderlaufen. Und schließlich sehen wir die Monocyten zuerst im Gefäßlumen, dann in der Gefäßwand, hernach in der Umgebung der Gefäße und endlich auf den Hautfenstern auftreten. Diese zeitliche Folge läßt eine andere Deutung als die der Emigration nicht zu.

Ein weiteres wichtiges Argument zugunsten der monocytogenen Makrophagenentstehung ergibt sich aus unseren Zählergebnissen. Intravasal stiegen die Monocyten schnell auf 29% bzw. 27,6% in der 3. und 4. Stunde an, danach bewegten sie sich um 17%. Auf den Hautfenstern befanden sich — bedingt durch den zwischen Blutgefäßen und Deckgläsern liegenden „Anmarschweg" — erst nach 14 Std durchschnittlich 21,3% Makrophagen, später schwankten die Werte um 19%. Obwohl sich schon diese Zahlen einander weitgehend entsprechen, sind sie doch nicht ohne weiteres zu vergleichen, weil die Hautfensterpräparate nur Makrophagen und Neutrophile enthalten, aber keine Lymphocyten wie die Blutgefäße der Entzündungsherde. Deshalb müssen wir den Prozentwerten der Hautfenstermakrophagen die intravasale Relation von Monocyten und Granulocyten gegenüberstellen, es muß also der vergleichbare intravasale Monocytenwert aus der Gesamtzahl von Monocyten und Granulocyten allein errechnet werden. Nimmt man eine solche Umrechnung vor (Tab. 10, letzte Spalte), so liegen die Monocytenprozentsätze für die Blutgefäße zum großen Teil oberhalb

derer der Hautfenstermakrophagen (Abb. 39). Damit reichen die im Gefäßlumen angesammelten Monocyten zahlenmäßig bei weitem aus, um eine
unseren Zählergebnissen entsprechend hohe Anzahl von Hautfenstermakrophagen zu liefern. Auch aus diesem Grunde besteht kein Anhaltspunkt dafür,
daß neben den Monocyten noch irgendeine andere Zellart, weder Lymphocyten noch lokale Elemente, eine Rolle als zusätzliche Makrophagenquelle
spielt. Alle bei den Kurzzeitversuchen erhobenen Befunde lassen damit
nur die Deutung zu, daß die Hautfenstermakrophagen ausgewanderte Blutmonocyten sind. In dem uns gelungenen direkten Nachweis der intravasalen
Ansammlung von Monocyten und ihrer Emigration sehen wir den Beweis
für diese Auffassung. Inzwischen sind unsere Versuchsergebnisse an Hand
autoradiographischer Studien von Volkman und Gowans, 1965a, b, Trepel, 1965 sowie Trepel und Begemann, 1966, bestätigt worden.

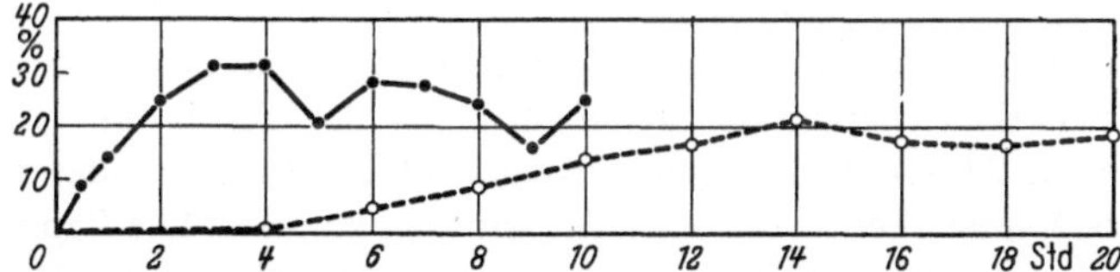

Abb. 39. Quantitatives Verhalten der intravasalen Monocyten (ausgezogene
Kurve) und der Hautfenstermakrophagen (gestrichelte Kurve) während des Entzündungsablaufes. Die intravasalen Monocytenzahlen steigen schnell an, die Zahl
der Hautfenstermakrophagen wegen des von den Blutgefäßen bis zur Haut-
oberfläche zurückzulegenden Weges langsamer. Die Monocytenmengen pendeln
sowohl intravasal als auch auf den Hautfenstern auf etwa das gleiche Niveau ein

Volkman und Gowans, 1965a, verabfolgten Ratten einmalige Injektionen von H³-Thymidin. Nur das Verhalten der Blutmonocyten war mit
den gefundenen Markierungsindices der Hautfenstermakrophagen in Einklang zu bringen. Eine ortsständige Makrophagenentstehung konnte durch
Parabiose-Versuche ausgeschlossen werden.

Trepel und Begemann kamen auf Grund einer etwas anderen Versuchsanordnung ebenfalls zu diesem Ergebnis. Auch sie fanden nur bei den Blutmonocyten ein exakt mit den Hautfenstermakrophagen übereinstimmendes
Verhalten. Alle anderen Zelltypen konnten als potentielle Hautfenstermakrophagen mit Sicherheit ausgeschlossen werden.

Endlich fanden Begemann und Zawadsky, 1966, ein ausgesprochen
gleichsinniges Verhalten von Blutmonocyten und Hautfenstermakrophagen
bei bestimmten Erkrankungen. Patienten mit Blutmonocytose bei Morbus
Hodgkin zeigten auch einen hohen Gehalt der Exsudate an Phagocyten.
Bei Fällen von lymphatischer Leukämie mit geringem Monocytengehalt des
Blutes emigrierten dagegen deutlich weniger Makrophagen auf die Deck-

gläschen. Dieser Befund stimmt mit den Beobachtungen von FRERICHS, 1944, überein, welcher bei Kaninchen mit Blutmonocytose einen höheren Makrophagengehalt von entzündlichen Exsudaten fand als bei Tieren ohne Monocytose.

4. Langzeitversuche

Die Kurzzeitversuche erlaubten keine Aussage über das Schicksal der emigrierten Blutmonocyten bei längerem Aufenthalt im Entzündungsgebiet. Daher beließen wir in den folgenden Langzeitversuchen die Deckgläschen bis zu 9 Tagen ununterbrochen in situ und versuchten dadurch festzustellen, ob und gegebenenfalls wie sich die Makrophagen im Hinblick auf ihre Morphologie und ihr fermentcytochemisches Verhalten verändern (LEDER und NICOLAS, 1965a, b).

a) Versuchsanordnungen

Bei 40 blutgesunden Versuchspersonen wurden oberflächliche Hautläsionen an der Tibiakante angelegt und mit Glimmerplättchen bedeckt. Diese Glimmerplättchen wurden nach 12, 20, 24, 36, 72, 96, 144 und 216 Std abgenommen, 24—36 Std luftgetrocknet und cytologisch oder fermentcytochemisch untersucht. An Methoden wurden benutzt: Die Pappenheim-Färbung, die Nucleolenfärbung nach STOCKINGER und KELLNER, 1952 sowie die fermentcytochemischen Nachweisverfahren für alkalische und saure Phosphatase, α-Naphthylacetat-Esterase (Modifikation I und II) und Naphthol-AS-D-Chloracetat-Esterase.

Sieben Präparate mit 48 stündiger, sechs Präparate mit 72 stündiger und 5 Präparate mit 96 stündiger Liegezeit wurden quantitativ ausgewertet, indem jeweils 3000 Zellen differenziert und der Anteil der Makrophagen bestimmt wurde.

Zu Vergleichszwecken führten wir Tierversuche aus. 50 Albinoratten wurden im Bereiche der Rückenhaut enthaart, Längsschnitte durch die Dermis gelegt und durch Spreizen der Schnittwunde eine Wundtasche geschaffen. In diese Taschen wurden 22×22 mm große sterile geschliffene Deckgläschen gebracht und die Wunden mit Klammern geschlossen. Die Entnahme dieser „subcutanen Hautfensterpräparate" erfolgte nach 24, 36, 48, 72, 96 und 216 Std. An den Präparaten wurden saure Phosphatase und α-Naphthylacetat-Esterase (Modifikationen I und II) nachgewiesen.

b) Befunde

aa) Die einkernigen Makrophagen

Das cytologische Bild der menschlichen Hautfensterpräparate entsprach bis zur 24. Stunde weitgehend dem bei 1- und 2 stündigem Plättchenwechsel beschriebenen (Abb. 40a, 41a). Nach 36 und vor allem 48 Std war jedoch ein Teil der Makrophagen deutlich größer und plasmareicher geworden

(Abb. 41b). Auch die Kerne waren voluminöser und häufig rundlich oder
oval geformt. An Stelle der relativ grobsträhnigen Chromatinstruktur war
vielfach eine zarte, gleichmäßige, feinnetzige Zeichnung getreten, wodurch
die Kernmembranen besonders deutlich hervorgehoben wurden. Die Nucleolen waren gegenüber den früheren Stadien nicht wesentlich verändert.
Paranucleär war in vielen Makrophagen eine nur schwach anfärbbare, helle
Plasmazone aufgetreten.

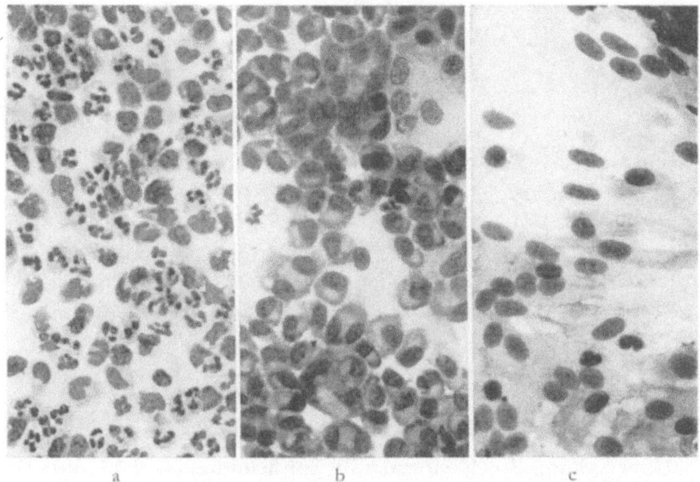

Abb. 40. Hautfensterexsudat der 12. (*a*), der 144. (*b*) und der 216. Entzündungsstunde (*c*). Nach 12 Std reichlich, nach 6 Tagen nur wenige und nach 9 Tagen
gar keine Granulocyten mehr. Statt dessen Vermehrung der Makrophagen und
Umwandlung dieser Zellen in Epitheloidzellen. Pappenheim. 250mal

Nach 96 und 144 Std waren die Makrophagenkerne überwiegend rundlich oder oval geworden, wodurch die Zellen stark an Epitheloidzellen
erinnerten (Abb. 40b, 41c). Nach 216 Std bestand die Zellpopulation fast
nur noch aus regelrechten Epitheloidzellen (Abb. 40c, 41d) mit z. T. typischem wolkigem Plasma. Einzelne Stellen der Präparate machten den Eindruck abgetupfter Epitheloidzellgranulome, wie man sie im Lymphhknoten-
tupfpräparat bei Tuberkulose oder Morbus Boeck antrifft (Abb. 40c). Die
Nucleolen hatten sich stark vergrößert, ihre Zahl war gegenüber den früheren Untersuchungszeitpunkten deutlich vermindert. Meist enthielten die
Zellen 1 oder 2 Kernkörperchen (Abb. 42). Fermentcytochemisch entwickelten die Makrophagen eine erhebliche Aktivitätssteigerung sowohl der
sauren Phosphatase (Abb. 43) als auch der α-Naphthylacetat-Esterase
(Abb. 44). Dieser Befund verstärkte sich um so mehr, je länger die Deckgläschen auf den Läsionen belassen worden waren.

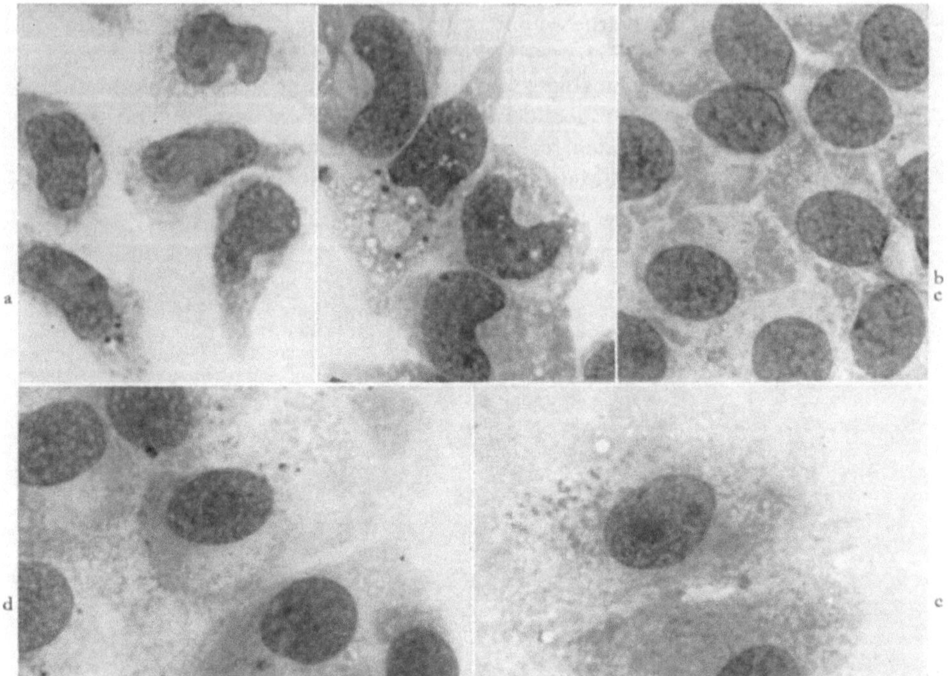

Abb. 41. Umwandlung der Monocyten in Epitheloidzellen. *a* 12. Std: Typische emigrierte Blutmonocyten („Hautfenstermakrophagen") mit polymorphem Kern und strähnigem Chromatin. *b* 48 Std: Zunehmende Kern- und Zellgröße. Auftreten einer feinnetzigen Kernzeichnung. *c* 144. Std: Vorherrschen ovaler Kernformen bei sehr gleichmäßiger Chromatinstruktur. *d* 216. Std: Typische Epitheloidzellen mit weitem, „geschummertem" Plasma sowie charakteristischer Form und Struktur der Kerne. *e* Zum Vergleich Epitheloidzelle im Lymphknotentupfpräparat bei Morbus Boeck. Pappenheim. 1000 mal

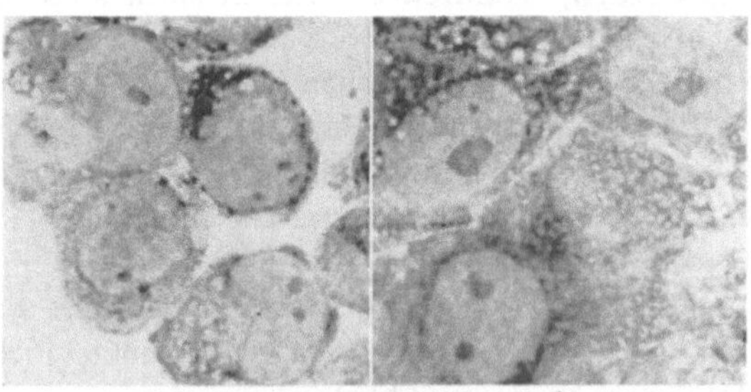

Abb. 42. Nucleolenfärbung nach STOCKINGER und KELLNER an Hautfenstermakrophagen. Deutliche Vergrößerung der Kernkörperchen in der 144. Std (*b*) gegenüber der 48. Std (*a*). 1000 mal

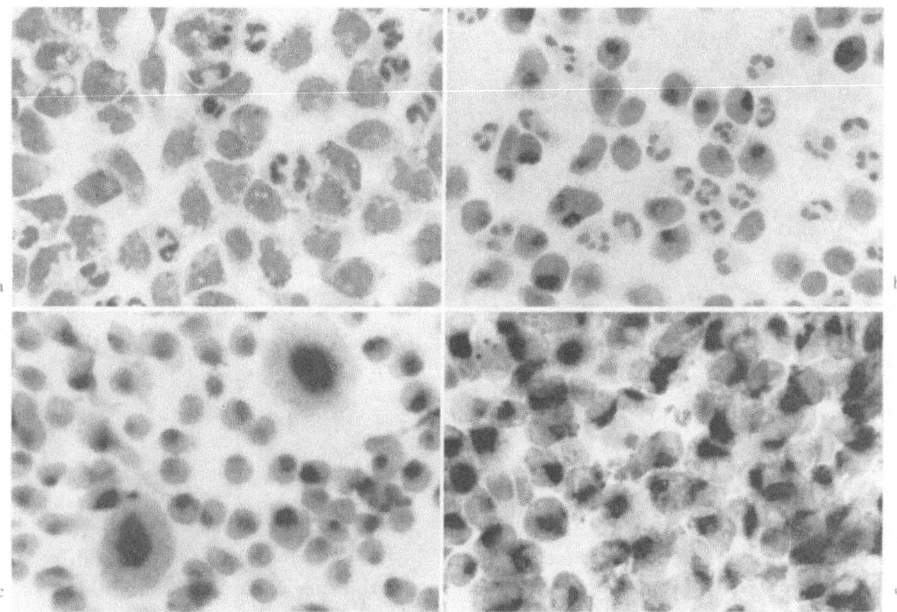

Abb. 43. Nachweis der sauren Phosphatase bei abgestufter Inkubationszeit an verschieden alten Exsudatzellen. *a* 12. Std: Inkubationszeit 3 Std. Makrophagen schwach positiv (graues Plasma, im Original schwach rot). In einigen Phagocyten kleine Anhäufungen von Reaktionsprodukt (schwarze Granula). — *b* 48. Std: Inkubationszeit 3 Std. Starke Aktivität der Makrophagen. — *c* 96. Std: Gleiche Reaktionsstärke wie bei *b* trotz Verkürzung der Inkubationszeit auf 2 Std. — *d* 144. Std: Weitere Zunahme der Aktivität, so daß nur noch 1 Std inkubiert werden mußte. 400mal

Während die Aktivität der α-Naphthylacetat-Esterase das gesamte Makrophagenplasma etwa gleichmäßig betraf, war die Aktivität der sauren Phosphatase besonders in der Kernbucht der Makrophagen konzentriert (Abb. 43b). Sie lag an der gleichen Stelle, an der wir bei der Pappenheim-Färbung eine Plasmaaufhellung beobachteten (Abb. 40b).

Alkalische Phosphatase war in den Makrophagen nicht nachweisbar. Ein sehr kleiner Teil der Makrophagen wies aber eine schwache Aktivität von Naphthol-AS-D-Chloracetat-Esterase auf, wie sie sowohl im Ausstrich als auch im Schnitt an den mit den Hautfenstermakrophagen identischen Blutmonocyten gefunden wird.

Die quantitativen Befunde (Abb. 45) zeigen deutlich die schon bei Übersichtsmikroskopie auffällige Umwandlung des zunächst vorwiegend Neutrophile enthaltenden Exsudates in ein hauptsächlich aus Makrophagen

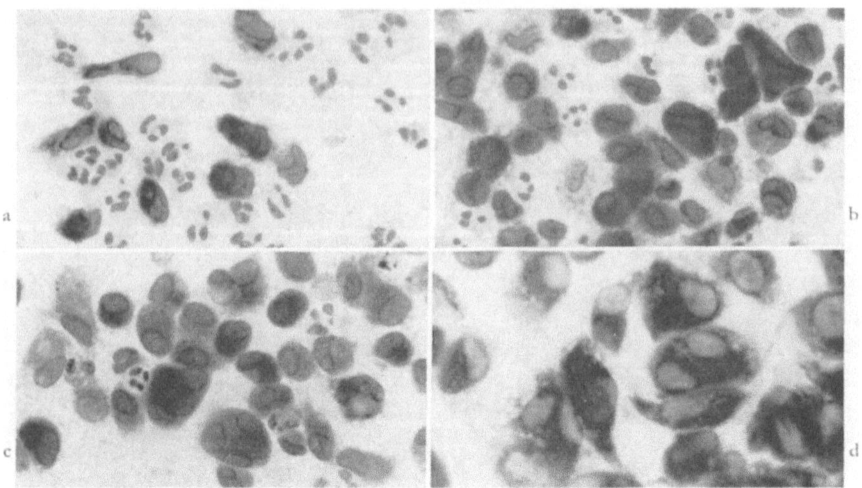

Abb. 44. Nachweis der α-Naphthylacetat-Esterase bei abgestufter Inkubationszeit an verschieden alten Exsudatzellen. *a* 12. Std: Inkubationszeit 60 min. Kräftige Reaktion der Monocyten. — *b* 48. Std: Trotz verkürzter Inkubationszeit (30 min) erheblich verstärkte Reaktion. — *c* und *d* weitere Verstärkung der Reaktion bei nur noch 10 min Inkubation. 400 mal

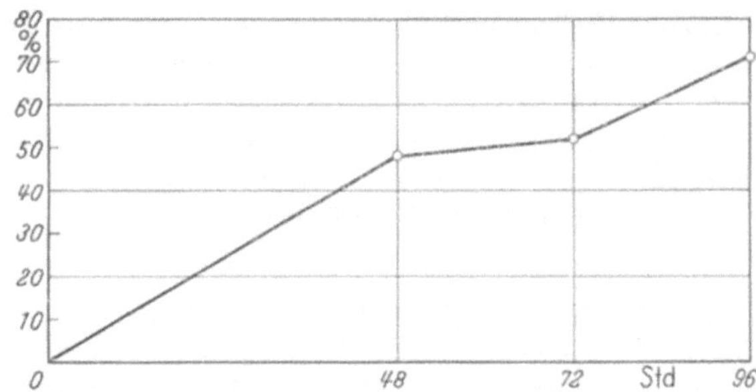

Abb. 45. Quantitatives Verhalten der Hautfenstermakrophagen nach 48, 72 und 96 Std

zusammengesetztes. Nach 48 Std waren bereits 47,3% der Entzündungszellen Makrophagen. Nach 72 Std war ihr Anteil auf 51,7% und nach 96 Std sogar auf 70,7% gestiegen. Die erst nach 144 und 216 Std abgenommenen Präparate konnten nicht ausgezählt werden, da die Zellen zu oft in einer dicken Lage übereinander geschichtet waren. Die Makrophagen beherrschten jedoch das Bild weitgehend, und die Neutrophilen waren fast vollständig geschwunden (Abb. 40b, c).

bb) Die mehrkernigen Makrophagen

Außer diesen quantitativen Verschiebungen und dem Auftreten von Epitheloidzellen lief aber noch ein dritter, bemerkenswerter Vorgang ab: Es kam mit zunehmender Liegezeit zu einer immer stärkeren Bildung von

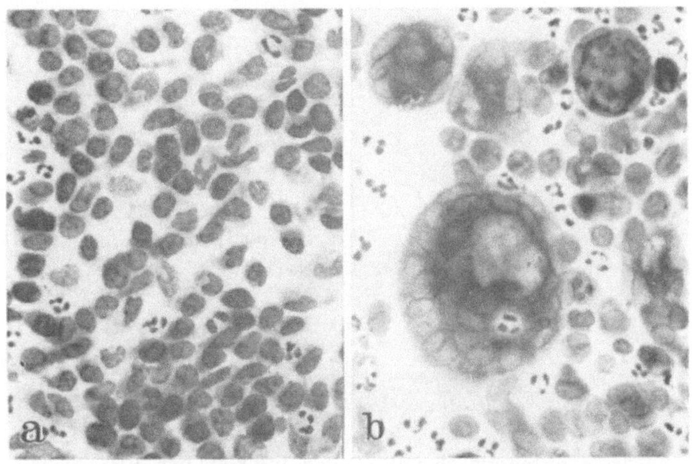

Abb. 46. Hautfensterpräparat nach 24 Std (*a*) mit einkernigen Makrophagen und nach 96 Std (*b*) mit Riesenzellen. Nachweis der α-Naphthylacetat-Esterase, *a* 60 min, *b* 10 min inkubiert. 350 mal

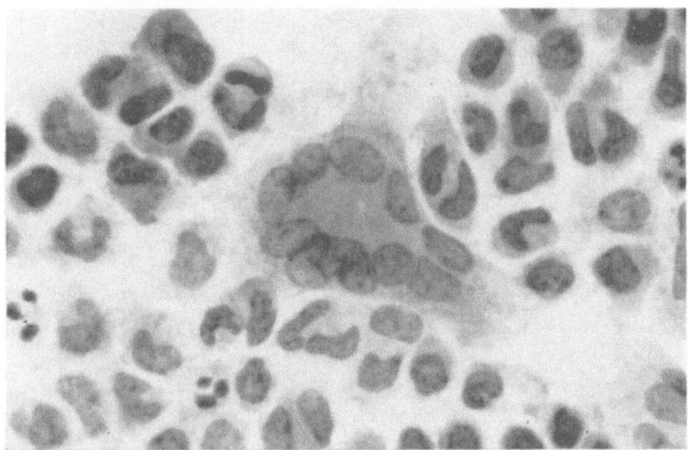

Abb. 47. Hautfensterpräparat nach 48 Std mit einer 11 kernigen Riesenzelle. Nachweis der α-Naphthylacetat-Esterase. Einheitliche Struktur und Form der Kerne, gleichmäßige Anfärbung des Plasmas. Dagegen morphologisch stark variable Kerne und unterschiedliche Aktivität der umgebenden Makrophagen. 700 mal

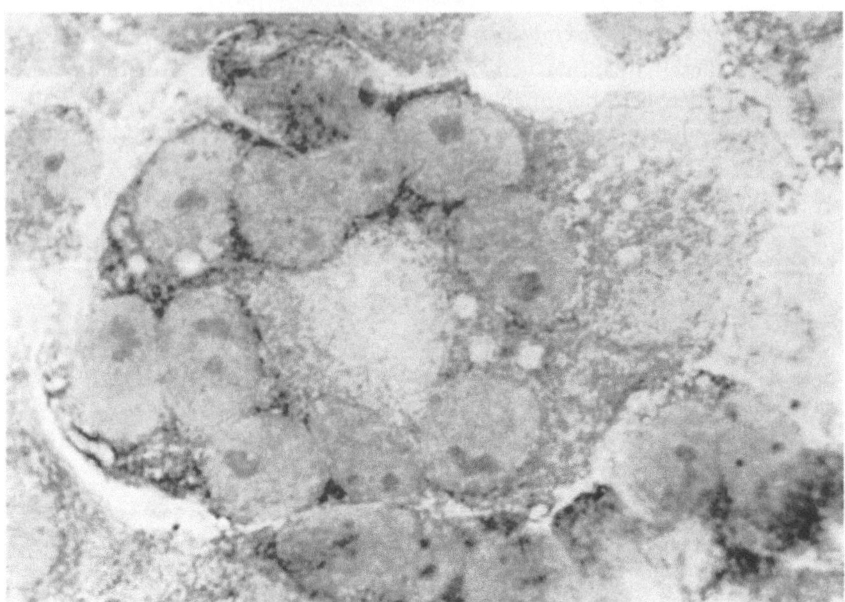

Abb. 48. Nucleolenfärbung nach STOCKINGER und KELLNER. Riesenzelle mit sehr großen Kernkörperchen. 1400 mal

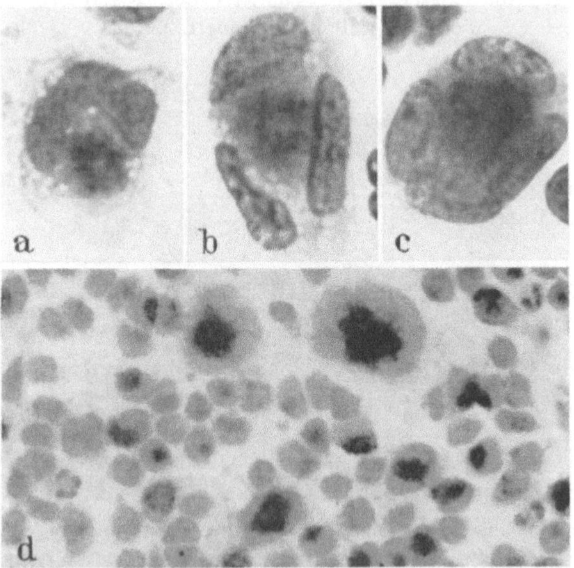

Abb. 49. Nachweis der sauren Phosphatase an mononucleären Makrophagen und mehrkernigen Riesenzellen. Man sieht jeweils nur ein phosphatasepositives Areal im Zellzentrum, welches bei den Riesenzellen von den Kernen umgeben ist. *a—c* 1400 mal, *d* 350 mal

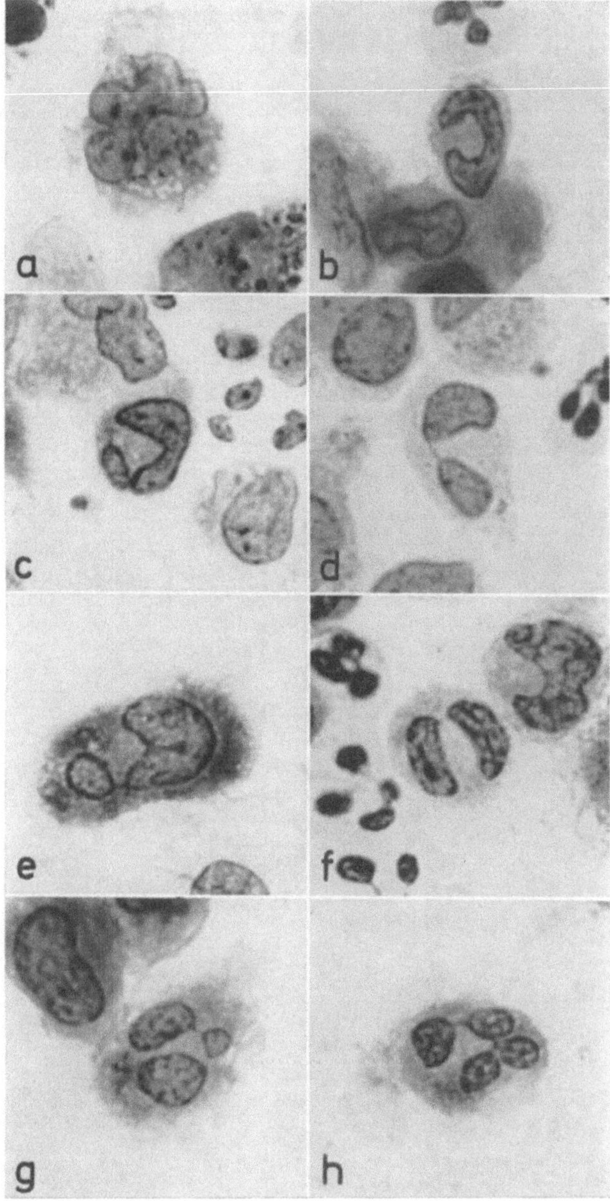

Abb. 50. Verschiedene Kernteilungsfiguren und -stadien mononucleärer Makrophagen beim Nachweis der α-Naphthylacetat-Esterase. 1400 mal

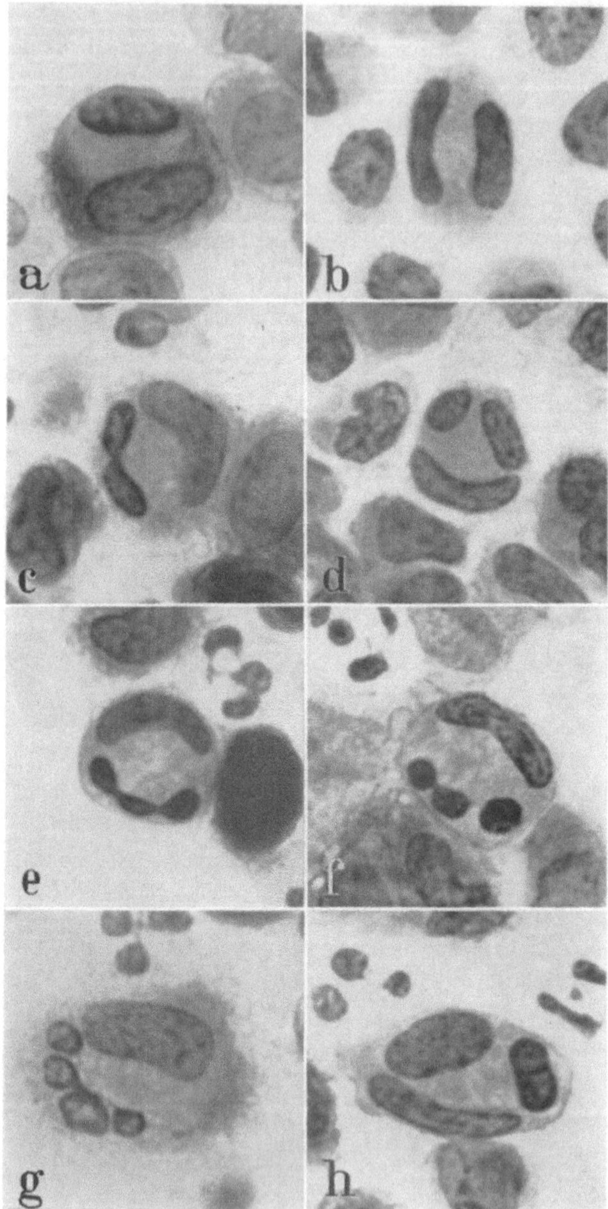

Abb. 51. *a—o* verschiedene Kernteilungsformen und -stadien 2- und 3 kerniger
Makrophagen beim Nachweis der α-Naphthylacetat-Esterase

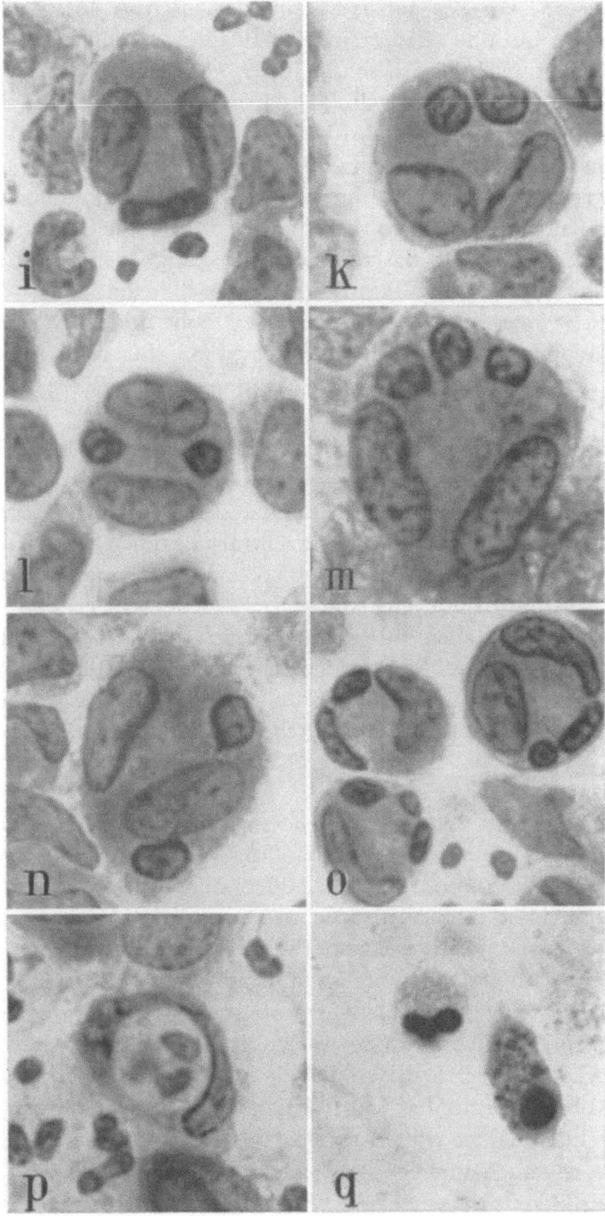

Abb. 51. *p* phagocytierter, esterasenegativer Neutrophiler. *q* je ein pyknotischer Neutrophiler und ein pyknotischer, schwach esterasepositiver Makrophag. 1400 mal

mehrkernigen Riesenzellen auf den Hautfenstern (Abb. 46). Während sich nach 12 Std nur hin und wieder einzelne Phagocyten mit bis zu 3 Kernen fanden, enthielten nach 36 Std schon 12,7$^0/_{00}$ und nach 48 Std 14,1$^0/_{00}$ der Makrophagen 2—16 Kerne. Nach 96, 144 und 216 Std war die Riesenzellvermehrung noch weiter fortgeschritten, und von der 96. Stunde ab fanden sich sogar einzelne Zellen mit mehr als 200 Kernen. Die Kerne der Riesenzellen waren fein strukturiert, besaßen eine deutliche Kernmembran und enthielten 1—2 sehr große Nucleolen (Abb. 47, 48). Meist waren die Kerne an der Zellperipherie gelegen, so daß das Bild dem der Langhansschen Riesenzellen völlig glich. Das feinkörnige Plasma gliederte sich in eine zentrale, einwärts vom Kernkranz gelegene schwach anfärbbare Zone und einen stärker basophilen Randsaum, wie dies von Lennert, 1953, für die Langhansschen Riesenzellen bei Tuberkulose und Lymphogranulomatose beschrieben wurde.

Cytochemisch enthielten die Riesenzellen mehr α-Naphthylacetat-Esterase und saure Phosphatase als die Einkernigen, wobei die Aktivitätsstärke um so höher war, je mehr Kerne die Zellen besaßen (Abb. 46). Die saure Phosphatase war besonders in der zentral gelegenen kernfreien Plasmazone lokalisiert, und jede mehrkernige Zelle enthielt, unabhängig von der Kernzahl, ausnahmslos nur eine solche Zone (Abb. 49).

Mitosen waren auf allen untersuchten Präparaten praktisch nicht nachweisbar, nur ein einziges Mal entdeckten wir eine Asterfigur, die einen mononucleären Makrophagen betraf. In den Riesenzellen waren niemals Karyokinesen zu sehen. Dagegen stellten wir in allen Präparaten — besonders häufig nach 48 Std — eigenartige Kernveränderungen an den Makrophagen fest.

So wiesen manche Phagocytenkerne ein oder zwei, aber auch drei bis vier deutliche Einkerbungen auf (Abb. 50a). Andere waren verkleinert und stabförmig (Abb. 50b u. c), und schließlich kamen bis zu vierfache Kernsegmentierungen vor (Abb. 50h). Solche segmentierten Makrophagen konnten durch ihre stark positive α-Naphthylacetat-Esterasereaktion einwandfrei von den negativen Neutrophilen unterschieden werden.

In den Riesenzellen waren die Kerne oft unterschiedlich groß und unterschiedlich chromatindicht. Häufig waren einzelne Kerne kompakter, verkleinert und länglich verformt, so daß sie wie Stabkerne der Neutrophilen aussahen (Abb. 51a, b, i; 52a; 53a). Manche dieser Kerne waren von außen her eingebuchtet oder sie wiesen septenartige Strukturen auf, wodurch teils gleich große, teils auch ungleich große Kernabschnitte entstanden (Abb. 51c, e, h, i). Schließlich waren einzelne Kerne in bis zu 5 chromatindichte, untereinander durch feine Fäden verbundene Segmente aufgeteilt (Abb. 51f, g, l, m, n; 52a—e). Diese Kernteile waren meist wie die intakten Kerne der Riesenzellen an der Zellperipherie angeordnet. Dabei lagen sie entweder

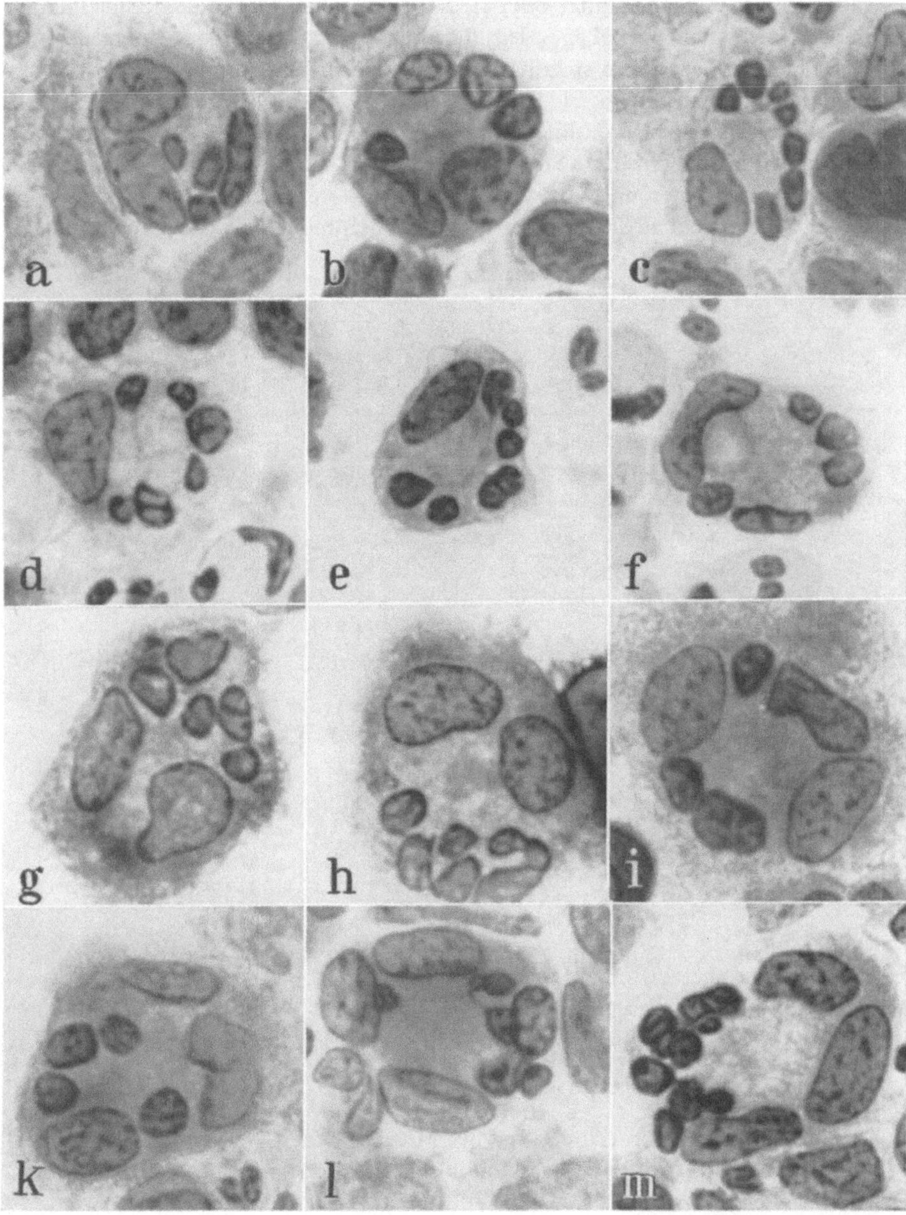

Abb. 52. a u. b zwei Makrophagen mit verschieden weit fortgeschrittenen Kernteilungsstadien jeweils in derselben Zelle. c — m Zellen mit Simultanteilungen
mehrerer Kerne. Naahweis der α-Naphthylacetat-Esterase. 1400 mal

reihenförmig nebeneinander oder sie waren diametral auseinandergezogen und an zwei gegenüberliegenden Punkten der Zellperipherie lokalisiert. Zwischen ihnen spannte sich in solchen Fällen nicht selten ein feiner Verbindungsfaden aus (Abb. 51 l, n).

Einige Riesenzellen enthielten mehrere der verschiedenen Kernsegmentierungsbilder gleichzeitig. So fanden sich z. B. zwei normale Kerne, ein dritter stabförmiger und ein vierter segmentierter Kern in ein und derselben Zelle (Abb. 52a). Manchmal waren auch mehrere Kerne einer Zelle

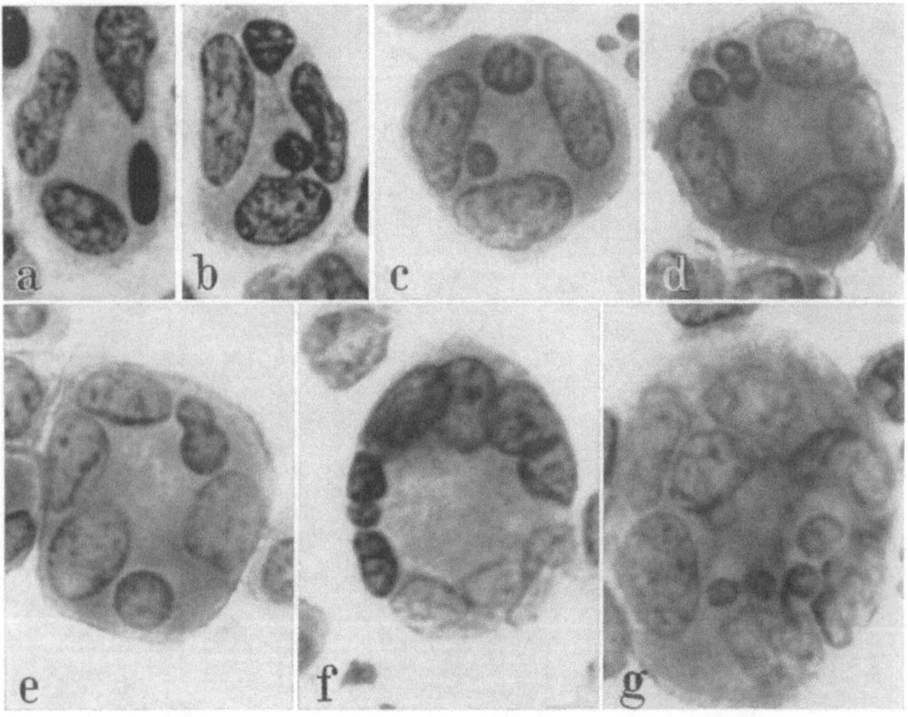

Abb. 53. Kernteilungsstadien in 4- bis 8 kernigen Riesenzellen. Nachweis der α-Naphthylacetat-Esterase. 1400 mal

gleichartig segmentiert (Abb. 52 c—m). Mit steigender Kernzahl der Riesenzellen nahm die Häufigkeit der Durchschnürungsbilder ab, so daß sie in Riesenzellen mit mehr als 25 Kernen nur noch ganz selten anzutreffen waren. Plasmateilungen konnten niemals beobachtet werden.

Phagocytierte Neutrophile waren von den Kernteilungsbildern der Makrophagen leicht abtrennbar, da die Neutrophilen auch nach der Phagocytose als esterase-negative Aussparungen innerhalb des kräftig positiven Makrophagenplasmas kenntlich blieben (Abb. 51 p).

In 104 Langzeitpräparaten zählten wir jeweils 1000 Makrophagen aus und bestimmten den Durchschnittsgehalt an segmentierten Makrophagen für jede untersuchte Entzündungsphase. Außerdem wurde für jedes Präparat die absolute Zahl der Riesenzellen mit 8 und mehr Kernen sowie die Kernzahl der jeweils kernreichsten Zelle festgestellt.

Tabelle 11

Std	Zahl d. untersuchten Präparate	$^0/_{00}$-Zahl der segmentierten Makrophagen	Maximalzahl d. über 8 kernigen Riesenzellen pro Präparat	Maximale Kernzahl der Riesenzellen
36	38	7,9	0	0
48	24	13,3	16	18
72	18	5,9	35	80
96	24	2,8	95	> 200

Die gefundenen Werte sind in der Tab. 11 aufgeführt. Es zeigt sich, daß nach 36—48 Std ein plötzlicher Schub von Kernteilungsfiguren auftritt, dem eine starke Vermehrung vielkerniger Riesenzellen mit bis zu 200 und mehr Kernen nach 72 und 96 Std folgt.

cc) Das Hautfensterexsudat der Ratte

Unsere Beobachtungen an den subcutanen Hautfenstern der Ratten ergaben im wesentlichen eine Bestätigung der bereits am Menschen erhobenen Befunde. So fanden sich auch hier zunächst besonders granulocytenreiche Exsudate, und mit fortschreitender Versuchsdauer nahmen die Makrophagen immer mehr überhand.

Während im Beginn der Versuche typische unregelmäßig geformte Phagocyten erschienen, veränderte sich ihre Morphologie immer mehr zum Bilde der Epitheloidzellen hin, und es traten Riesenzellen auf (Abb. 54). Schließlich wurde auch eine immer stärkere Aktivitätsvermehrung der sauren Phosphatase und der α-Naphthylacetat-Esterase an den Makrophagen gefunden, je länger die Glasplättchen in situ belassen worden waren.

Bezüglich der Riesenzellbildung ergaben sich aber einige bemerkenswerte Abweichungen gegenüber den Verhältnissen beim Menschen. Es fanden sich weniger Riesenzellen, vor allem solche mit mehr als 3 Kernen, und auch die Anzahl der Segmentierungsbilder an der Makrophagengesamtzahl war zeitlich etwas anders verteilt, und zwar betrug sie nach 24 Std 6,8 $^0/_{00}$, nach 48 Std 7,0 $^0/_{00}$, nach 72 Std 10,7 $^0/_{00}$ und nach 96 Std 8,1 $^0/_{00}$.

Besonders auffällig war die Morphologie der Segmentierungsbilder. Zahlreiche Makrophagen zeigten eine typische Ringkernbildung (Abb. 55 a,

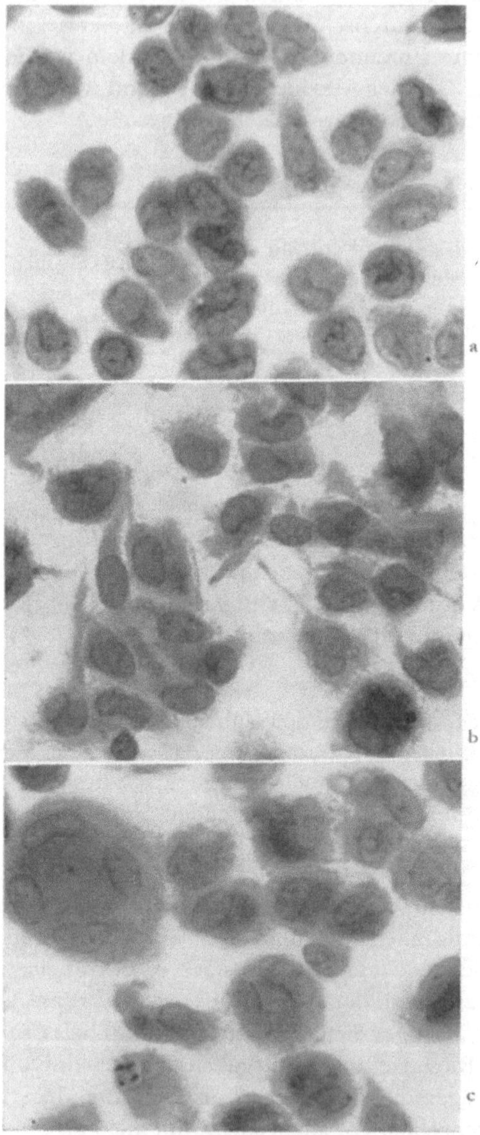

Abb. 54. Hautfenstermakrophagen der Ratte nach 24 Std (*a*) und 120 Std (*b* und *c*). Die Zellen haben bei *b* deutlichen Epitheloidzellcharakter angenommen und zum Teil Riesenzellen (*c*) gebildet. Nachweis der α-Naphthylacetat-Esterase. 560 mal

b), wie sie bei Ratten bekanntlich an Stelle der Stabkernigen in der Entwicklungsreihe der neutrophilen Granulocyten gefunden werden. Ein Teil solcher Makrophagen besaß an einer Stelle des Ringkernes eine tiefe Einkerbung, bei wieder anderen war an dieser Stelle nur noch eine fadenförmige

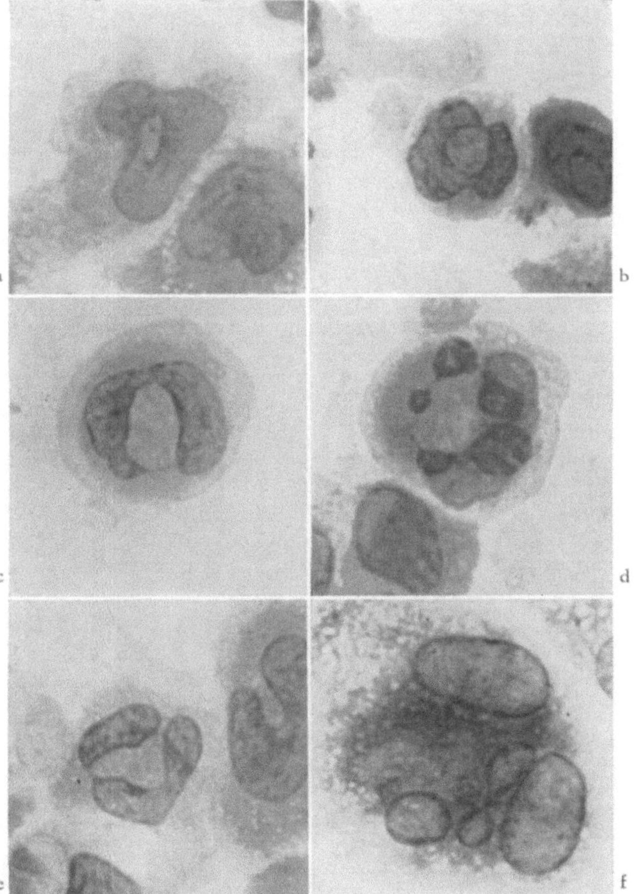

Abb 55*a—f*. Riesenzellbildung im Hautfensterversuch an der Ratte. Nachweis der α-Naphthylacetat-Esterase. *a—c* Ringkernbildung. *d* 2 kerniger Makrophag, dessen einer Kern sich zu einem ringförmigen Gebilde mit 5 Segmenten umgeformt hat.

Verbindung vorhanden (Abb. 55c). Manchmal trafen wir auch Makrophagen mit mehreren Einschnürungen eines Ringkernes an (Abb. 55d). Zellen, welche wie bei den menschlichen Makrophagen typische chromatinverdichtete Stabkernbildungen aufwiesen, kamen nicht vor. Dagegen beobachteten wir zahlreiche Makrophagen mit vollständig abgeschnürten und durch feine Fäden verbundenen, z. T. chromatindichten Kernsegmenten, die in ihrer Struktur völlig den beim Menschen vorkommenden Äquivalenten entsprachen (Abb. 55 e—l). Sie wichen aber in der Anzahl der Segmente

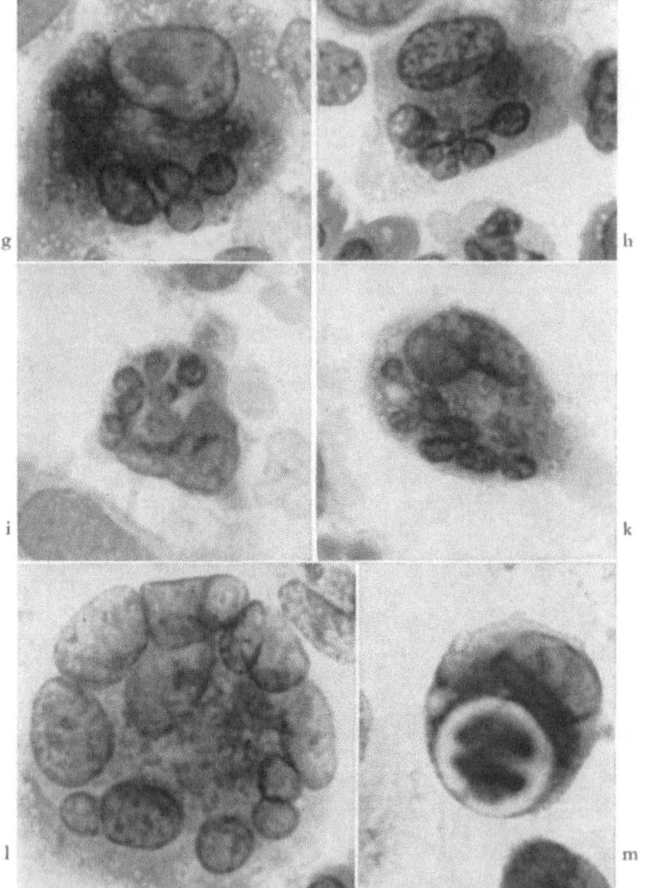

Abb. 55 *g—m. e—l* Verschiedene Kernteilungsbilder. *m* Phagocytierter esterasenegativer Neutrophiler. 1400 mal

ab: Während beim Menschen allenfalls 5 Segmente an Stelle eines intakten Kernes zu finden sind, kommen bei der Ratte nicht selten 7 fache und noch stärkere Segmentierungen vor. Von diesen Teilungsformen ließen sich phagocytierte Neutrophile wiederum auf Grund der negativen Esterasereaktion leicht abgrenzen (Abb. 55 m). Ansonsten ergaben die Tierversuche keine weiteren über das bereits Bekannte hinausgehende Gesichtspunkte.

c) Besprechung der Befunde

Die Langzeitversuche zeigen, daß die Blutmonocyten nach dem Verlassen der Gefäße als Makrophagen im weiteren Verlaufe der Entzündung ganz erhebliche morphologische und funktionelle Veränderungen erfahren. Auf den Deckgläsern entwickeln sich nach etwa 2 Tagen unter beträchtlicher Steigerung der Aktivität von saurer Phosphatase und α-Naphthylacetat-Esterase typische Epitheloidzellen und Langhanssche Riesenzellen bzw. Fremdkörperriesenzellen, die von den gleichen Elementen des tuberkulösen Knötchens oder des Fremdkörpergranuloms durch nichts unterschieden werden können. Die cytologische Identität geht aus Abb. 41 d und e hervor, in der Epitheloidzellen eines Hautfensterpräparates und eines Lymphknotentupfpräparates bei Morbus Boeck gegenübergestellt sind. Fermentcytochemisch finden sich die gleichen Aktivitätsstärken von saurer Phosphatase und α-Naphthylacetat-Esterase sowie eine negative alkalische Phosphatasereaktion. In beiden Fällen färben sich auch die Golgizonen bei der sauren Phosphatasereaktion an. Diese Übereinstimmung gilt auch für die Riesenzellen. Damit erhebt sich die Frage, ob die Monocyten nur bei den Hautfensterversuchen oder auch sonst zu Makrophagen, Epitheloidzellen und Riesenzellen werden können.

aa) Die allgemeine Bedeutung des Blutmonocyten für die Makrophagengenese

Die quantitativen Veränderungen der Zellpopulation auf den Hautfenstern gleichen im wesentlichen den Befunden bei der experimentellen Entzündungsforschung. CORWIN, 1937, fand z. B. im Peritonealexsudat des Kaninchens in den ersten 24 Std vorwiegend Granulocyten. Bis zur 24. Stunde hatten sich die Makrophagen entsprechend unseren Hautfensterergebnissen auf etwa 50% vermehrt. Danach überwogen, ebenfalls wie auf den Hautfenstern, die großen Phagocyten immer stärker. Ganz Entsprechendes wurde am Pleuraexsudat des Hundes (MENKIN und WARNER, 1937) und am Peritonealexsudat des Meerschweinchens (RASCHE und ULMER, 1964) gefunden. BOUGHTON und SPECTOR, 1963, haben quantitativ-cytologische Untersuchungen bei der Tuberkulin-Reaktion des Meerschweinchens durchgeführt. Sie stellten im *inter*vasculären Exsudat nach 2 Tagen 40—60%, nach 5 Tagen 70—80% und nach 7 Tagen 95% Makrophagen fest. FELDMAN und FITCH, 1937, fanden bei der Kälber-Tuberkulin-Reaktion nach 60—72 Std ein vorwiegend mononucleäres Infiltrat. Auch im Ablauf der experimentellen Fremdkörperentzündung (z. B. MARCHAND, 1889; v. BÜNGNER, 1896 u. v. a.) treten zuerst vorwiegend Neutrophile, dann Makrophagen auf.

Die enzymatischen Veränderungen der Hautfenstermakrophagen sind ebenfalls die gleichen, die an Makrophagen anderer Lokalisation beobachtet werden können. Die Mononucleären unserer Deckgläser entwickelten im Verlaufe von 6 Tagen eine sehr hohe Steigerung ihrer Aktivität von saurer

Phosphatase und α-Naphthylacetat-Esterase. Zu ganz ähnlichen Ergebnissen kamen COHN und BENSON, 1965, bei der biochemischen Untersuchung von Peritonealmakrophagen der Maus. Sowohl in vivo als auch in vitro stieg innerhalb von 6 Tagen die Aktivität von saurer Phosphatase auf das 20fache, von β-Glucuronidase auf das 6fache und von Kathepsin auf das 5fache. Wie bei unseren Hautfenstermakrophagen wurde dabei eine umschriebene paranucleäre saure Phosphatasereaktion beobachtet. Diese Lokalisation der sauren Phosphatase und ihre progressive Aktivitätssteigerung fand sich auch in der Gewebekultur (WEISS und FAWCETT, 1953; GOLDSTEIN und McCORMICK, 1957; FISCHER und GROPP, 1964; COHN und BENSON, 1965). Wenn also die bei den verschiedensten Entzündungsversuchen zu beobachtenden qualitativen und quantitativen Veränderungen des Zellbildes grundsätzlich übereinstimmen, ja sogar mit einer gewissen Stereotypie (MENKIN, 1950) ablaufen und das enzymatische Verhalten der Exsudatzellen ebenfalls prinzipiell gleich ist, so müßten sich die Exsudatzellen konsequenterweise immer auf dieselbe Art entwickeln.

Seit COHNHEIM wissen wir, daß dies für die neutrophilen Exsudatgranulocyten auch der Fall ist: Sie entstehen immer und überall durch Emigration aus dem Blutstrom. Nur für die Makrophagen wird je nach dem Organ oder der Körperregion eine andere Entstehungsart angenommen, und diese ist überdies noch entsprechend der Auffassung der einzelnen Autoren ganz verschieden.

Zum Beispiel sollen die Fettkörnchenzellen des Gehirns aus Gliazellen, die Makrophagen der Haut bzw. des lockeren Bindegewebes aus Adventitialzellen oder ruhenden Wanderzellen, die Bauchhöhlenmakrophagen aus Peritonealdeckzellen, die freien Lungenmakrophagen aus Alveolarepithelien, die Makrophagen des Pleuraraumes aus Mesothelien usw. hervorgehen, wobei sich diese Aufzählung mühelos noch weiter fortsetzen ließe.

Elektronenmikroskopische, fermentcytochemische und biochemische Untersuchungen haben aber gezeigt, daß zwischen Makrophagen der unterschiedlichsten Provenienzen keine grundsätzlichen Abweichungen bestehen. So gleichen z. B. die in Gehirnläsionen auftretenden Makrophagen (BLINZINGER und HAGER, 1962; NELSON, BLINZINGER und HAGER, 1962; GONATAS, ZIMMERMANN und LEVINE, 1963; ESCOLA und THOMAS, 1965) in ihrer Ultrastruktur prinzipiell denen der Lunge (POLICARD, COLLET und PREGERMAIN, 1957; SCHULZ, 1958; KARRER, 1960; POLICARD, COLLET, MARTIN, PREGERMAIN und REUET, 1963; DIVERTIE und BROWN, 1964) und diese wiederum den Peritonealmakrophagen (TANAKA, 1958; NORTH und MACKANESS, 1963 u. a.). Das geht auch aus den vergleichenden elektronenoptischen Studien an menschlichen Makrophagen von Lunge, Lymphknoten, Milz, Haut und Rectum von ATHANASSIADES, HERMAN und HENNIGAR, 1965, hervor.

Man darf sich nicht dadurch irre führen lassen, daß z. B. eine Fettkörnchenzelle durch die ungeheure Anzahl von aufgenommenen Lipoidpartikeln lichtmikroskopisch anders aussieht als ein Makrophag, der sich beispielsweise exzessiv mit Quarz oder Kohleteilchen beladen hat. Solche Unterschiede sind rein exogen bedingt, und wenn sie auch zu einem ganz verschiedenen Aussehen der Zellen führen, so bedeutet dies nicht im geringsten, daß es sich auch um Zellen unterschiedlicher Genese handeln muß.

Sowohl die Gehirnmakrophagen als auch die Alveolarmakrophagen, die Peritonealmakrophagen, die Makrophagen des Wundgewebes und die Hautfenstermakrophagen besitzen eine sehr hohe Aktivität von saurer Phosphatase und unspezifischer Esterase (COLMANT, 1961; ANDERSON, SONG und CHRISTOFF, 1962; CARRANZA und CABRINI, 1962, 1963; GLUSZCZ, 1963; ESCOLA und THOMAS, 1965 u. v. a.). SMITH und RUBINSTEIN, 1962, verglichen reaktive Makrophagen von Gehirnläsionen, Milzläsionen, Muskelläsionen und Nierenläsionen bei Ratten. Sie fanden keinen Unterschied beim Nachweis der DPN-Diaphorase, TPN-Diaphorase, Glucose-6-Phosphatdehydrogenase, Succino-Dehydrogenase und Glutamat-Dehydrogenase.

Die Makrophagen der verschiedensten Provenienzen enthalten also prinzipiell die gleichen Fermente in hoher Aktivität. Genauere — vor allem biochemische — Untersuchungen deckten aber quantitative Unterschiede auf. So haben wir in Übereinstimmung mit DANNENBERG und WALTER, 1961 sowie DANNENBERG, BURSTONE, WALTER und KINSLEY, 1963, in menschlichen Alveolarmakrophagen durchschnittlich eine viel höhere Aktivität von saurer Phosphatase und unspezifischer Esterase nachgewiesen als z. B. in Hautfenstermakrophagen. Biochemisch enthalten Alveolarphagocyten des Kaninchens stärkere Aktivitäten der verschiedensten Fermente und weisen auch einen höheren Sauerstoffverbrauch auf als Peritonealmakrophagen (MYRVIC, LEAKE und FARRIS, 1961; MYRVIC, LEAKE und GONZALES-OJEDA, 1962; COHN und WIENER, 1963; DANNENBERG, BURSTONE, WALTER und KINSLEY, 1963; DANNENBERG, WALTER und KAPRAL, 1963; OREN, FARNHAM, SAITO, MILOFSKY und KARNOVSKY, 1963).

Diese Befunde sprechen aber nicht für eine verschiedene Genese der einzelnen Makrophagen-„arten" und können eine solche Auffassung auf gar keinen Fall stützen. Schon aus unseren Hautfensterversuchen geht hervor, wie variabel die Stoffwechselleistungen der Makrophagen sind. Daher liegt die Annahme viel näher, daß es sich bei den gefundenen Unterschieden lediglich um Anpassungserscheinungen an das umgebende Milieu handelt (s. auch COHN und BENSON, 1965a, b, c). Diese Möglichkeit ist schon deshalb in Betracht zu ziehen, weil z. B. in der Lunge ganz andere Verhältnisse bezüglich der Sauerstoffversorgung vorliegen als etwa im Peritonealexsudat. Auch zeigen die Alveolarmakrophagen keineswegs immer den gleichen Enzymgehalt, sondern die Aktivität wechselt von Zelle zu Zelle: Neben sehr stark positiven Elementen kommen solche mit mittlerer und solche mit schwacher Aktivität vor, wobei die Höhe der Fermentaktivität ungefähr der Zellgröße parallel geht. Dies erinnert stark an die fermentcytochemischen Untersuchungsergebnisse an unseren Hautfenster-Langzeitpräparaten, mit dem Unterschied, daß hier die Fermentaktivitäten je nach Versuchslänge von Präparat zu Präparat insgesamt unterschiedlich sind, während sich in Lungenschnitten oder Sputumausstrichen Makrophagen mit verschieden starker Reaktion nebeneinander finden. Auch diese Befunde sprechen eher dafür, daß Entwicklungs- oder Funktionsstadien ein und derselben Zellart und nicht genetisch verschiedene Zellen vorliegen. Diese Erklärung wird weiter durch Beobachtungen an der Zellkultur gestützt, wonach die gleiche Makrophagenpopulation mit zunehmender Züchtungsdauer eine immer stärker werdende Aktivität verschiedener Enzyme entwickelt (WEISS und FAWCETT, 1953; GOLDSTEIN und MCCORMICK, 1957; GROPP und HUPE, 1958; GROPP und FISCHER, 1964; FISCHER und GROPP, 1964; COHN und BENSON, 1965), ferner durch die Beobachtung, daß Makrophagen nach Kontakt mit Tuberkelbakterien (SUTER und HULLIGER, 1961; HEISE, MYRVIK und LEAKE, 1965), mit Endotoxinen (THORBECKE, OLD, BENACERRAF und CLARKE, 1961; AUZINS und ROWLEY, 1962) und bei Phagocytose (DANNENBERG, WALTER und KAPRAL, 1963) ebenfalls eine Steigerung verschiedener Enzymaktivitäten aufweisen.

Schließlich gibt es, vor allem in neuerer Zeit, eine Reihe von Mitteilungen, die die Herkunft von Makrophagen der verschiedensten Provenienzen aus dem Blutstrome entweder sehr wahrscheinlich werden läßt oder sogar beweist. Für die Entzündungsmakrophagen des Bindegewebes bzw. der Subcutis ist an dieser Entstehungsweise und zugleich an ihrer Identität mit Blutmonocyten nach den Untersuchungen von ALLGÖWER, 1956; BINTLIFF und WALKER, 1960; CRONKITE, BOND, FLIEDNER und KILLMANN, 1960; GOLDMAN und WALKER, 1962; VOLKMAN und GOWANS, 1965a, b; SPECTOR, WALTERS und WILLOUGHBY, 1965; TREPEL und BEGEMANN, 1966 sowie nach unseren eigenen Befunden (LEDER und SCHOMERUS, 1963; LEDER und NICOLAS, 1963a, b; LEDER und CRESPIN, 1964) nicht mehr zu zweifeln. Die hämatogene Entstehung von Peritonealmakrophagen ist durch die Versuche von BALNER, 1963 und GOODMAN, 1964, ebenfalls bewiesen. Für die Fettkörnchenzellen des Gehirnes steht nach H^3-Thymidinversuchen fest, daß mindestens der überwiegende Teil aus dem Blut zuwandert (KONIGSMARK und SIDMAN, 1963; KONSUNEN, WAKSMAN und SAMUELSSON, 1963). Die Herkunft der Alveolarmakrophagen aus dem Blute ist endlich durch UNGAR und WILSON, 1935, RASCHE und ULMER, 1965, 1966 sowie besonders durch PINKETT, COWDREY und NOWELL, 1966, sehr wahrscheinlich gemacht worden. Wenn aber alle diese Makrophagen hämatogen entstehen, so kann nur der Blutmonocyt als verantwortliche Zelle angesehen werden, da durch die Untersuchungen von RABINOWITZ und SCHREK, 1962b, und anderen erwiesen ist, daß diese Zellart der einzige potentielle Makrophag unter den Leukocyten ist.

Demnach ist zu schließen, daß der Blutmonocyt mit großer Wahrscheinlichkeit nicht nur bei der experimentellen Hautfensterzündung emigriert und zum Makrophagen wird, sondern daß diese Zellart die Hauptquelle aller derjenigen scheinbar verschiedenen Zellen darstellt, die wir als Makrophagen zusammenfassen. Lymphocyten spielen bei der Makrophagenbildung keine Rolle, und die Teilnahme von ortsständigen Zellen aller Art an der Makrophagenbildung scheint fast bedeutungslos zu sein.

bb) Die allgemeine Bedeutung des Blutmonocyten für die Epitheloidzellgenese

Die gleiche Vielfalt der Meinungen, wie wir sie für die Herkunft der Makrophagen in der Literatur finden, besteht auch für die Epitheloidzellgenese. Auch diese Elemente sollen je nach ihrer Lokalisation aus Gliazellen, Adventitialzellen, Endothelien, Histiocyten, Fibroblasten, Kupfferschen Sternzellen, Sinusretothelien, Reticulumzellen, Alveolarepithelien, Mesothelien usw. hervorgehen können.

Angesichts der Tatsache, daß z. B. das tuberkulöse Epitheloidzellgranulom unabhängig von seinem Standort in allen Einzelheiten immer die gleiche Morphologie zeigt — abgesehen von Sekundärerscheinungen wie Alternsvorgängen, die wir hier nicht diskutieren wollen —, erscheint uns seine Herleitung von derart verschiedenen Zellen, wie sie in der voraufgegangenen Aufzählung enthalten sind, von vornherein als wenig wahrscheinlich.

Aus diesem Grunde und vor allem auch im Hinblick darauf, daß das tuberkulöse Granulom nichts weiter als ein entzündliches Infiltrat — wenn auch besonderer, aber nicht einmal spezifischer Prägung — darstellt wie jedes andere auch, möchten wir im Gegensatz zu dieser verwirrenden Vielfalt scheinbarer Möglichkeiten die hämatogene Entstehung des Tuberkels aus Blutmonocyten als die am besten zu begründende Hypothese in den Vordergrund stellen.

Zugunsten dieser Auffassung lassen sich folgende Befunde anführen: Erstens kommt insbesondere bei aktiver Tuberkulose sowohl beim Menschen als auch im Tierversuch regelmäßig eine Blutmonocytose vor, und WIENER, SPIRO und ZUNKER, 1965, konnten in subtilen elektronenoptischen Studien bei der Tuberkulinreaktion nachweisen, daß mindestens 80% der Infiltratzellen Blutmonocyten sind, die sich feinstrukturell einwandfrei von anderen Zellarten abgrenzen lassen, wie dies auch andere gefunden haben.

Zweitens ist für die Makrophagen der unspezifischen Entzündung ihre Identität mit ausgewanderten Blutmonocyten bewiesen, und unsere Hautfensterversuche zeigen, daß sich die monocytogenen Makrophagen zu typischen Epitheloidzellen (Abb. 40c, 41d) entwickeln können. Damit sind die Epitheloidzellen keine Zellart per se, sondern sie sind als Spezialformen der Makrophagen anzusehen. Die engen genetischen Beziehungen zwischen Epitheloidzellen und Blutmonocyten gehen im übrigen auch aus den Ergebnissen mit der Supravitalfärbung hervor (Sabin u. Mitarb.). Cytologisch und fermentcytochemisch bestehen zwischen den monocytogenen Epitheloidzellen des Hautfensters und den Epitheloidzellen anderer Lokalisation keine Unterschiede.

Drittens entspricht auch der zeitliche Ablauf der Epitheloidzellbildung aus den monocytogenen Hautfenstermakrophagen völlig den Verhältnissen, die aus der experimentellen Tuberkuloseforschung bekannt sind (Miller, 1902; Watanabe, 1902; Oppenheimer, 1908; Long, Vorwald und Donaldson, 1931; Vorwald, 1932; Long und Holley, 1933; Feldman und Fitch, 1937; Boughton und Spector, 1963 u. a.).

Viertens ist bisher weder für die unspezifische Entzündung noch gar bei der Tuberkelentstehung eine Beteiligung ortsständiger Zellen einwandfrei bewiesen worden, so daß die Hypothese einer Epitheloidzellgenese aus den obengenannten, zahlreichen verschiedenartigen lokalen Elementen keine sichere Stütze hat. Im Gegenteil mehren sich mit zunehmender Anwendung moderner morphologischer Untersuchungsmethoden, die auch die funktionellen Eigenschaften von Zellen oder Zellgruppen zu erfassen vermögen (Autoradiographie; Histochemie) die Befunde, die gegen ein solches Vorkommnis sprechen. So konnten Kosunen und Dvorak, 1963, die hämatogene Entstehung von Epitheloidzellen in H^3-Thymidinversuchen direkt nachweisen, das gleiche gelang Spector und Lykke, 1966.

Schließlich ist noch die vielfach betonte enge Beziehung des Tuberkels zu den Blutgefäßen (z. B. Putschar, 1930; Henschen, 1939) zu nennen, die in gleicher Weise wie die Lokalisation des „unspezifischen" adventitiellen Infiltrates gut mit der Annahme einer hämatogenen Tuberkelentstehung in Einklang zu bringen ist.

Wenn aber die Epitheloidzellen hämatogen entstehen, so gilt das gleiche wie für die allgemeine Makrophagengenese: Es kommen als Ausgangszellen nur die Blutmonocyten in Betracht, nicht aber die Lymphocyten oder gar die Granulocyten.

cc) Die allgemeine Bedeutung des Blutmonocyten für die Genese reaktiver Riesenzellen

Auf den Hautfensterpräparaten sind im wesentlichen nur zwei Zellarten anzutreffen, nämlich Neutrophile und Makrophagen. Aus den letzteren bilden sich zweifellos die Riesenzellen. Da die Hautfenstermakrophagen jedoch ausgewanderte Blutmonocyten sind, müssen wir auch die Riesenzellen als Abkömmlinge der Blutmonocyten betrachten.

Die Fähigkeiten der Blutmonocyten zur Riesenzellbildung ist aus Zellkulturversuchen seit langem bekannt. Eine mögliche Abkunft der Langhansschen Riesenzellen und der Fremdkörperriesenzellen von Blutmonocyten in vivo findet dagegen im Schrifttum nur selten Erwähnung, oder eine solche Möglichkeit wird nur am Rande diskutiert. Da wir bei unseren Versuchen die Entwicklung von emigrierten Blutmonocyten zu Fremdkörperriesenzellen nachweisen konnten, muß der Blutmonocyt auch bei anderen reaktiven Vorgängen als Riesenzellbildner in Betracht gezogen werden. Da ferner die reaktiven Riesenzellen nichts weiter als mehrkernige Makrophagen bzw. Epitheloidzellen sind, gilt im übrigen das für die Genese dieser Zellen Gesagte.

Nicht selten ist im Schrifttum der Meinung Ausdruck gegeben, daß die Langhansschen Riesenzellen sich aus Epitheloidzellen entwickeln. Wir fanden aber, daß sich große Riesenzellen mit typischen „Epitheloidzellkernen" bereits zu einem Zeitpunkt gebildet hatten, zu dem der überwiegende Teil der einkernigen Phagocyten noch keinen Epitheloidzellcharakter besaß (Abb. 47). Die Riesenzellen können demnach sicher direkt aus Makrophagen bzw. ausgewanderten Monocyten entstehen, ohne das Stadium der einkernigen Epitheloidzelle zu durchlaufen. Damit soll aber nicht in Abrede gestellt werden, daß auch Epitheloidzellen mehrkernige Riesenzellen aus sich hervorgehen lassen könnten.

dd) Die formale Genese reaktiver Riesenzellen

α) Amitotische Entstehung. Bevor sich auf den Hautfensterpräparaten zahlreiche Riesenzellen finden, treten in vielen Makrophagen multiple Kernsegmentierungen und -durchschnürungen auf, die sich sowohl in den Mononucleären als auch in den kleineren Vielkernigen finden. Auf Grund dieser zeitlichen Folge und im Hinblick auf die Gestalt dieser Kernveränderungen halten wir sie für Amitosestadien. Dabei möchten wir in Anlehnung an FLEMMING, 1892, unter dem Begriff „Amitose" eine Kernteilung verstehen, bei der das für die Mitose charakteristische Verhalten der Chromosomen lichtmikroskopisch nicht erkennbar ist und die zur Entstehung lebens- und teilungsfähiger Tochterkerne führt.

Durch fortlaufende Wiederholung solcher Amitosen entstehen aus einkernigen Makrophagen schließlich Zellen, welche die morphologischen und fermentcytochemischen Eigenschaften von Fremdkörperriesenzellen bzw. Langhansschen Riesenzellen besitzen: bläschenartige, feingezeichnete, rundliche bis ovale Kerne mit prominenten Nucleolen; vorwiegend periphere Kernlagerung; helles zentrales und basophiles peripheres Cytoplasma; sehr hohe Aktivität an saurer Phosphatase und α-Naphthylacetat-Esterase.

Vielfach sind in der Literatur Kernveränderungen als Amitosebilder beschrieben und abgebildet worden, die ebensogut vorübergehende Verformungen sein können. Mit solchen passageren Gestaltsänderungen haben die Segmentierungsbilder aber nichts zu tun, denn sie kommen vor Ablauf der 36. Stunde nur in Einzelfällen vor, erreichen um die 48. Stunde ein Maximum und werden nachfolgend wieder seltener. Unter der Annahme vorübergehender Erscheinungen bliebe dieses zeitgebundene Auftreten unverständlich, in diesem Fall müßten solche Bilder zu allen Zeiten in der gleichen Häufigkeit auftreten.

Von Pyknosen und degenerativen Kernfragmentationen (BUCHER, 1959) sind unsere Teilungsfiguren ebenfalls zu unterscheiden. Denn einerseits nimmt die Fermentaktivität der segmentierten Zellen keineswegs entsprechend einem degenerativen Vorgang ab, sondern im Gegenteil mit vermehrter Kernzahl zu, und andererseits ist immer nur ein Teil der Kerne von den Veränderungen betroffen und nicht alle Kerne einer Zelle gleichzeitig. Auch morphologisch haben die Segmentierungsbilder nichts mit Pyknosen von Makrophagenkernen gemein, wie man sie recht häufig am Rande der Hautfensterpräparate im Bereich der Peripherie der Epithelläsionen antrifft (Abb. 51 q). Auch stellen die segmentierten Makrophagenkerne nicht etwa Reste von phagocytierten Neutrophilen dar, denn diese lassen sich bei der unspezifischen Esterasereaktion als negative Aussparung innerhalb des positiven Makrophagenplasma leicht erkennen (Abb. 51 p).

Damit kommen außer der Deutung als Amitosen keine anderen Erklärungsmöglichkeiten der Segmentierungs- und Teilungsfiguren der Makrophagenkerne in Betracht. Ihrem gehäuften Auftreten in der 48. Stunde folgt eine starke Vermehrung von großen vielkernigen Zellen nach 72 und 96 Std. Aus diesen Zusammenhängen glauben wir die Entstehung der Hautfensterriesenzellen durch Amitose ableiten zu können.

BRAUNSTEINER u. Mitarb., 1958, 1961, WIEDERMANN u. Mitarb., 1960 sowie BECKER u. Mitarb., 1961, haben bei Hautfensterversuchen das Auftreten von mehrkernigen Riesenzellen beobachtet und vermutet, daß sie amitotisch entstünden. Sie haben aber keine Argumente angeführt, die diese Annahme stützen könnten. Auch in der übrigen Literatur haben wir bisher keine Publikationen gefunden, in denen klar und eindeutig Beobachtungen zur amitotischen Genese reaktiver Riesenzellen beim Menschen mitgeteilt worden sind. Eine Ausnahme stellen einige Veröffentlichungen von BASSERMANN, 1958, 1961, dar, der in Alveolarmakrophagen der Lunge stabförmige, regelmäßig gegliederte Kerne sah, die unseren Segmentierungsbildern sehr ähnlich sind. BASSERMANN glaubt, daß solche Alveolarmakrophagenkerne zu mehrfacher Teilung fähig seien.

Bei den zur Ergänzung durchgeführten subcutanen Hautfensterversuchen an Ratten wurden bezüglich der formalen Genese der Riesenzellen die gleichen Befunde wie an den menschlichen Hautfensterpräparaten erhoben. Abweichend von den Verhältnissen beim Menschen fanden wir jedoch keine der Segmentierung vorausgehende stabförmige Umwandlung der Kerne, sondern stattdessen eine Ringkernbildung. Ferner war die maximale Anzahl der Segmente, in die sich ein Einzelkern aufteilte, bei den Ratten viel höher als beim Menschen.

Der formale Ablauf der Riesenzellbildung von Mensch und Ratte zeigt eine überraschende Parallele zu den Segmentierungsvorgängen beider Species, die während der Umbildung des Metamyelocyten zum segmentkernigen Neutrophilen ablaufen. Die Stabkernbildung geht beim Menschen sowohl der neutrophilen Segmentierung als auch der zur Riesenzellbildung führenden Makrophagensegmentierung voraus. Bei den Ratten tritt in beiden Fällen an die Stelle der Stabkernbildung die Lochkernbildung. Außerdem ist die durchschnittliche Segmentzahl bei der Ratte sowohl in den Neutrophilen als auch in den Riesenzellen bildenden Makrophagen viel höher als beim Menschen. In diesem gleichartigen Verhalten von Makrophagen und Neutrophilen bei der Segmentierung möchten wir einen weiteren Hinweis auf ihre enge cytogenetische Verwandtschaft sehen.

Meist wird in der Literatur die Meinung vertreten, daß bei der Amitose zwei gleich große Tochterkerne entstünden und daß während des Teilungsablaufes keine Chromatinveränderungen aufträten. Bei der Riesenzellbildung kommen jedoch nicht nur Zweiteilungen der Kerne, sondern sehr häufige multiple Kernteilungen vor. Auch werden im Gegensatz zu der Amitose-Literatur erhebliche Strukturverdichtungen und Verkleinerungen der in Teilung begriffenen Kerne sichtbar. Über die Bedeutung der Chromatinverdichtungen konnten unsere Versuchsmethoden keinen Aufschluß geben. Auch sind uns keine Aussagen über den zeitlichen Ablauf des Kernwachstums möglich.

Im Zusammenhang mit Befunden von GOLDSTEIN, 1954b, an riesenzellbildenden Kulturen von menschlichen Blutmonocyten möchten wir aber annehmen, daß die DNS-Synthese nicht den Kernteilungen eindeutig vorausgeht, sondern sowohl vor als auch während und nach dem Amitoseablauf stattfindet. GOLDSTEIN fand nämlich bei DNS-Messungen nach 45 Std, und damit *vor* dem von uns gefundenen Häufigkeitsgipfel der Amitosen, überwiegend hyperdiploide Kerne. In der 72. Stunde dagegen war der größte Teil der gemessenen Kerne hypodiploid, möglicherweise weil nach 72 Std in Analogie zu unseren Hautfensterversuchen viele Amitosen bereits abgelaufen waren. Nach 115 Std Kultivierung schließlich zeigte der überwiegende Teil der Zellkerne wieder geringgradig hyperdiploide DNS-Werte. Ähnliches geht auch aus den Messungen von ROWLEY und LEUCHTENBERGER, 1964, hervor. Sie fanden bei 42 Std in der Kultur belassenen Peritonealmakrophagen der Maus in einem Teil der Zellen hyperdiploide DNS-Werte, insbesondere wenn sie die Zellen mit Antigen zusammenbrachten. Mitosen sahen die Autoren nicht.

Nach unseren Beobachtungen kann aus einem einkernigen Makrophagen innerhalb von 96 Std eine Riesenzelle mit mehr als 200 — nach den Messungen von Goldstein diploiden! — Kernen entstehen. Demnach wird in diesem Zeitraum die Kernsubstanz mindestens 8mal verdoppelt. Für eine Verdoppelungsperiode stünden damit etwa 12 Std zur Verfügung. Diese Wachstumsschnelligkeit ist erstaunlich und mag zu einem gewissen Zweifel daran führen, daß wirklich alle Zellkerne aus einem einzigen durch fortlaufende Amitose hervorgegangen sein sollten.

Grundsätzlich ist ein kleiner Teil der Makrophagen zweifellos zur DNS-Synthese befähigt: Volkman und Gowans, 1965a, brachten bei Rattenversuchen emigrierte Hautfenstermakrophagen der 24. Stunde mit H^3-Thymidin-Lösung in Kontakt und fanden nach 60 min 0,4—0,5% der Zellen markiert. Dieser Prozentsatz entspricht in der Größenordnung der Anzahl der von uns auf den Rattenhautfenstern gefundenen Amitosebilder von 0,68%. Auch Aronson und Elberg, 1962b, fanden bei der Untersuchung von Bauchhöhlenmakrophagen markierte Phagocyten, ohne daß sie Mitosen sahen, ähnliche Befunde erhob Mims, 1964.

Was die zeitlichen Verhältnisse angeht, so wissen wir aus autoradiographischen Untersuchungen an Zellpopulationen verschiedenster Herkunft (Painter u. Drew, 1959; Koburg, 1960; Defendi u. Manson, 1961; Maurer u. Koburg, 1961; Koburg u. Schultze, 1961; Oehlert, 1964 u. v. a.), daß die DNS-Verdoppelungszeit bei Säugerzellen im allgemeinen 6—8 Std beträgt. Besonders kurze DNS-Synthesezeiten wurden an den Keimzentrumszellen der Rattenmilz mit 4,5 Std (Fliedner, Kesse, Cronkite und Robertson, 1964) und an Knochenmarkszellen des Hundes mit 5 Std (Patt u. Maloney, 1959) gefunden. Bei Berücksichtigung der S-Phase allein liegt demnach eine achtmalige Verdoppelung der Kernsubstanz innerhalb von 96 Std, wie dies für die Entstehung einer 200- bis 250kernigen Riesenzelle aus einem mononucleären Makrophagen zu fordern wäre, durchaus im Bereich des Möglichen.

Aber selbst wenn wir die in der Literatur mitgeteilten *Generationszeiten* für schnell proliferierende Zellen — als die wir die Riesenzellen wohl betrachten müssen — berücksichtigen, ist die für unsere Riesenzellen zu fordernde Wachstumsgeschwindigkeit immer noch vorstellbar. So haben Patt und Maloney, 1959, für die polychromatischen Normoblasten eine Generationszeit von etwa 15 Std und Lesher, Fry und Kohn, 1961, eine Generationszeit von 11,6 Std für die Dünndarmepithelien der Maus gefunden. Fliedner, Kesse, Cronkite und Robertson, 1964, Hanna, 1964 sowie Swartzendruber und Hanna, 1965, diskutieren für die Keimzentrumszellen der Milz sogar eine Generationszeit von nur 5—7 Std.

Im übrigen zeigen die extrem hohe Fermentaktivität und die sehr großen Nucleolen, daß die Riesenzellen während ihrer kurzen Entstehungszeit eine ganz erhebliche allgemeine Stoffwechselsteigerung erfahren. Dies wird sofort bei einem Vergleich mit ihren Ausgangszellen, den viel schwächer aktiven Blutmonocyten, deutlich. Im Zusammenhang mit dieser Stoffwechselsteigerung ist ein sehr schneller Ablauf der DNS-Synthese, wie wir sie für die amitotische Riesenzellbildung fordern müssen, gut verständlich. Denn die Kernsubstanz nimmt eine zentrale, regulative Stellung im Zellmetabolismus ein, so daß die rasche Entstehung einer großen Zahl von Kernen am besten erklärt ist, wenn man sie als weiteren Ausdruck dieser allgemeinen Stoffwechselsteigerung betrachtet.

Damit ist aber die Frage aufgeworfen, ob die Kernteilung bei der Riesenzellbildung überhaupt der Mitose wesensmäßig an die Seite zu stellen ist. Wir möchten annehmen, daß den Kernteilungen in den Riesenzellen am ehesten die von F. WASSERMANN, 1929, unter anderen Möglichkeiten diskutierte Bedeutung der Amitose zukommt, nach der sie „lediglich ein Mittel zur Vergrößerung der Kernoberfläche" ist. Diese Vorstellung würde auch am besten zu der in neuerer Zeit gewonnenen Erkenntnis von der biologischen Wertigkeit reaktiver Riesenzellen als ganz besonders stoffwechselaktiver und höchst leistungsfähiger Elemente passen, wie dies elektronenoptische (GUSEK u. Mitarb., 1958—1964; BASSERMANN, 1961; BÖNICKE, FASSKE und THEMANN, 1963 u. a.), fermenthistochemische (GROGG und PEARSE, 1952; GÖSSNER, 1955b; BAKER und KLAPPER, 1961; CABRINI, SCHAJOWICZ und MEREA, 1962; BÖNICKE, FASSKE und THEMANN, 1963) und autohistioradiographische (OEHLERT, 1958; WOLFART, 1964) Untersuchungsergebnisse zeigten. Die reaktiven Riesenzellen sind also nicht, wie viele Autoren angenommen haben, als degenerative Produkte, sondern als sehr stoffwechselaktive „Wehrorgane" (METCHNIKOFF, 1888) aufzufassen.

β) Mitotische und „primär-syncytiale" Entstehung. Die überwältigende Mehrheit der Forscher ist sich darin einig, daß Mitosen bei der Riesenzellbildung nicht vorkommen. Auch wir sahen nie indirekte Kernteilungen in mehrkernigen Makrophagen. Eine mitotische Riesenzellbildung auf den Hautfenstern ist daher unwahrscheinlich. Das gleiche gilt für die „primär-syncytiale" Entstehung der Riesenzellen nach FRESEN, 1950, denn abgesehen davon, daß nach den Ergebnissen der Elektronenmikroskopie in den meisten Fällen der Begriff des Syncytiums aufgegeben werden muß (z.B. CAESAR und EDWARDS, 1957; CAESAR, 1958), liegen bei den Hautfensterversuchen anfangs nur einzelne, nicht untereinander verbundene Makrophagen vor, also kein primäres Syncytium.

γ) Entstehung durch Confluens. Die Entstehung von Riesenzellen durch Confluens wird von vielen Seiten behauptet (Lit. s. bei FRESEN, 1950; LENNERT, 1953; LINZBACH, 1955; ROULET, 1956). Alle unsere Befunde sprechen aber gegen eine solche Genese.

11 Leder, Blutmonocyt

Nach 48 Std weichen die Riesenzellkerne von denen der umgebenden Makrophagen in ihrer Morphologie auffallend ab (Abb. 47). Während die Mononucleären unregelmäßige Kerne mit strähniger Struktur besitzen, haben die großen Vielkernigen ovale oder rundliche, fein und gleichmäßig gezeichnete Kerne, wie man sie gewöhnlich in Epitheloidzellen antrifft. Dieser Unterschied ist mit der Vorstellung einer Verschmelzung einzelner Makrophagen zu einer Riesenzelle nicht zu vereinbaren: In einem solchen Fall müßten die Kerne von Riesenzellen und Mononucleären morphologisch identisch sein.

Weiterhin kann die Fusionshypothese nicht erklären, warum es erst nach Ablauf von 36—48 Std zu einer Riesenzellbildung kommt und nicht z. B. bereits nach 12 oder 24 Std, obwohl zu diesem Zeitpunkt bereits massenhaft Makrophagen vorhanden sind. Dieses Gegenargument konnte auch Wurm, 1956, aus ihren Untersuchungsergebnissen ableiten.

Ferner müßten die histochemischen Untersuchungen bei Confluens einzelner — unterschiedlich reagierender! — Makrophagen Bilder liefern, bei denen das Plasma einer Riesenzelle aus mehreren Arealen von abweichender Fermentaktivität zusammengesetzt ist. Derartiges kommt aber niemals vor.

Alle Makrophagen zeigen unabhängig von ihrer Kernzahl nur *ein* positives Plasmaareal, wenn man die saure Phosphatasereaktion anstellt. Bei Verschmelzung von Einzelzellen müßten auch hier die Riesenzellen wenigstens zum Teil mehrere den Kernen zugeordnete phosphatase-positive Plasmazonen aufweisen. Solche Bilder wurden stets vermißt.

Schließlich lassen auch die reichlich vorhandenen Amitosefiguren die Entstehung der Riesenzellen durch Confluens unwahrscheinlich werden. Die Zahl der von uns aufgefundenen Kernteilungsbilder reicht völlig aus, um die Menge der auftretenden Riesenzellen zu erklären. So kommt u. E. schon aus diesem Grunde eine andere Bildungsart der Hautfensterriesenzellen kaum in Betracht.

Selbst in der Literatur finden sich keine stichhaltigen Argumente zugunsten einer Riesenzellenentstehung durch Confluens. Vielfach wurde etwa der Mangel an Kernteilungsbildern in Riesenzellen als Anhaltspunkt für ihre Entstehung durch Fusion angesehen (z. B. Joest und Elmshoff, 1921; Wermel, 1931) oder es wurde das Fehlen deutlicher Zellgrenzen in Tuberkeln und Fremdkörpergranulomen als Argument für die Confluenshypothese angeführt. Die Elektronenmikroskopie hat uns jedoch gelehrt, daß solche Befunde das Vorhandensein von Zellgrenzen keineswegs ausschließen.

Behauptungen, nach denen eine Zellverschmelzung in Gewebekulturen *in vivo* zu beobachten sei (Maximow, 1924; Lewis, 1926a; Timofejewsky und Benewolenskaja, 1926; Goldstein, 1954a; Lauche, 1955; Franklin, 1958; Falke und Richter, 1961 u. v. a.) sind ebenfalls mit größter

Vorsicht zu betrachten. Denn Zellmembranen liegen bei einer Breite von 10 mμ weit unterhalb des lichtmikroskopischen Auflösungsvermögens. Sie sind also mit dem Lichtmikroskop gar nicht sichtbar. Infolgedessen kann auch in der Gewebekultur eine Verschmelzung von Zellen unter Auflösung ihrer Membranen mit den üblichen Untersuchungsmethoden nicht sicher von einer bloßen Zellzusammenlagerung getrennt werden. Das geht auch aus Beobachtungen von GUSEK, 1962, hervor, der bei der lichtmikroskopischen Untersuchung von Fremdkörpergranulomen neben echten Riesenzellen riesenzellartige Gebilde fand, die sich bei genauer elektronenoptischer Analyse als dicht zusammenliegende, durch Zellmembranen einwandfrei getrennte Einzelelemente erwiesen.

Auch durch histoautoradiographische Versuche konnten keine überzeugenden Argumente für die Confluenshypothese beigebracht werden. Solche Studien wurden in jüngster Zeit von ARONSON und ELBERG, 1962a; WOLFART, 1964; SILVERMAN und SHORTER, 1963 sowie von KRACHT und GUSEK, 1964, durchgeführt.

ARONSON und ELBERG untersuchten das Verhalten von ölinduzierten Peritonealmakrophagen nach H³-Thymidinapplikation in der Gewebekultur. Die entstandenen Riesenzellen enthielten unterschiedlich viel markierte Kerne. Zellen, in denen alle Kerne gleichmäßig markiert waren, sahen die Autoren als durch Kernteilung ohne Plasmateilung entstanden an. War nur ein Teil der Kerne H³-Thymidin-haltig, so nahmen ARONSON und ELBERG eine Entstehung durch Confluens an. Diese Annahme setzt jedoch voraus, daß bei einer Riesenzellentstehung durch Kernteilung immer eine gleichmäßige H³-Thymidin-Verteilung auf die Tochterkerne erfolgt, was nicht bewiesen ist. Deshalb ist auch für die Riesenzellen mit teils markierten und teils unmarkierten Zellkernen ihre Entstehung durch Kernteilung ohne Plasmateilung nicht ohne weiteres auszuschließen, wie auch ihre Entstehung durch Confluens durch solche Befunde nicht beweisbar ist.

WOLFART infizierte Meerschweinchen mit Tuberkelbakterien und verabfolgte 7 Wochen später H³-Thymidin. Nach 12—24 Std konnte er bei histoautoradiographischer Untersuchung keine Markierung der Riesenzellen feststellen. Er folgerte daraus, daß sie durch Confluens gebildet würden, da bei mitotischer oder amitotischer Entstehung eine Kernmarkierung zu fordern sei. In Wirklichkeit geht aus diesem Ergebnis aber nur hervor, daß in den untersuchten Riesenzellen innerhalb der ersten 60 min nach der H³-Thymidin-Injektion keine DNS-Synthese erfolgte. Die Befunde können also weder die amitotische Riesenzellenentstehung widerlegen noch die Confluenshypothese beweisen. Noch dazu sind die Untersuchungen von WOLFART im Hinblick auf die sehr kurze Entwicklungszeit der Riesenzellen zu spät erfolgt. Wahrscheinlich waren die meisten Langhansschen Zellen zum

11*

Zeitpunkt der H³-Thymidinapplikation bereits gebildet, so daß keine weiteren Kernteilungen in ihnen abliefen.

Ähnliches gilt auch für die Versuchsergebnisse von Silverman und Shorter, die bei Ratten durch subcutane Applikation von Lykopodiumpuder Fremdkörpergranulome erzeugten, welche bereits nach 3 Tagen Riesenzellen enthielten. Aber erst 8—15 Tage nach Beginn der Fremdkörperreaktion wurde H³-Thymidin injiziert. 15 min später waren nur einkernige Histiocyten markiert. Nach 4 Std und später zeigten dagegen auch die Riesenzellen markierte Kerne in wachsender Zahl. Aus diesem Befund, der im übrigen den Ergebnissen von Wolfahrt widerspricht, schließen die Autoren, daß die Riesenzellen durch Confluens entstünden, räumen jedoch — allerdings in zweiter Linie — die Möglichkeit einer zusätzlichen amitotischen Genese ein. Bei rein amitotischer Bildung der Riesenzellen — so argumentieren Silverman und Shorter — müßten diese wie die einkernigen Histiocyten schon 15 min nach der Thymidinapplikation markiert sein.

Dem ist jedoch ebenfalls entgegenzusetzen, daß die Entwicklung der Riesenzellen vor allem nach 2—4 Tagen stattfindet. Das geht sogar aus den Ergebnissen von Silverman und Shorter selbst hervor. Zu *diesem* Zeitpunkt würde bei amitotischer Riesenzellbildung eine besonders intensive DNS-Synthese erfolgen, *hier* und nicht erst nach 8—15 Tagen wäre demgemäß auch eine Thymidinmarkierung wachsender Riesenzellen zu erwarten. Je später dagegen nach Beginn der Fremdkörperreaktion solche Versuche durchgeführt werden, um so häufiger liegen bereits weitgehend ausgereifte Riesenzellen mit nur noch vereinzelten oder gar keinen Kernteilungen und entsprechend geringer H³-Thymidin-Markierung vor. Damit ist auch die Versuchsanordnung von Silverman und Shorter wenig geeignet, Aufschlüsse über die Riesenzellgenese zu geben. Vor allem aber können die Ergebnisse solcher Versuche weder die Möglichkeit einer amitotischen Riesenzellentstehung unwahrscheinlich machen oder gar widerlegen, noch können sie die Confluenshypothese stützen.

Kracht und Gusek schließlich fanden in 5 Tage alten tierischen Mycolsäuregranulomen 60 min nach H³-Thymidingabe nur in 1,5% der Riesenzellen einzelne Kerne, dagegen reichlich Mononucleäre markiert. 95 Std später enthielten demgegenüber 35,9% der Riesenzellen H³-Thymidin. Kracht und Gusek glauben auf Grund dessen, daß markierte Mononucleäre durch Confluens oder Autophagocytose in den Riesenzellverband einbezogen würden, schließen aber eine zusätzliche amitotische Kernteilung nicht aus. Unseres Erachtens gibt es noch eine zweite Erklärungsmöglichkeit dieser Befunde: Die Elemente mit der höchsten Teilungsbereitschaft bei der amitotischen Riesenzellbildung sind die — oft im histologischen Präparat nicht eindeutig zu trennenden — Mononucleären und *kleinen*

Riesenzellen mit 2—4 Kernen, wie wir bei den vorliegenden Untersuchungen feststellen konnten. *Hier* wäre am Ende der DNS-Verfügungszeit der stärkste Thymidineinbau zu erwarten, wie dies ja auch von KRACHT und GUSEK gefunden wurde. Dagegen ist die Teilungsbereitschaft der bereits weitgehend ausgereiften großen Riesenzellen naturgemäß viel geringer, dementsprechend auch die Markierungsrate. 95 Std später aber wären die markierten Mononucleären und kleinen Mehrkernigen inzwischen zu großen — natürlich ebenfalls markierten — Riesenzellen herangewachsen. Die Zahl markierter Riesenzellen müßte also stark angestiegen sein, ganz entsprechend den Verhältnissen, wie sie KRACHT und GUSEK antrafen. Die Ergebnisse von KRACHT und GUSEK können also die Annahme einer amitotischen Riesenzellbildung mindestens in gleichem Maße stützen wie sie die Confluenshypothese zu unterbauen scheinen.

Auch sei noch erwähnt, daß sich dem Gedanken der Confluenshypothese eine große Schwierigkeit in den Weg stellt, nämlich die Frage, wie eine solche Vorstellung mit dem Phänomen der Kontaktinhibition (ABERCROMBIE und HEAYSMAN, 1954) vereinbart werden soll und ob dies überhaupt möglich sei.

Unter Kontaktinhibition versteht man folgendes Ereignis: Bewegen sich Makrophagen (OLDFIELD, 1963) in der Kultur — wo sie bekanntlich auch Riesenzellen in großer Menge bilden — aufeinander zu und kommen sie miteinander in Berührung, so ändert sich ihre Bewegungsrichtung sofort: die Zellen streben in entgegengesetzter Richtung auseinander, sie stoßen sich also ab. Der genaue Mechanismus dieser Kontaktinhibition ist nicht bekannt. Die Folge aber ist, daß sich Makrophagen auf Glasoberflächen einschichtig anordnen und nicht überlagern, wobei die Einzelzellen einen ganz bestimmten Abstand voneinander halten. Diese Beobachtung ist jedem Gewebszüchter geläufig.

Solche Verhältnisse treffen in allen Einzelheiten auch für Makrophagen auf den sog. Hautfensterpräparaten zu: Deckgläschen, die einem Hautdefekt aufgelegt sind, enthalten Makrophagen und Neutrophile in einer regelmäßigen einschichtigen Lage. Die einzelnen Zellen liegen getrennt voneinander, und doch finden sich Riesenzellen auf solchen Präparaten, und zwar auch in Bezirken, in denen die einzelnen Phagocyten ausgesprochen weit auseinander liegen. Wir glauben, in dem Phänomen der Kontaktinhibition ein wesentliches Argument gegen die Auffassung erblicken zu müssen, daß mehrkernige Riesenzellen durch einen Zusammenfluß einzelner Makrophagen entstehen können.

Von metabolischen Gesichtspunkten her betrachtet scheint die Möglichkeit des Zusammenflusses von Einzelzellen schließlich mindestens unwahrscheinlich zu sein. Denn man muß doch im Zusammenhang mit der Confluenshypothese fragen, wie denn die außerordentliche Vielfalt der kerngesteuerten Stoffwechselvorgänge eines jeden Zellindividuums beim Zusammenfluß von beispielsweise 100 Makrophagen synchronisiert werden könnte — wobei sich zunächst das Problem stellen würde, ob dies überhaupt möglich sei —, damit in der entstandenen Riesenzelle kein Stoffwechselchaos eintritt. Man wird eine einleuchtende, vor allem eine begründete Antwort wohl schuldig bleiben. Diese Frage erhebt sich übrigens nicht bei der von uns vertretenen amitotischen Riesenzellgenese.

δ) Schlußsätze zur formalen Genese der Riesenzellen. Zusammenfassend läßt sich zur formalen Genese reaktiver Einzelzellen an Hand der vorliegenden Untersuchungen und des Schrifttums folgendes sagen:

Die mitotische und primär-syncytiale Riesenzellbildung sowie die Confluenshypothese sind bisher nicht bewiesen und müssen für die Hautfensterriesenzellen abgelehnt werden. Dagegen läßt sich die amitotische Riesenzellbildung auf den Hautfensterpräparaten einwandfrei nachweisen. Damit ist diese Entstehungsart wohl auch für andere reaktive Riesenzellen des Organismus, unabhängig von Lokalisation und kausaler Genese, in Betracht zu ziehen.

III. Schlußfolgerungen

Die Befunde der Literatur und unsere eigenen Untersuchungsergebnisse lassen bezüglich der funktionellen Bedeutung des Blutmonocyten und seiner prospektiven Potenzen folgende Schlüsse zu:

Unter physiologischen Bedingungen werden die Blutmonocyten fortwährend im Knochenmark gebildet und ins Blut abgegeben. Sie verlassen die Blutbahn nach einer relativ kurzen Aufenthaltsdauer von einigen Tagen. Wohin sie im einzelnen abwandern, ist noch nicht geklärt. Es kann aber angenommen werden, daß ihnen eine ähnliche Abwehrfunktion obliegt wie den Neutrophilen, z. B. in den Schleimhäuten.

Bei der akuten Entzündung emigrieren die Monocyten etwa zur gleichen Zeit ins Gewebe wie die neutrophilen Granulocyten, aber langsamer und pro Zeiteinheit in kleinerer Zahl als diese. Nach der Emigration werden sie als Makrophagen tätig. Im Gefolge dieser funktionellen Beanspruchung und durch die Art der phagocytierten Stoffe ändert sich ihre Gestalt. Es kommt zu einer starken Aktivitätsvermehrung zahlreicher Fermente bzw. Fermentgruppen.

Emigrierte und zu Makrophagen umgewandelte Monocyten weisen eine beträchtliche Lebensdauer auf, die mindestens 136 Tage beträgt. Darüber hinaus sind Makrophagen gegenüber den verschiedensten Milieueinflüssen wie pH-Änderungen, Änderungen des osmotischen Druckes oder der Ernährungsbedingungen in hohem Maße resistent. Demgegenüber gehen extravasierte neutrophile Granulocyten schnell zugrunde. Aus diesem unterschiedlichen Verhalten beider Zelltypen erklärt sich die Beobachtung, daß entzündliche Infiltrate zunächst vorwiegend Granulocyten, später aber vorwiegend Makrophagen enthalten. Diese qualitative Änderung des Zellbildes ist also eine Folge des schnellen Granulocytenunterganges und der hohen Lebenskraft der Makrophagen, nicht aber Folge einer zu unterschiedlichen Zeitpunkten ablaufenden Emigration von Monocyten und Granulocyten.

Unter besonderen Bedingungen können aus den monocytogenen Makrophagen Epitheloidzellen und durch eine rasche Folge amitotischer Kernteilungen reaktive Riesenzellen werden. Solche Erscheinungen sind charakteristisch für die Tuberkulose, das Boecksche Sarkoid, die Fremdkörperentzündung und andere Erkrankungen. Alle derartigen Granulome sind wahrscheinlich genetisch und funktionell grundsätzlich gleichartig. Diese Meinung wird auch vielfach in der Literatur vertreten. So hat z. B. HUEBSCHMANN, 1956, keinen Zweifel daran gehabt, daß der Tuberkel einem Fremdkörpergranulom entspricht. Die Epitheloidzellen und Riesenzellen selbst müssen nach unseren Untersuchungen als Spezialformen der monocytogenen Makrophagen aufgefaßt werden.

Für die Monocyten hat sich ihre Umwandlungsfähigkeit in Makrophagen, Epitheloidzellen und Riesenzellen sicher beweisen lassen. Die von vielen Untersuchern vertretene Umbildungsfähigkeit der Lymphocyten zu Makrophagen ist dagegen sowohl für die Verhältnisse in vivo als auch in vitro in allen Punkten widerlegt worden. Daher muß diese Vorstellung verlassen werden. Für die ebenfalls weithin akzeptierte Hypothese der lokalen Makrophagenentstehung finden sich keine stichhaltigen Beweise; sie ist nach den heutigen Kenntnissen als quantitativ unbedeutende zusätzliche *Möglichkeit* neben der monocytogenen Makrophagenentstehung in Erwägung zu ziehen. Diese Ergebnisse gelten nicht nur für die Makrophagen der akuten Entzündung, sondern auch für die Epitheloidzellen und reaktiven Riesenzellen.

Damit sind die Blutmonocyten wahrscheinlich die Hauptquelle der Makrophagen des Organismus. Da alle anderen bisher diskutierten Wege der Makrophagengenese entweder widerlegt oder unwahrscheinlich geworden sind, muß sogar die Möglichkeit ins Auge gefaßt werden, daß der Blutmonocyt die einzige Zellart des Organismus ist, die sich in Makrophagen umwandeln kann. Ob diese Ansicht richtig ist, kann auf Grund der bisherigen Forschungsergebnisse nicht entschieden werden. Die heutigen Kenntnisse lassen aber diese Denkmöglichkeit zu und rechtfertigen die Aufstellung einer solchen Arbeitshypothese, welche schon seit langem durch UNDRITZ verfochten wird.

Es liegen bereits eine Reihe von einwandfreien Untersuchungsergebnissen vor, aus denen abzuleiten ist, daß die bisher allgemein akzeptierte Annahme der lokalen Entstehung bestimmter ortstypischer Makrophagen-„arten" (Fettkörnchenzellen, Alveolarphagocyten usw.) nicht zutreffend sein kann, sondern daß auch hier, wie bei den funktionell und morphologisch grundsätzlich identischen Makrophagen der akuten Entzündung, eine hämatogene Entstehung vertreten werden muß. Die einzige Blutzelle, die als potentieller Makrophag in Frage kommt, ist aber der Blutmonocyt.

Die prospektiven Potenzen des Blutmonocyten scheinen mit seiner Umbildung zu Makrophagen, Epitheloidzellen und reaktiven Riesenzellen noch nicht erschöpft zu sein. Sicher können Monocyten zu kollagenbildenden Fibroblasten werden. Damit nehmen die Blutmonocyten im Ablauf der Wundheilung eine Schlüsselstellung ein. Nach den Forschungsergebnissen der Literatur ist es zumindest möglich, daß sich Monocyten auch zu Endothelien entwickeln können. Schließlich bestehen gewisse Hinweise darauf, daß sogar Fettzellen, glatte Muskelzellen und Osteoclasten aus Monocyten hervorgehen könnten. Hier liegen aber im engsten Sinne des Wortes nur Hinweise vor, die wohl noch nicht zu verbindlichen Schlüssen berechtigen, sondern lediglich dazu anregen sollten, diese Hypothesen experimentell weiterzuverfolgen.

E. Die Monocytenleukämie

I. Literatur

Nachdem der Blutmonocyt von EHRLICH, 1891 und PAPPENHEIM, 1911, als eine sowohl von den Lymphocyten als auch den Granulocyten morphologisch klar abtrennbare Zellform erkannt worden war, beschrieben RESCHAD und SCHILLING, 1913, den ersten Fall einer Monocytenleukämie.

Dieser Fall, der von den Autoren noch als „Splenocytenleukämie" bezeichnet wurde, betraf einen 33 jährigen Mann, welcher mit allgemeiner Mattigkeit, Appetitlosigkeit und Zahnfleischentzündung erkrankt war. Bei seiner Aufnahme bestanden eine schwere Anämie, zahlreiche Hautblutungen, Nasenbluten und Blutungen am Augenhintergrund. Die Leukocyten waren auf 15 100/mm³ vermehrt, davon entsprachen 71,8% typischen Monocyten. Außerdem kamen 15,4% neutrophile Segmentkernige, Stabkernige, Jugendliche und Myelocyten vor. Lymphknoten, Milz und Leber waren nicht vergrößert.

Bald stiegen die Leukocyten auf 56 000/mm³ an, wobei sich das Differentialblutbild nicht wesentlich veränderte, also auch die Neutrophilen und ihre Vorstufen an der Leukocytose beteiligt waren. Jetzt war auch ein Milztumor zu tasten, und 19 Tage nach der Kliniksaufnahme verstarb der Patient.

Cytologisch wurden die leukämischen Zellen wie folgt beschrieben: „Die beobachteten großen einkernigen Zellen erwiesen sich anfangs in allen

Färbungen als echte, fast typische große Mononucleäre und Übergangsformen. Sie besaßen sehr feine azurophile Bestäubung ihres Endoplasmas und einen feinfädigen, schwach färbbaren, zur Polymorphie neigenden Kern mit selten sichtbaren sehr kleinen Nucleolen. Das Protoplasma war stets relativ breit, Kern und Protoplasma den anderen Blutzellen gegenüber recht groß. Die Oxydasereaktion fiel während der ganzen Untersuchungszeit durchaus negativ aus. Als atypisch sahen wir an den sonst den normalen Übergangsformen ganz entsprechenden Zellen eine Neigung zu erhöhter Kernlappung, die zu bizarren Kernfiguren führen konnte, eine oft überraschend deutliche Sonderung in Ektoplasma und feinkörniges Endoplasma und schließlich die sehr häufige Bildung von zackigen Pseudopodien." Reschad und Schilling sandten Präparate von diesem Fall sowohl an Naegeli als auch an Pappenheim, und beide Forscher bestätigten die Monocytennatur der in Rede stehenden Zellen.

Bei der Sektion fanden sich in Knochenmark, Milz und mesenterialen Lymphknoten ausgedehnte Infiltrate durch Monocyten. In allen drei Organen waren aber außerdem noch zahlreiche Herde myeloischen Gewebes vorhanden, die durch ihre stark positive Oxydase-Reaktion identifiziert werden konnten. Sie wurden von den Autoren als Zeichen einer „reparativen myeloischen Metaplasie" gewertet.

Reschad und Schilling schließen ihre Mitteilung mit den Sätzen: „Wir betrachten unsere reine akute Leukämie durch große Mononucleäre und Übergangsformen als selbständige ‚Splenocytenleukämie' oder ‚Übergangsformenleukämie' und stellen damit eine neue Systemleukämie neben die myeloische und lymphatische Leukämie. Dadurch erhält die schon bestehende Auffassung der großen Mononucleären und Übergangsformen als eigene Zellart eine neue, sehr wesentliche Stütze."

Bald darauf wurde der zweite Fall einer Monocytenleukämie von Fleischmann, 1915, beschrieben. Hier fanden sich anfangs 15600 Leukocyten im mm³, wovon 65% Monocyten waren. Die Cytologie dieser Zellen stimmte vollkommen mit der von Reschad und Schilling gegebenen Beschreibung überein. Im weiteren Verlaufe erhöhte sich bei diesem Fall die periphere Leukocytenzahl auf 36000/mm³, dabei traten auch vermehrt unreife myeloische Zellen auf, die im Beginn der Erkrankung nicht gefunden worden waren.

Ein Jahr später berichtete Bingel, 1916, über einen Patienten mit 16500 Leukocyten im peripheren Blut und 44,25% Monocyten. Er konnte jedoch nicht sicher entscheiden, ob tatsächlich eine Monocytenleukämie oder nur eine Monocytenreaktion vorlag.

Weitere Fälle wurden dann von Rosenthal, 1921, Komiya und Hayashi, 1921, Reitano, 1922 sowie Ewald, Frehse und Hennig, 1922, veröffentlicht. Die letzteren berichten über eine Leukose mit 139 000 Gesamtleukocyten, 80—87% Monocyten und 1,5—5% reifen und unreifen Neutrophilen. Von diesem Fall sandten sie Blutausstriche sowohl an NAEGELI als auch an SCHILLING. NAEGELI klassifizierte die Erkrankung als „Myeloblastenleukämie, im wesentlichen im Zustandsbilde der Monocytenleukämie". SCHILLING bezeichnete den Fall dagegen als „akute myeloische Leukämie in weitgehender Entartung, so daß sie fast wie eine Myeloblastenleukämie erscheint". Diese Auffassung SCHILLINGs wundert um so mehr, als die Beschreibung der fraglichen Zellen durch EWALD, FREHSE und HENNIG weitgehend mit dem Bilde übereinstimmt, welches RESCHAD und SCHILLING von den Monocyten ihrer Erstbeobachtung gegeben hatten: Die Zellen besaßen große gelappte Kerne mit verwaschener, gequollener, grobnetzförmiger Struktur und mehreren Chromatinschollen, ein hellblaues Plasma und deutliche Azurgranula. Die Monocytennatur dieser Zellen geht überdies klar aus der Beurteilung NAEGELIs hervor.

Wenn sich trotzdem weder SCHILLING noch NAEGELI dazu entschließen konnten, die leukämischen Zellen als Monocyten zu bezeichnen, so verdeutlicht dies eindrucksvoll die große Unsicherheit der rein cytologischen Diagnostik, insbesondere des leukämisch veränderten Monocyten. Das Fehlen eines objektiven Kriteriums, mit dem man zwischen atypischen Monocyten und monocytoiden Atypien sicher unterscheiden kann, hat sich als das größte Hemmnis bei der Erforschung der Monocytenleukämie erwiesen. ALDER, 1933, kennzeichnete diese Sachlage mit den Worten: „Ich glaube, daß man bei den sog. Monoblasten- und Monocytenleukämien, die man auf Grund kleiner Kernveränderungen anzunehmen sich für berechtigt hält, meist nur Myeloblasten und Myelocyten mit abnormer Kernteilungs- und Proliferationstendenz und Übergänge zu rudimentär granulierten Myelocyten vor sich hat. Bevor man sich durch andere Untersuchungen eine gesicherte Auffassung über das Wesen dieser Zellen verschaffen kann, empfiehlt es sich m. E., den Begriff der Monocytenleukämie fallen zu lassen oder mit Reserve zu verwenden, da die Zellen mit den gewöhnlichen Monocyten des Blutes wohl nur eine äußerliche Ähnlichkeit besitzen."

Nach und nach mehrten sich Beschreibungen von klinischen und pathologisch-anatomischen Befunden bei Monocytenleukämien immer stärker (HOFF, 1926; MERKLEN und WOLF, 1927, 1928; WYSCHEGORODZEWA, 1929; FARLEY, 1930; LAWRENCE, JOSEY und YOUNG, 1931; SCHWARZ, 1931; FARRAR und CAMERON, 1932; GARDNER, 1932; SYDENSTRICKER und PHINIZY, 1932; DUBINSKAJA und BAKALTSCHUK, 1933; FOWLER, 1933; ORR, 1933; OSGOOD und LYGHT, 1933; LEVINE, 1934; MERCER, 1935; MITCHELL, 1935; WHITBY und CHRISTIE, 1935). Viele Autoren benutzten jetzt auch den Terminus „leukämische Reticulo-Endotheliose" an Stelle der Bezeichnung „Monocytenleukämie", zumeist in der Absicht, ihrer Meinung Ausdruck zu geben, daß der Monocyt eine dem RES entstammende Zelle sei (z. B. Ewald 1923; Hittmair, 1928; Swirtschewskaja, 1928; Ugriumow, 1928; Bock und Wiede, 1930a; Bykowa, 1933; Foord, Parsons und Butt, 1933; Böhne und Huismans, 1932; Gittins und Hawksley, 1933). Haining, Kimball und Janes, 1935, sprachen von „leukämischer Sinusreticulose", Gledhill, 1935, von „Histiocytenleukämie" und Anagnostu, 1931, von „chronischer monocytoider Promyelocytenleukämie".

Insgesamt vertrat die Mehrzahl der genannten Autoren den Standpunkt Schillings, nämlich daß die Monocytenleukämie eine Erkrankung des RES darstelle. Viele haben auch versucht, durch histologische Studien der Monocyteninfiltrate der Herkunft dieser Zellart auf die Spur zu kommen und insbesondere zu beweisen, daß die leukämischen Monocyten, ebenso wie man sich die normale Monocytengenese vorstellte, durch Proliferation und Ablösung reticulo-endothelialer Zellen gebildet würden. So beschrieben zahlreiche Autoren auch immer wieder RES-Zellen von Leber, Milz und Lymphknoten, die „in Ablösung und Umwandlung begriffen" waren. Benecke, 1940, hat den Wert solcher Deutungen morphologischer Zustandsbilder treffend charakterisiert und schreibt: „Wenn man liest, daß man in Schnitten direkt sehen kann, wie sich eine Zellform in die andere umwandelt, so ist das nicht etwa Ausdruck einer optischen Täuschung, sondern eines undisziplinierten Denkens."

In fast allen der genannten Einzelveröffentlichungen wurden die leukämischen Monocyten ganz entsprechend der Erstbeobachtung von Reschad und Schilling als große Zellen mit deutlicher Azurgranulation und feinstrukturierten, zu bizarren Verformungen neigenden Kernen beschrieben. Viele, insbesondere die angloamerikanischen Autoren, sicherten die Monocytennatur dieser Zellen durch Supravitalfärbungen. Die Oxydasereaktion erwies sich dagegen als unbrauchbares Differentialdiagnosticum, sie fiel bald positiv, bald negativ aus. In einem großen Teil der Publikationen wird auch von mäßig bis reichlich auftretenden unreifen Zellen der Myelopoiese sowohl in den Blutausstrichen als auch in autoptischen Schnittpräparaten berichtet. Schließlich fanden Sydenstricker und Phinizy, 1932, Auerstäbchen bei Monocytenleukosen. Dieser Befund ist in der Folgezeit mehrfach bestätigt worden (Hawksley, 1935; Klumpp und Evans, 1936; Ackerman, 1950; Richter, 1956; Freeman, 1960; Hayhoe, Quaglino und Doll, 1964).

Inzwischen war die Zahl von Einzelbeobachtungen so stark angewachsen, daß die ersten zusammenfassenden Darstellungen des Problemes der Monocytenleukämie erschienen. Dameshek konnte 1930 bereits 26 Fälle aus der Literatur sammeln, denen er zwei eigene zufügte. Clough, 1932, trug 22 Fallberichte über Monocytenleukosen zusammen.

Doan und Wiseman, 1934, fanden bereits 75 Leukosefälle in der Literatur, die nach ihrer Meinung als Monocytenleukämien angesehen werden konnten. Ihr eigenes Untersuchungsgut bestand aus 76 Leukosen der Jahre 1930—1934, davon waren 37% myeloische, 47% lymphatische und 16% Monocytenleukosen. Alle ihre eigenen Monocytenleukosen waren durch die Supravitalfärbung als solche gesichert worden. Die Autoren stellten mit Ausnahme der Cytomorphologie besondere Eigenschaften der Monocytenleukämien gegenüber anderen Leukosen in Abrede. Vielmehr könne jegliches Symptom, welches für die myeloische oder lymphatische Leukämie beschrieben wurde, auch bei den Monocytenleukosen vorkommen. So variiere das Alter der Erkrankten von 11 Monaten bis zum 71. Lebensjahr, es gäbe chronische, subakute und akute Fälle, sie könnten leukämisch oder aleukämisch verlaufen und mit oder ohne Tumorbildung einhergehen usw. Die Autoren betonen auch das häufige Vorkommen von Mischformen, d. h. Vermehrungen sowohl der Monocyten als auch der Granulocyten und ihrer Vorstufen. Die Autopsiebefunde wiesen darauf hin, daß die Wucherung der Monocyten vorwiegend in Knochenmark, Lymphknoten, Milz und Leber stattfände.

Während in allen den bereits genannten Veröffentlichungen entweder überhaupt keine oder nur am Rande Stellung zu den autoptischen und vor allem histologischen Befunden bei Monocytenleukämie genommen wurde, ging Forkner, 1934, zum ersten Male detailliert auf diese Frage ein und vertrat dabei die Meinung, daß die Monocytenleukämie nicht nur klinisch-hämatologisch mit Hilfe der panoptisch gefärbten Ausstrichpräparate erkannt werden könne, sondern ebenso auf Grund einer genauen histologisch-cytologischen Untersuchung am Autopsiematerial. Er beobachtete unter 16 Fällen von akuten Leukämien 6mal eine Monocytenleukämie, von denen 4 autoptisch untersucht wurden. Als cytologische Kriterien für den leukämischen Monocyten des Gewebsschnittes gab er die irreguläre Form der Monocytenkerne mit Lappungen und Verdrehungen, das Fehlen von Nucleolen und das breite, schwach basophile Protoplasma an, welches diese Zellen sowohl von den chromatinreichen, meist rundkernigen Myeloblasten und Myelocyten als auch von den Lymphocyten unterscheide.

Eine weitere pathologisch-histologische Studie über die Monocytenleukämie stammt von Campbell, Henderson und Croom, 1936. Dieser Studie lagen 2 Fälle mit 53,2 und 79,7% Monocyten zugrunde. Die Gestalt der Monocyten wurde in der gleichen Weise dargestellt, wie Forkner, 1934, sie beschrieb. Zusätzlich wiesen die Autoren darauf hin, daß die leukämischen Monocyten im Vergleich zur Norm eine viel stärkere Kernpolymorphie besäßen, wobei insbesondere die starke Lappungs- und Segmentierungstendenz auffällig sei.

Klumpp und Evans, 1936, fanden mit der Supravitalfärbung unter 48 Leukosen 8 Fälle von Monocytenleukämie, das entspricht etwa 17%. Diese Häufigkeitsangabe stimmt gut mit den Angaben von Doan und Wiseman, 1934, überein. Ebenso wie viele andere Autoren betonen Klumpp und Evans die starke Kernpolymorphie der leukämischen Monocyten, die in einem ihrer Fälle bis zu einer schwersten, mehrfachen Segmentierung ging. Ein weiterer Fall zeigte Auerstäbchen. Im Gegensatz zu Forkner wird die Meinung vertreten, daß man an Hand von Autopsie- oder Biopsiematerial die Diagnose einer Monocytenleukämie nicht stellen könne, sie bliebe der klinisch-hämatologischen Ausstrichuntersuchung vorbehalten. Die histologische Untersuchung könne lediglich dazu herangezogen werden, den leukämischen Charakter der Erkrankung zu bestätigen.

Krummel und Stodtmeister, 1936, beschrieben einen Fall mit 34000 Leukocyten, von denen 65% große, schwach oxydasepositive Zellen repräsentierten, „die durchweg wie Monocyten aussahen". Sie waren in Kern und Protoplasma nicht sicher von normalen Monocyten zu unterscheiden, der Kern war gelappt, die Zellgestalt etwas unregelmäßig. Im weiteren Verlaufe stieg der Blutleukocytenwert auf 140000/mm³, es traten jetzt „Myeloblasten" auf. Später waren jedoch wieder 24% der monocytoiden Zellen vorhanden. Obwohl die Autoren nicht in der Lage waren, die fraglichen Zellen von Monocyten zu unterscheiden, wird der Fall als „monocytoide Paramyeloblastenleukämie" bezeichnet. Die Autoren hielten die leukämischen Zellen für „monocytoid ausdifferenzierte myeloische Zellen" und stellten die Existenz einer Monocytenleukämie überhaupt in Frage.

Wainwright und Duff, 1936, beobachteten einen interessanten Fall mit 20150 Leukocyten/mm³ und 86% durch die Supravitalfärbung als Monocyten ausgewiesenen Zellen. In wenigen Tagen stiegen die Leukocyten auf 76000, und es waren immer bis zu 3,7% Myelopoiesezellen im Blute. Die Abbildungen zeigen typische maligne Monocyten. Bei der Autopsie fand sich eine starke Vergrößerung von Milz und Leber, die Lymphknoten waren generalisiert gering vergrößert, und das Knochenmark war graurot infiltriert. In den Infiltraten überwogen Monocyten mit typischer, stark polymorpher Kerngestalt. Es konnten aber überall auch Myelocyten unterschieden werden, da diese Zellen viel kompaktere, schollligere Kerne aufwiesen. In allen leukämischen Infiltraten kamen reichlich Megakaryocyten vor. Die Autoren beanspruchen für ihren Fall eine Mittelstellung zwischen Monocytenleukämie und granulocytärer Leukämie.

Die zwischen Schilling und Naegeli bestehende Meinungsverschiedenheit über die Existenz und die Natur der Monocytenleukämie wurde zum Anlaß genommen, zwei Typen von Monocytenleukämien zu inaugurieren, nämlich den „Typ Naegeli" und den „Typ Schilling". Solche Versuche eines Ausgleiches finden sich schon in der Arbeit von HOFF, 1926. Er beschrieb 2 Fälle von „myeloischer Leukämie" mit einer starken Monocytenvermehrung, wobei die Monocyten zum großen Teil oxydase-positiv waren. Diese beiden Fälle wurden dem Krankheitsbild der monocytoiden Paramyeloblastenleukämie von NAEGELI zugeordnet, welcher alle als Monocytenleukämien bezeichneten Fälle in dieser Weise gedeutet wissen wollte. Ein dritter Fall mit 44,5% „Lymphocyten" und 42,5% „Monocyten", welche die „Form von Endothelien" zeigten und oxydase-negativ waren, wurde als ein im Sinne SCHILLINGs zu bewertender Fall angesehen.

Diese Vorstellung hat in die meisten Lehr- und Handbücher der Hämatologie schnell Eingang gefunden, und es wird zumeist als gesichert angesehen, daß es mindestens zwei Arten von Monocytenleukämien gäbe, nämlich eine myeloische Monocytenleukämie vom Typ Naegeli und eine reticulo-histiocytäre Monocytenleukämie vom Typ Schilling. Man muß sich klar vor Augen halten, daß einer solchen Ansicht nicht etwa nur zwei Varianten einer Grunderkrankung entsprechen, sondern daß die beiden „Typen" sich genetisch *fundamental* unterscheiden würden.

Nichts ist besser dazu geeignet, die Verwirrung der Begriffe und Ansichten bezüglich der Monocytengenese und vor allem der Frage zu verdeutlichen, was man denn eigentlich unter einem Monocyten verstehen soll, als diese Zweiteilung. Denn wenn es richtig ist, daß die Blutmonocyten — wie sowohl die Trialisten unter SCHILLING als auch die Dualisten unter NAEGELI strikt fordern — eine einheitliche Zellart mit einheitlicher Genese darstellen, dann ist eine solche Zweiteilung einfach von der Konzeption her nicht möglich. Und so hat sich auch SCHILLING, 1942, ganz entschieden geweigert, eine solche Abtrennung verschiedener Monocytenleukämien anzuerkennen.

SCHILLING sah in der Monocytenleukämie nicht nur eine maligne Erkrankung der Zellen des RES, sondern er benutzte das Vorkommen dieser Leukämie als eines seiner Hauptargumente zugunsten des Trialismus. Sogenannte myeloische Monocytenleukämien hielt er folglich für nicht existent und glaubte, es lägen hierbei monocytoide Paramyeloblastenleukämien bzw. Promyelocytenleukämien vor. Damit war gemeint, daß die leukämischen Zellen lediglich so verändert seien, daß sie das Aussehen von Monocyten mehr oder weniger deutlich annahmen, daß aber diese Zellen in Wirklichkeit Paramyeloblasten oder Promyelocyten darstellen. Demgegenüber hat NAEGELI die Existenz einer Monocytenleukämie überhaupt völlig abgelehnt, so daß man sich schon aus diesem Grund fragt, mit welcher Berechtigung von einer Monocytenleukämie Typ Naegeli gesprochen werden darf. Er hielt diese Leukämien sämtlich für monocytoide Paramyeloblasten- bzw. Promyelocytenleukämien. Die sog. „reinen" Monocytenleukämien glaubte er als einfache schwere reaktive Monocytosen abtun zu können, und er führt hier als Paradebeispiel den ersten Fall von Reschad und Schilling an, den er selbst, von Schilling konsultiert, untersucht hatte.

Bald war die Flut von kasuistischen Mitteilungen so stark angeschwollen, daß Osgood, 1937, neben 6 eigenen Fällen, die er innerhalb von 2 Jahren gesehen hatte, einen Überblick über nunmehr 127 Beobachtungen der Literatur geben konnte. Auch Schultz und Krüger, 1939, veröffentlichten eine große Übersichtsarbeit, in der zahlreiche Fälle der Literatur berücksichtigt wurden.

Anläßlich der II. Tagung der Deutschen Hämatologischen Gesellschaft in Bad Pyrmont ging Schultz, 1940, ausführlich auf das Problem der Monocytenleukämie ein. Er sprach sich dafür aus, die Monocytenleukämie als selbständige Leukämieform anzuerkennen. Es gäbe außer der reinen Monocytenleukämie aber auch Fälle mit „Systemwechsel", bei denen im Verlaufe der ursprüngliche Monocytencharakter verlorenginge und eine Abwandlung des Bildes zur lymphatischen oder myeloischen Leukämie stattfände. Schließlich wandte er sich entschieden gegen die Identifizierung der Termini „Reticuloendotheliose" und „Monocytenleukämie".

Auch in der Folgezeit fehlte es nicht an weiteren klinischen und autoptischen Einzelbeobachtungen von Monocytenleukämien (z. B. Freeman und Koletsky, 1939; Schartum-Hansen, 1940; Watkins und Hall, 1940; Kracke, 1941; Hall und Watkins, 1941; Sweany und Cannemeyer, 1941; Fresen, 1945; Herbut und Miller, 1947; Rappoport und Kugel, 1947; Remy, 1949; Hemmeler und Nicod, 1950; Haschen und Hilker, 1955; Sinn und Dick, 1956; Porter und Woodliff, 1959; Stobbe, 1960 u. v. a.). Eine Klärung des Krankheitsbildes im Hinblick auf seine Beziehungen zum Knochenmark oder zum reticulo-endothelialen System wurde aber nicht erreicht, und die Autoren legten der Beurteilung dieser Leukämiefälle ihren jeweiligen — nicht bewiesenen — Standpunkt über die Genese des normalen Blutmonocyten zugrunde. Andererseits wurde immer wieder der Versuch unternommen, an Hand der Krankheitsbilder der Monocytengenese nachzugehen. Aber auch hier konnten keine überzeugenden Argumente für die eine oder die andere Auffassung gewonnen werden.

Schließlich seien noch einige größere Veröffentlichungen erwähnt, die sich mit dem Problem der Monocytenleukämien beschäftigen. Evans, 1942, sichtete mehr als 300 Publikationen und fand dabei insgesamt 197 Fälle, die mit großer Wahrscheinlichkeit als Monocytenleukämien anzusprechen waren. Er weist auf die zahlreichen verschiedenen Bezeichnungen hin, unter denen offensichtlich die gleiche Erkrankung beschrieben worden ist (akute Leukämie, Reticulose, leukämische Reticulo-Endotheliose, Histiocytenleukämie usw.) und sieht in dieser Verwirrung der Nomenklatur die Folge der großen Meinungsverschiedenheit über die Herkunft des Blutmonocyten. An Hand dieser zahlreichen Literaturfälle geht Evans detailliert auf

Klinik, Morphologie und Cytologie und zahlreiche weitere Einzelfragen der Monocytenleukämie ein.

HITTMAIR, 1942, 1963, hat in mehreren Arbeiten den Formenkreis der Monocytenleukosen behandelt. Er ist der Meinung, daß es eine myeloische wie auch eine reticulohistiocytäre Art der Monocytenleukämie gäbe und hält außerdem eine Mischform für existent, bei der die leukämischen Monocyten teils myeloischer, teils mesenchymaler (reticulohistiocytärer) Abkunft seien. Die myeloische Monocytenleukämie stellt HITTMAIR neben die Promyelocyten- und die (akute) Myelocytenleukämie. Die mesenchymalen Monocyten seien u. a. daran erkennbar, daß sie einen zellrandbildenden Kern und ausgezogenes oder doch stark entrundetes Plasma besäßen. Wie sich bei der myeloischen Monocytenleukämie mesenchymale Monocyten fänden — was dem Mischtyp von HITTMAIR entspräche — so sähe man auch umgekehrt bei der reticulohistiocytären Monocytenleukämie (Typ Schilling) gelegentlich myeloische Begleitreaktionen, z. B. in Form myeloischer Metaplasien.

CAZAL, 1946, 1952, 1964, rechnet die Monocytenleukämie zu den malignen Reticulosen. Er sieht in dem Auftreten von atypischen Monocyten, welche er treffend als Paramonocyten bezeichnet, nur ein akzidentelles, ein fakultatives Geschehen im Krankheitsverlauf der malignen Reticulosen. Seine Beschreibung der Paramonocyten deckt sich vollkommen mit den cytomorphologischen Befunden fast aller anderer Autoren an leukämischen Monocyten: Er betont die starke Polymorphie, das Auftreten von sehr großen, bis 40 µ messenden Elementen, die Azurgranulation, die leicht positive, feingranuläre Peroxydase-Reaktion, den typischen Befund bei Supravitalfärbung und vor allem die völlig unregelmäßige, oft bis zur Segmentierung gehende Kernform. Das Auftreten solcher atypischer Monocyten oder Paramonocyten bezeichnet CAZAL als „Reticulocythämie", womit er sagen will, daß gerade diese Zellen dem RES entstammen. CAZAL beschreibt auch das Auftreten von „blastoiden Zellen", besonders in den Endstadien der Erkrankungen. Zwischen diesen und den Paramonocyten bestünden keine Zwischenformen, sie erinnerten am meisten an Leukoblasten und enthielten reichlich Peroxydasekörnchen, seien aber trotzdem nicht als Leukoblasten, sondern „einfach als sehr atypische Zellelemente" aufzufassen, denn die pathologisch-anatomische Untersuchung spräche dafür, daß sie „reticulären Ursprunges" seien. Den Begriff der „Monocytenleukämie Typ Naegeli" lehnt CAZAL ab, er hält solche Fälle für akute Myeloblastosen.

HEILMEYER und BEGEMANN, 1951, besprechen die Monocytenleukämie im Zusammenhang mit den Erkrankungen des reticuloendothelialen Systems. Den einzigen Unterschied zwischen der Monocytenleukämie und den übrigen akuten Leukämien sehen sie im Blutbefund, der von einer großen Anzahl Monocyten oder monocytenähnlichen Gebilden geprägt sei. Neben diesen kämen aber auch jugendliche Monoblasten mit reticulärem Charakter, Ferratazellen, Lymphomonocyten, Lymphoidocyten und uncharakteristische, teils lymphoblastenähnliche, teils myeloblastenähnliche Stammzellen vor, weshalb die Peroxydase-Reaktion bald negativ, bald positiv ausfiele. „In Wirklichkeit ist die enge Vorstellung von einer dritten Leukämieform meist nicht haltbar, da wir bei ein- und demselben Fall neben monocytoiden Zellformen recht oft myeloblastische Formen auftreten sehen."

BELDING, DALAND und PARKER, 1955, trennen streng zwischen Monocytenleukosen und Histiocytenleukämie. Die Histiocyten unterscheiden sich von den Monocyten nach Ansicht der Autoren im Ausstrich durch ihre auffallende, alle anderen Blutzellen übertreffende Größe, durch eine starke Variabilität ihrer Morphologie, unregelmäßige Cytoplasmabegrenzungen, geringere amöboide Beweglichkeit, Vacuolen und phagocytiertes Material wie Erythrocyten im Protoplasma und durch eine negative Peroxydase-Reaktion. Diese Unterschiede werden von den Autoren als grundsätzlich angesehen. Histologisch seien die Gitterfasern bei Histiocytenleukämie vermehrt, bei Monocytenleukämie nicht. Auch zeigten die Histiocyten im Schnitt besonders schmales Plasma, die Monocyten besonders breites. Die Art der Organinfiltration und das häufige Vorkommen von myeloischen Zellen wiesen darauf hin, daß der Monocyt zumindest bei der Monocytenleukämie aus dem Knochenmark stamme.

RICHTER, 1956, untersuchte 45 Fälle von Monocytenleukämie, von denen sowohl Blut- und Sternalmarkausstriche als auch Sektionsmaterial vorhanden waren. Er fand nicht selten im Blut wie in den Infiltraten neben den typischen, stark kernpolymorphen Monocyten Myeloblasten, Promyelocyten und Myelocyten, vor allem neutrophile, aber auch eosinophile. In 6 Fällen waren Auerstäbchen vorhanden. Häufig enthielten die Infiltrate Reticulumzellen, jedoch mit reichlich phagocytiertem Material, was sie deutlich von den leukämischen Monocyten unterschied. Er fand keinerlei Hinweis auf eine Entstehung der Monocyten aus den Zellen des RES. Selbst wenn eine Vermehrung der Reticulumzellen bestand, so war sie doch nie so stark, daß sie den Eindruck einer Systemaffektion vermittelte. RICHTER hält es am ehesten für möglich, daß die Monocyten aus dem Knochenmark stammen und sich dort aus primitiven Zellen entwickeln.

BERKHEISER, 1957, untersuchte vergleichend die pathologisch-anatomische Morphologie von 65 Monocytenleukosen, 229 Reticulosarkomen und 97 Granulocytenleukämien. Dabei unterschied er zwischen Monocytenleukämien des Typus Naegeli und des Typus Schilling. Die erste Form sei charakterisiert durch Übergänge zwischen Monocyten und myeloischen Zellen, die zweite durch Übergangsformen zwischen Monocyten und Zellen reticuloendothelialer Prägung. Eine genaue morphologische Beschreibung der verschiedenen genannten Zelltypen wird nicht gegeben. Zwischen Reticulosarkom und Monocytenleukämie sieht BERKHEISER keine Beziehungen.

Auch DAMESHEK und GUNZ, 1964, unterscheiden eine myeloische und eine reticuloendotheliale Monocytenleukämie. Sie glauben, daß die histologischen Veränderungen der Monocytenleukämie Typ Schilling dem Reticulosarkom entsprächen und sehen in der Leukämie und dem Sarkom nur zwei Manifestationen der gleichen Grundkrankheit. Die Monocytenleukämie vom Typ Naegeli halten sie für fraglos myeloisch, weisen aber darauf hin, daß es unkorrekt ist, diese Monocytenleukämie mit dem Namen NAEGELIs in Zusammenhang zu bringen, da dieser eine Monocytenleukämie überhaupt nicht für existent hielt.

ROHR, 1960, stellt die myeloische Monocytenleukose neben die neutrophilen, eosinophilen und basophilen Leukosen. Bei dieser Leukämie gäbe es alle Übergänge von reifen zu unreifen Formen, wobei besonders die unreifzelligen Beziehungen zu den Promyelocyten und Myeloblasten zeigten, so daß es nicht berechtigt sei, sie im Sinne SCHILLINGs als promonocytoide Promyelocytenleukämien grundsätzlich von den Monocytenleukämien abzutrennen. Insgesamt kam ROHR zu dem Schluß, „daß das Problem der Monocytenleukämien neu zu bearbeiten ist, wobei das ubiquitär vorhandene undifferenzierte RES nicht ohne weiteres mit dem reticulär aufgebauten Parenchym der blutbildenden Organe identifiziert werden darf, ferner das Knochenmarksparenchym, insbesondere die Vorstufen der Granulopoese, die Myeloblasten und Promyelocyten als Monocytenbildner in Betracht gezogen werden müssen".

Faßt man unsere bisherigen Kenntnisse über das Krankheitsbild der Monocytenleukämie zusammen, so stellt sich heraus, daß wir trotz zahlreicher Bemühungen im Grunde nicht über den Wissensstand hinausgekommen sind, wie er in der Zeit zwischen 1920 und 1930 herrschte. Wie damals so stehen sich auch heute zwei Auffassungen gegenüber. Die einen neigen mehr dazu, das Bild als der myeloischen Leukämie nahestehend anzusehen, die anderen betrachten die Monocytenleukose als eigenständig und dem RES zugehörig. Daß insbesondere in der neueren Zeit viele Autoren von beiden Anschauungen je nach dem vorliegenden Fall Gebrauch machen und schließlich noch die Existenz von Mischformen behaupten, ist keineswegs ein Zeichen eines fortgeschrittenen Wissensstandes, sondern allenfalls Ausdruck einer größeren Kompromißbereitschaft angesichts ungeklärter Sachverhalte. Diese Kompromißbereitschaft hat aber der Problemklärung keinen Gewinn gebracht, sondern nur Unsicherheit gestiftet und vor allem die Fragestellung verwischt. Denn der Blutmonocyt ist ebenso wie der Eosinophile, der Basophile, der Neutrophile und der Lymphocyt eine klar definierbare, einheitliche Zellform. Seine leukämischen Varianten können daher zwangsläufig nicht im einen Fall (genetisch) als RES-Zellen, im anderen als myeloische Elemente und schließlich bei sog. Mischformen teils als RES-Abkömmlinge, teils als myeloische Zellen aufgefaßt werden.

In einer sehr großen Anzahl von Publikationen über Monocyten-leukosen sind pathologisch-anatomische Beobachtungen erwähnt und auch berücksichtigt worden. Soweit wir sehen, sind keine spezifischen Befunde beschrieben, die dieses Krankheitsbild von anderen myeloischen Leukosen signifikant unterscheiden. Einer detaillierten Auswertung des Schrifttumes in dieser Hinsicht sind außerdem Schranken gesetzt, weil an Hand der jeweils angegebenen — von Autor zu Autor sehr unterschiedlichen — Kriterien vielfach nicht mehr sicher entschieden werden kann, ob tatsächlich Monocytenleukosen vorgelegen haben oder nicht.

II. Eigene Untersuchungen

1. Vorbemerkungen

Wie die vorangegangene Literaturübersicht gezeigt hat, ist die Monocytenleukämie augenscheinlich keine so klar umrissene Krankheitseinheit wie z. B. die chronische lymphatische Leukämie. Vielmehr scheint es zahlreiche Übergänge zu chronischen und akuten myeloischen Leukämien zu geben, wie aus den unzähligen Beobachtungen von Monocytenleukosen mit Beimischung von myeloischen Zellen hervorgeht. Auch morphologisch scheint eine große Variationsbreite zu bestehen, wenn man den von fast allen Autoren betonten Formenreichtum vor allem der Kerne von leukämischen Monocyten berücksichtigt, der offenbar bis zur multiplen Segmentierung gehen kann. Es ist gut verständlich, wenn viele Autoren NAEGELI folgten und solchermaßen veränderte Zellen nicht als Monocyten, sondern als Spielarten der Paramyeloblasten oder der leukämischen Promyelocyten angesehen haben, insbesondere in Anbetracht der Tatsache, daß lange Zeit keine Methode vorhanden war, mit der man die Monocyten gerade bei solchen Atypien im Ausstrich und im Gewebsschnitt von anderen Zellen sicher hätte abgrenzen können.

Die fermentcytochemische Forschung hat jedoch ergeben, daß der normale Blutmonocyt und die gesamte neutrophile Entwicklungsreihe fermentcytochemisch charakterisiert sind, und zwar sowohl im Ausstrich als auch im Schnittpräparat. Danach war zu hoffen, daß diese Eigenschaften auch bei leukämischen Zellen erhalten bleiben und uns eine bessere Zuordnung dieser Elemente zu den normalen Zellarten ermöglichen als dies auf Grund der morphologischen Kriterien gelingt.

Diese Hoffnung hat nicht getrogen. So hat vor allem LÖFFLER, 1961a, 1963a, b, c, darauf hingewiesen, daß sich die Nachweise für unspezifische Esterase in vorzüglicher Weise dazu eignen, auch leukämische Monocyten

12*

zu erkennen. Inzwischen sind zahlreiche weitere Autoren zu diesem Ergebnis gekommen. Andererseits bleibt in den leukämischen Zellen der neutrophilen Myelopoiese vielfach die charakteristische Fähigkeit ihrer normalen Äquivalente bestehen, Chloracylester hydrolytisch zu spalten (GOMORI, 1953; MOLONEY, MCPHERSON und FLIEGELMAN, 1960 u. v. a.). Diese Fermentreaktion kann daher zur Abgrenzung leukämischer Neutrophiler benutzt werden, und ein besonderer Vorteil ist die große Stabilität dieses Fermentes, die seinen Nachweis auch an gewöhnlichen Routine-Paraffinschnitten erlaubt (LEDER, 1964a). Mit Hilfe dieser Methoden haben wir einen großen Teil unserer bioptischen und autoptischen Leukämiefälle der letzten Jahre untersucht. Leukosen mit einer hohen Beteiligung der Monocyten griffen wir heraus, stellten die pathologisch-anatomischen, insbesondere histologischen Veränderungen fest und gingen der Frage nach, welche Rolle die Zellen des RES, der Granulopoiese, der Erythropoiese und die Megakaryocyten bei diesen Leukämien spielen. An Hand der Befunde haben wir angestrebt, die noch immer strittige Zuordnung der Monocytenleukämien zum myeloischen oder zum reticuloendothelialen System zu klären und Aufschluß darüber zu erhalten, ob die Unterteilung der Monocytenleukosen in genetisch verschiedene Formen berechtigt ist. Schließlich haben wir geprüft, ob die Erkennung von leukämischen Monocyten auch am üblichen histologischen und cytologischen Präparat gelingt, und in diesem Zusammenhang wurden Überlegungen zur differentialdiagnostischen Abgrenzung der Monocytenleukämie von anderen Erkrankungen des hämatopoietischen Systems angestellt. Wir beschränken unsere Ausführungen zu diesen Fragen auf die unser Fachgebiet betreffenden pathologisch-anatomischen und morphologischen Probleme. Klinische Aspekte werden nicht berücksichtigt.

2. Untersuchungsgut und Methodik

Für unsere Studien standen uns 9 autoptische und 11 bioptische Fälle von Monocytenleukämie bzw. myelomonocytärer Leukämie zur Verfügung, die mit einer Ausnahme innerhalb von 3 Jahren beobachtet wurden.

Bei den Sektionsfällen fixierten wir Gewebsstücke von Femurmark, Wirbelmark und Sternalmark sowie von Leber, Milz, Lymphknoten, Lunge und Niere in Formalin und Maximowscher Lösung. Wirbelmark und Sternalmark wurden entkalkt. Das Gewebe wurde dann in üblicher Weise eingebettet und zu Paraffinschnitten verarbeitet. Diese wurden mit Hämatoxylin-Eosin oder Giemsalösung gefärbt. Die Gitterfasern stellten wir nach der Methode von GOMORI dar. Ferner wurden Paraffinschnitte von allen Gewebsproben — mit Ausnahme des entkalkten Wirbel- und Sternalmarkes — der Naphthol-AS-D-Chloracetat-Esterase-Reaktion unterzogen. Schließlich stellten wir von allen genannten Organen, abgesehen vom Wirbel- und

Sternalmark, frische Kryostatschnitte her und wiesen an ihnen α-Naphthyl-acetat-Esterase (Modifikation I und II), Naphthol-AS-acetat-Esterase, alkalische Phosphatase und saure Phosphatase nach.

An den Blut- und Sternalmarkausstrichen der bioptischen Fälle wurden immer die Pappenheim-Färbung und der Nachweis der α-Naphthylacetat-Esterase durchgeführt. Soweit genügend Präparate zur Verfügung standen, wurden auch Naphthol-AS-acetat-Esterase, Naphthol-AS-D-Chloracetat-Esterase, saure Phosphatase, alkalische Phosphatase und Peroxydase nachgewiesen. Schließlich wendeten wir die Kombinationsmethode zur gleichzeitigen Darstellung von Naphthol-AS-acetat-Esterase und Naphthol-AS-D-Chloracetat-Esterase an.

3. Befunde

a) Autoptische Fälle

aa) Makroskopische Befunde

Das Wirbelmark und das Sternalmark waren in allen unseren Fällen angedeutet bis stark graurot verfärbt, und die Markhöhle der Oberschenkelknochen enthielt durchweg mehr rotes Mark als dem Alter der Verstorbenen nach zu erwarten gewesen wäre. Die Milz war stets vergrößert und von weicher Konsistenz mit einer grauroten bis dunkelroten Farbe auf der Schnittfläche. Das höchste Milzgewicht betrug 545 g. In einem Falle hatten sich anämische Milzinfarkte gebildet. Die Leber war ebenfalls immer vergrößert. Sie wog in einem Falle sogar 2740 g. Mit einer Ausnahme waren die Lymphknoten in den leukotischen Prozeß einbezogen und makroskopisch erkennbar infiltriert. Die Nieren enthielten bei drei Fällen bereits mit dem bloßen Auge sichtbare bis linsengroße subcapsulär gelegene leukämische Infiltrate. Zahnfleischinfiltrate mit ausgedehnten Ulcerationen der Mundschleimhaut wurden zweimal beobachtet, Hautinfiltrate sahen wir bei keinem der Fälle. Dagegen bestanden immer Zeichen einer schweren hämorrhagischen Diathese in Form von petechialen bis kleinflächigen Blutungen in der äußeren Haut, der Schleimhaut des Magen-Darm-Kanales und des Nierenbeckens, in der Nierenrinde, im Lymphknoten- und Knochenmarksparenchym sowie an zahlreichen anderen Stellen. Schließlich war bei sämtlichen Fällen eine erhebliche allgemeine Anämie an der stark ausgeprägten Blässe der inneren Organe erkennbar.

bb) Mikroskopische und fermentcytochemische Befunde

α) Knochenmark. In allen 9 Fällen bestand eine hochgradige leukämische Infiltration des Wirbel- und Sternalmarkes, so daß die Fettzellen weitgehend, meist sogar vollständig geschwunden waren. Das Femurmark enthielt ebenfalls immer leukämische Infiltrate, doch war hier oft noch ein Teil der Fettzellen erhalten (Abb. 56a). Das Faserbild (Abb. 56b) zeigte keineswegs — etwa im Gegensatz zu anderen myeloischen Leukämien — einen extrem hohen Fasergehalt. Auch bestand keine histotopographische Beziehung zwischen den Silberfasern und den leukämischen Zellen.

Das cytologische Bild war in 5 Fällen recht monoton, in 4 Fällen dagegen bunter. Neutrophile Myelopoiesezellen trafen wir immer an, aber in ganz unterschiedlicher Menge (Tab. 12). Vorstufen der eosinophilen Gra-

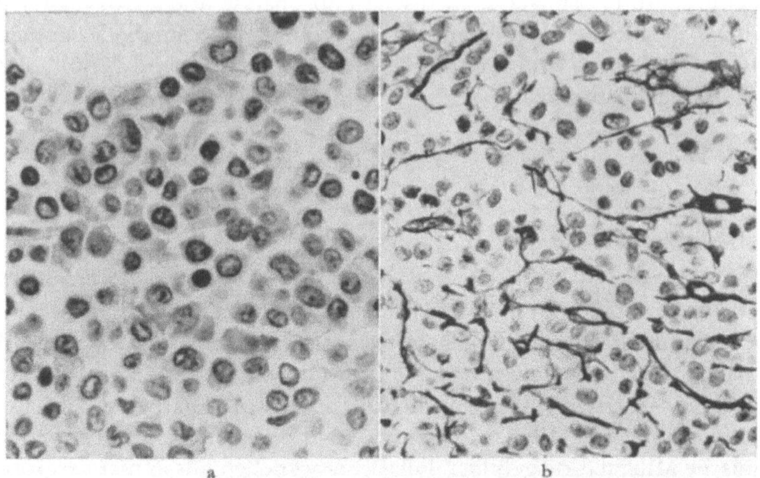

Abb. 56. Knochenmark bei Monocytenleukämie. *a* Giemsa. *b* Versilberung nach GOMORI. Keine wesentliche Faservermehrung und keine Beziehung zwischen leukämischen Monocyten und Fasern. 350 mal

Tabelle 12. *Vorkommen von myeloischen Zellen und Plasmazellen mit Ausnahme der Monocyten im Knochenmark. — Zeichenerklärung:* ∅ = *keine;* ((+)) = *ganz vereinzelte;* (+) = *wenige;* + = *mäßig viel;* ++ = *reichlich*

Fall	Sekt.-Nr.	Neutrophile Myelopoiese	Eosinophile Myelopoiese	Erythropoiese	Megakaryocyten	Plasmazellen
1	500/62 H	(+)	(+)	(+)	∅	(+)
2	128/64 K	+	(+)	∅	(+)	(+)
3	689/64 K	((+))	(+)	++	++	(+)
4	770/64 K	+	(+)	∅	∅	(+)
5	383/65 K	(+)	∅	∅	∅	(+)
6	362/65 S	(+)	(+)	∅	+	(+)
7	120/65 N	(+)	∅	∅	+	(+)
8	514/65 S	+	∅	(+)	+	(+)
9	76/66 K	+	+	∅	(+)	(+)

nulocyten kamen nicht selten vor. Megakaryocyten waren in wechselnder
Anzahl vorhanden, in drei Fällen waren diese Zellen allerdings vollständig
geschwunden. Noch stärker war die Erythropoiese überwuchert. Nur in
einem Fall enthielt das Knochenmark reichlich rote Vorstufen in der bekannten herdförmigen Anordnung (Abb. 57), in einem weiteren Fall waren
spärlich Erythroblasten eingestreut, in den übrigen Fällen war das Knochenmark nahezu frei von Erythropoiese. Plasmazellen sahen wir immer, oft in

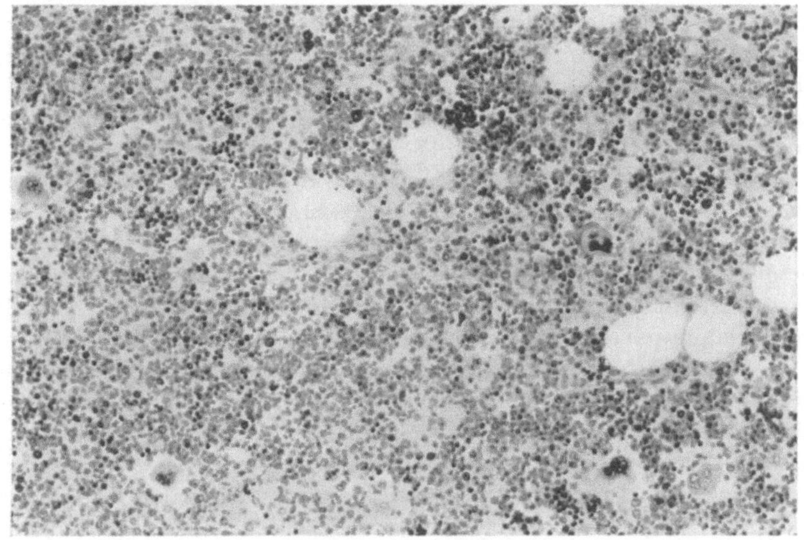

Abb. 57. Knochenmark bei Monocytenleukämie. Giemsa. Zahlreiche kleine
Gruppen von dunkel gefärbten Erythropoiesezellen sowie mehrere
Megakaryocyten. 140 mal

Form kleiner perivasculär liegender Gruppen. In zwei Fällen war eine deutliche Vermehrung von großen Reticulumzellen mit sehr breiten, oft phagocytierten Detritus enthaltenden Plasmaleibern zu beobachten.

Der überwiegende Anteil der Infiltratzellen setzte sich aus mononucleären Elementen zusammen. Diese unterschieden sich bei Giemsafärbung vor
allem in der Kernbeschaffenheit, waren aber durch alle Übergänge miteinander verbunden (Abb. 56a). So fanden sich rund- oder ovalkernige Zellen
mit dichtem, oft scholligem Chromatin und mäßig breitem, meist deutlich
basophilem Protoplasmasaum. Andere besaßen ebenfalls rundliche bis
ovale, nucleolenhaltige Kerne. Diese hatten aber ein helles, gleichmäßiges
Chromatin, wodurch die an sich zarte Kernmembran besonders klar abgrenzbar wurde. Das Plasma war etwas heller gefärbt als das der ersten Zellgruppe. Drittens kamen Zellen mit nieren- oder bohnenförmigen, nucleolen-

freien, fast strukturlosen, hell durchscheinenden, in mattem Graublau eigenartig glänzenden Kernen und wiederum deutlicher, scharf gezeichneter Kernmenbran sowie ausgesprochen breitem, eher grauem als basophilem Plasmasaum vor. Schließlich sahen wir die typischen Paramonocyten (CAZAL), wie sie in der Literatur beschrieben sind. Bei ihnen waren die Kerne durch zahlreiche Einfaltungen der Kernwand völlig irregulär geformt, so daß die Kernmembranen gänzlich regellos, oft durch abrupte Richtungsänderungen spitzwinkelig abgeknickt verliefen. Die Kerne solcher Zellen ließen sich am ehesten mit lose gefalteten Packpapierballen vergleichen (Abb. 72). Die Verteilung dieser Zellarten war nicht gleichmäßig, sondern manche Knochenmarksbezirke enthielten besonders reichlich Elemente des einen oder des anderen Typus. Mitosen waren immer vorhanden.

Beim Nachweis der *Naphthol-AS-D-Chloracetat-Esterase* erwies sich ein großer Teil der Zellen mit rundlichen bis ovalen, chromatindichten Kernen als stark positiv und damit als der neutrophilen Myelopoiese zugehörig. Diese neutrophilen Myelopoiesezellen waren in sämtlichen Fällen nachweisbar, allerdings in wechselnder Anzahl. So enthielt das Knochenmark eines Falles nur vereinzelt solche Zellen, in vier weiteren Fällen waren sie in mäßiger Zahl vorhanden, und in den restlichen vier Fällen machten sie etwa 30—40% der Zellpopulation aus. Immer war eine herdförmige Verteilung dieser Zellen mehr oder weniger deutlich ausgeprägt. Die rund- oder ovalkernigen, chromatinarmen Zellen waren teils negativ, teils auch schwach positiv. Dagegen enthielten die bohnenkernigen und die in ihrer Kernform völlig unregelmäßig geformten Zellen fast nie Naphthol-AS-D-Chloracetat-Esterase, nur ganz selten färbte sich eine dieser Zellen einmal schwach rot an.

Die Elemente mit der höchsten *α-Naphthylacetat-Esterase*-Aktivität (Abb. 58a) waren die Reticulumzellen. Sie waren immer in hoher Anzahl vorhanden und oft sehr groß und plump mit einem sehr weiten Plasmasaum ohne Ausläufer. Solche Reticulumzellen sahen zum Teil den ebenfalls positiven Megakaryocyten recht ähnlich, unterschieden sich von diesen jedoch durch ihren solitären, meist an den Rand gedrückten ovalen, feinstrukturierten Kern gut. Andere Reticulumzellen wiesen zahlreiche, durch die Fermentreaktion gut sichtbare, feine, sich weit in die Umgebung erstreckende Plasmaausläufer auf, so daß sie eine spinnenähnliche Gestalt besaßen. Die bohnenkernigen und die stark kernpolymorphen Mononucleären reagierten schwach bis kräftig positiv (Abb. 58a), wenn auch bei weitem nicht so stark wie die Reticulumzellen, und konnten dadurch als Monocyten identifiziert werden. Die positive Reaktion ermöglichte auch die Erkennung von Monocytenmitosen (Abb. 58b und c). Die ovalkernigen, chromatinarmen Zellen zeigten dagegen nur eine gering ausgeprägte Akti-

vität, die dichtkernigen Elemente der Neutrophilenreihe schließlich waren
meist gänzlich negativ. Bei dieser Fermentreaktion kam die herdförmige
Anordnung der Monocyten deutlich zum Ausdruck. Die wenigen in den
Schnitten vorhandenen Erythropoiesezellen waren durch ihre streng auf die

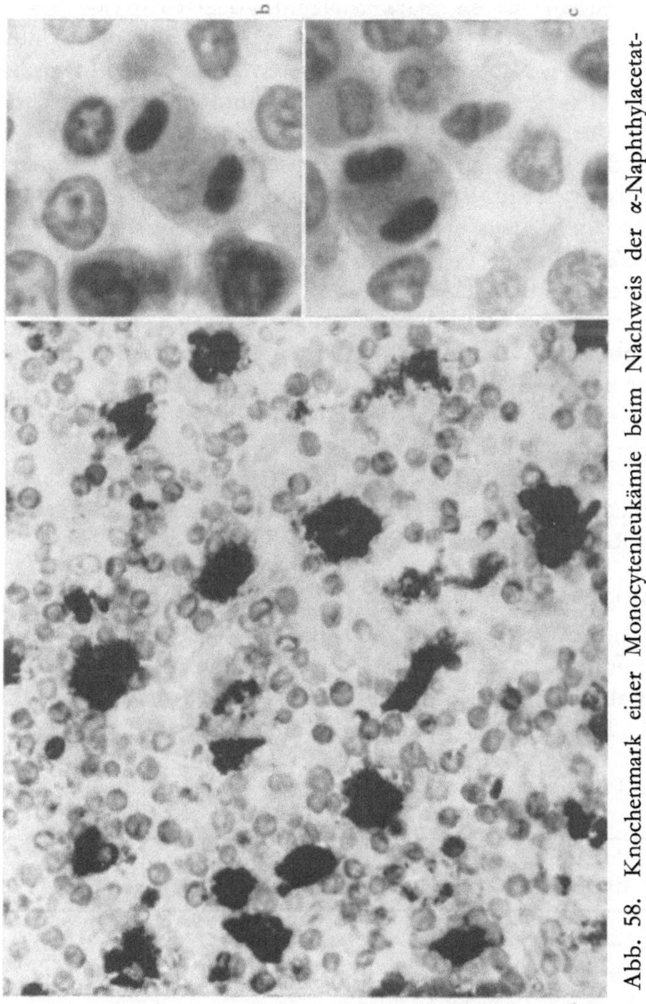

Abb. 58. Knochenmark einer Monocytenleukämie beim Nachweis der α-Naphthylacetat-Esterase. *a* Übersicht eines Schnittpräparates. Neben den stark positiven Reticulumzellen zahlreiche kleinere, schwächer positive leukämische Monocyten. *b* und *c* Mitosen leukämischer esterasepositiver Monocyten im Schnittpräparat. *a* 350mal, *b* und *c* 1400mal

perinucleäre Plasmazone beschränkte Fermentaktivität, die den Kern gleichsam kugelschalenartig umgab, gut von den Monocyten mit gleichmäßig
über das Protoplasma verteiltem Reaktionsprodukt abzugrenzen.

Ein erheblich abweichendes Bild erhielten wir beim Nachweis der
Naphthol-AS-acetat-Esterase. Der Unterschied gegenüber dem mit der

α-Naphthylacetat-Esterase-Reaktion erzielten Ergebnis betraf die Monocyten und die Reticulumzellen. Während sich beim Gesunden mit beiden Reaktionen sämtliche Monocyten anfärben, fällt die Naphthol-AS-acetat-Esterasereaktion bei den leukämischen Monocyten häufig negativ aus, obwohl die gleichen Zellen stark α-Naphthylacetat-Esterase-positiv sein können. Hinsichtlich der Reticulumzellen war ein ähnlicher Unterschied festzustellen. Mit α-Naphthylacetat reagieren diese Zellen in großer Zahl stark positiv, dagegen geben sie mit Naphthol-AS-acetat — auch beim Gesunden — nur zum kleinen Teil eine sehr schwache Reaktion.

Das bei der *sauren Phosphatase-Reaktion* erhaltene Bild entsprach etwa den Ergebnissen der α-Naphthylacetat-Esterase-Reaktion. Die Reticulumzellen waren am weitaus stärksten positiv, wenn sie sich auch in etwas geringerer Zahl als mit α-Naphthylacetat darstellten. Die leukämischen Zellen zeigten sämtlich eine schwache diffuse Anfärbung ihres Protoplasmasaumes, wobei die Monocyten am stärksten reagierten. Jedoch war der Unterschied zwischen Monocyten und anderen Zellen nicht so deutlich wie bei der α-Naphthylacetat-Esterase-Reaktion.

Alkalische Phosphatase konnte lediglich in den Capillaren und einigen einzeln liegenden Zellen nachgewiesen werden, von denen wir nicht sicher sagen können, ob sie versprengte Capillarendothelien oder fibroblastenähnliche Elemente darstellen. Die leukämischen Zellen waren negativ, ebenso die Reticulumzellen.

β) Milz. Das Milzgewebe war in allen Fällen hochgradig von den gleichen leukämischen Zellen infiltriert wie wir sie im Knochenmark antrafen. Das normale Strukturbild der Milz war stark verwischt, die Follikel waren oft nur noch in Resten erhalten und die Sinus gegen die Markstränge nicht mehr abgrenzbar. Häufig wiesen die Gefäßwände sowie die Trabekel leukämische Infiltrate auf. Im übrigen (Tab. 13) waren Plasmazellen immer

Tabelle 13. *Vorkommen von myeloischen Zellen und Plasmazellen mit Ausnahme der Monocyten in der Milz. Zeichenerklärung s. Tab. 12!*

Fall	Neutrophile Myelopoiese	Eosinophile Myelopoiese	Erythropoiese	Megakaryocyten	Plasmazellen
1	(+)	∅	∅	+	(+)
2	+	(+)	∅	∅	+
3	((+))	(+)	∅	(+)	+++
4	+	∅	(+)	∅	+
5	(+)	∅	(+)	∅	+
6	+	(+)	∅	+	(+)
7	+	∅	∅	∅	+
8	(+)	∅	∅	∅	(+)
9	+	+	∅	∅	(+)

vorhanden, und wie im Knochenmark lagen sie häufig perivasculär. Neutrophile Myelopoiesezellen waren in wechselnder Anzahl eingestreut. In drei Fällen wurden einzelne, in einem zahlreiche eosinophile Vorstufen gefunden. Megakaryocyten waren dreimal nachweisbar, Erythropoieseherde fanden sich zweimal.

Beim Nachweis der *Naphthol-AS-D-Chloracetat-Esterase* fanden sich mit einer Ausnahme immer neutrophile Myelopoiesezellen in der Milz. Ihre Anzahl betrug in den meisten Fällen 10—20% der Gesamtzahl der Infiltratzellen, in einem Falle waren allerdings nur sehr wenige positive Zellen nachweisbar. Auch in der Milz ließ sich eine Neigung der Myelopoiesezellen zu herdförmiger Anordnung und Gruppierung feststellen. Oft waren die Wandungen größerer Gefäße, ihre subendotheliale Zone sowie die Milztrabekel besonders kräftig mit positiven Zellen infiltriert. Eine Ausreifung dieser Zellen war nicht festzustellen, fast durchweg lagen rundkernige, große, mit Nucleolen versehene Zellen vor.

α-Naphthylacetat-Esterase war auch in der Milz vor allem in den Reticulumzellen enthalten, welche sich schon nach wenigen Minuten Inkubation kräftig angefärbt hatten. Im Gegensatz zur normalen Milz zeigten die Reticulumzellen jedoch eine deutliche Vergrößerung ihres Plasmaleibes, was oft mit einem Verlust der fingerförmig in die Umgebung reichenden Plasmaausläufer einherging. Hierdurch entstanden große, plumpe, ungefüge Elemente. Die Zahl der Reticulumzellen war gegenüber der Norm gering erhöht. Schließlich unterschied sich die Anordnung dieser großen Makrophagen von dem üblichen Bild: Während die Reticulumzellen gewöhnlich entsprechend ihrer vorzugsweisen Lokalisation in den Billrothschen Strängen reihenförmig gelagert sind und den Verlauf der Markstränge gleichsam markieren, war ihre Anordnung bei den Monocytenleukämien unregelmäßig. Die leukämischen Monocyten lagen als kleinere und viel schwächer positive Elemente zwischen den Reticulumzellen. Eine dem Knochenmark vergleichbare deutliche Darstellung der Monocyten gelang in der Milz nicht. Denn der hohe Gehalt des Milzgewebes an stark reagierenden Reticulumzellen machte es zur Vermeidung von Diffusionsartefakten notwendig, die Inkubation bereits zu einem Zeitpunkt abzubrechen, zu dem die Monocyten erst schwach angefärbt waren.

Mit den Ergebnissen der α-Naphthylacetat-Esterase-Reaktion übereinstimmende Befunde erbrachte der Nachweis der *sauren Phosphatase*. Auch hier stellten sich die Reticulumzellen stark positiv dar, aber wiederum in geringerer Anzahl als mit α-Naphthylacetat.

Ganz anders fielen die Befunde dagegen bei der Anwendung des Substrates *Naphthol-AS-acetat* aus. Wie im Knochenmark, so sahen wir auch hier deutlich weniger, teilweise sogar fast keine positiven Monocyten, und die Reticulumzellen blieben zum überwiegenden Teil negativ oder schwach positiv. Schließlich konnte auch keine Darstellung der Sinuswände erreicht werden, die normalerweise bei Anwendung von Naphthol-AS-acetat fast elektiv angefärbt werden (STUTTE, 1965). Nur in einem unserer Fälle gelang eine unvollständige Darstellung der Milzsinuswände. Die Sinusstruktur brach aber häufig ab und war auch hier weitgehend zerstört.

Alkalische Phosphatase kam in den Capillaren sowie vor allem in den Follikelrandzonen vor. Insgesamt fanden sich deutlich weniger Capillaren als in normalem Milzgewebe, und die Gefäße waren überdies häufig langgestreckt und nicht so stark verzweigt wie im Normalfalle, wodurch die Strukturzerstörung des Milzparenchyms abermals deutlich wurde. Die leukämischen Zellen enthielten keine alkalische Phosphatase.

γ) Lymphknoten. Die Lymphknoten waren in 8 unserer Fälle makroskopisch vergrößert und zeigten mikroskopisch eine sehr starke Infiltration (Tab. 14). Die normale Struktur war weitgehend zerstört, meist erkannte man nur noch einige Follikelreste.

Die stärkste Infiltration betraf die Pulpa. Die Sinus, insbesondere die Randsinus, waren zum Teil noch frei. Dagegen fanden sich in Kapsel und Trabekeln meist ausgedehnte Anhäufungen leukämischer Zellen, auch das umgebende Fettgewebe war sehr oft infiltriert. Eosinophile kamen in einem Falle in geringer, in einem anderen in hoher Anzahl

Tabelle 14. *Vorkommen von myeloischen Zellen und Plasmazellen mit Ausnahme der Monocyten im Lymphknoten. Zeichenerklärung s. Tab. 12!*

Fall	Neutrophile Myelopoiese	Eosinophile Myelopoiese	Erythro-poiese	Megakaryo-cyten	Plasma-zellen
1	+ +	∅	∅	∅	+
2	+ +	(+)	∅	∅	(+)
3	((+))	∅	+ +	+ +	(+)
4	+ +	∅	∅	(+)	(+)
5	+	∅	∅	(+)	+ +
6	—	—	—	—	—
7	((+))	∅	∅	+	(+)
8	+	∅	∅	∅	(+)
9	+	+	∅	∅	(+)

(Abb. 59) vor, Megakaryocyten (Abb. 60) dagegen in vier Fällen. Nur in einem Falle fanden sich Erythropoiesezellen, hier aber in relativ großer Menge und in typischer herdförmiger Anordnung (Abb. 60). In allen Lymphknoten waren mehr oder weniger reichlich Plasmazellen vorhanden. Die cytologische Beschaffenheit der leukämischen Infiltratzellen glich der im Knochenmark gefundenen.

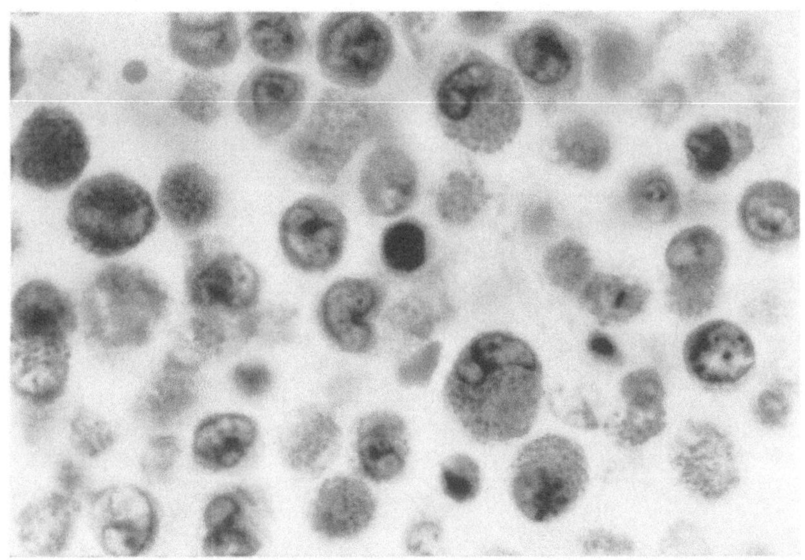

Abb. 59. Lymphknoteninfiltrat bei Monocytenleukose mit herdförmiger, massiver Eosinophilenwucherung. Giemsa. 1400 mal

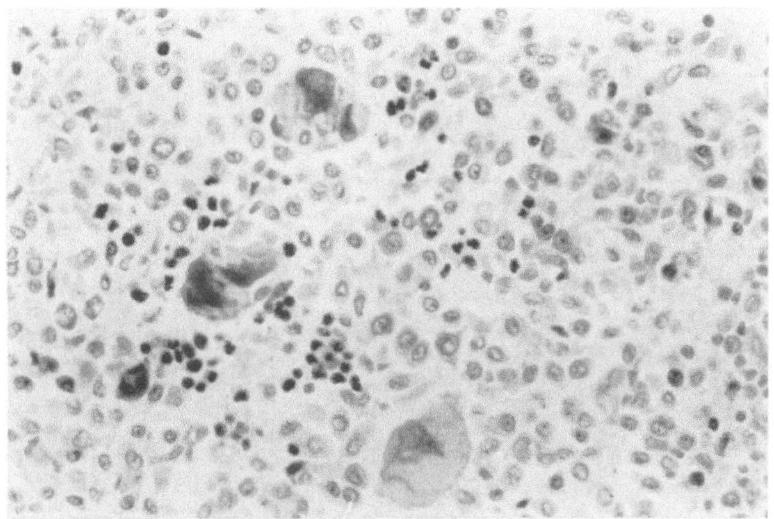

Abb. 60. Lymphknoteninfiltrat bei Monocytenleukämie. Neben zahlreichen leukämischen Monocyten 3 Megakaryocyten, in deren Umgebung sich mehrere Gruppen von kleinen, dunkelkernigen Erythroblasten befinden. Giemsa. 350 mal

                    Die Monocytenleukämie

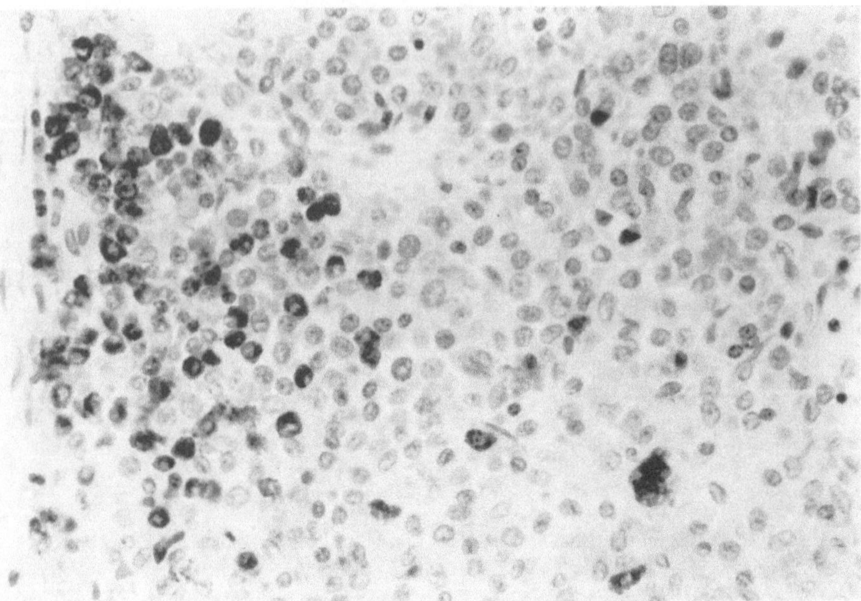

Abb. 61. Lymphknoten bei Monocytenleukämie. Nachweis der Naphthol-AS-D-Chloracetat-Esterase. Außer zahlreichen leukämischen Monocyten sieht man eine Gruppe von Infiltratzellen, die durch ihre positive Reaktion (schwarz, im Original leuchtend rot) als der neutrophilen Reihe zugehörig identifiziert sind. 350mal

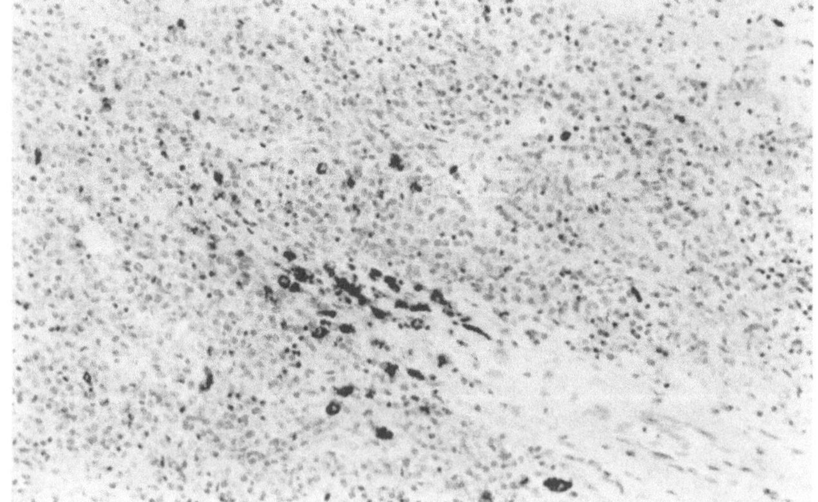

Abb. 62. Lymphknoten bei Monocytenleukämie. Nachweis der Naphthol-AS-D-Chloracetat-Esterase. Infiltrat durch neutrophile Leukosezellen (schwarz, im Original leuchtend rot), welches typischerweise im Bereiche eines Trabekels liegt. 140mal

Beim Nachweis der *Naphthol-AS-D-Chloracetat-Esterase* fanden wir in
allen untersuchten Lymphknoten Myelopoiesezellen. Jedoch war ihr Anteil
an der Gesamtzahl der Infiltratzellen recht unterschiedlich. Oft waren besonders in den Lymphknoten erheblich mehr neutrophile Myelopoiesezellen vorhanden als in Milz und Knochenmark und vor allem sehr viel
mehr als in den Blutgefäßen. Immer waren die Myelopoiesezellen vorzugsweise herdförmig angeordnet (Abb. 61). Besonders häufig fanden sich
solche Infiltrate innerhalb des Kapselbindegewebes, der Trabekel und der
Gefäßwände bzw. in enger Nachbarschaft dieser Strukturen (Abb. 62).
Eine Ausreifungstendenz war nicht festzustellen, sondern die Infiltrate bestanden aus gleichartigen, großen, rundkernigen, unreifen, zum Teil in
Mitose befindlichen Zellen, die am ehesten den Promyelocyten entsprachen.

Beim Nachweis der *α-Naphthylacetat-Esterase* hoben sich wie im
Knochenmark und in der Milz vor allem die Reticulumzellen als stark
positive Zellen hervor. Im Gegensatz zu den Verhältnissen in Milz und
Knochenmark waren die Reticulumzellen nicht so stark vermehrt, und sie
zeigten meist auch ihre typische stark verzweigte Kontur und nur sehr

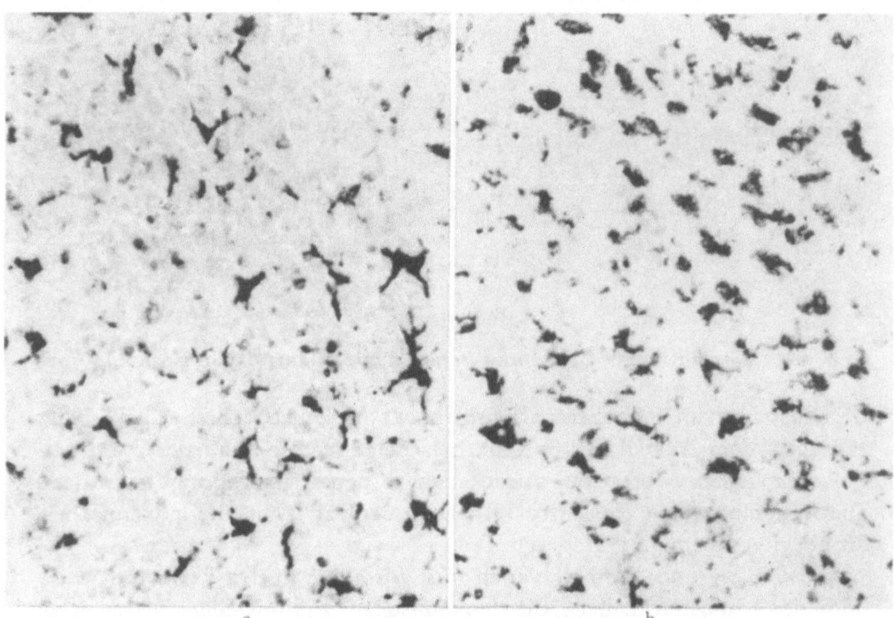

Abb. 63. Darstellung der Reticulumzellen mit der α-Naphthylacetat-Esterase-
Reaktion im Lymphknotengewebe. *a* bei Monocytenleukämie, *b* bei akuter
Erythrämie. Bei *a* sind neben den Reticulumzellen die Monocyten nur schatten-
haft zu erkennen, da sie sich wegen der kurzen Inkubationszeit nicht genügend
anfärben. *a* und *b* 350 mal

selten eine Abrundung (Abb. 63a). Außer den Reticulumzellen waren auch die Sinusretothelien sehr kräftig positiv. Ihre Lage kennzeichnete den Verlauf der Sinus sehr deutlich, welche in den Hämatoxylin-Eosin- und den Giemsa-Präparaten viel schwerer abgrenzbar waren. Die leukotischen Infiltratzellen waren zum großen Teil schwach bis deutlich positiv. Auffällig war das insgesamt abgeschwächte Reaktionsbild der Infiltrate verglichen mit den in den Blutgefäßen befindlichen Leukämiezellen, die in viel größerer Zahl und stärker positiv waren als in den Infiltraten.

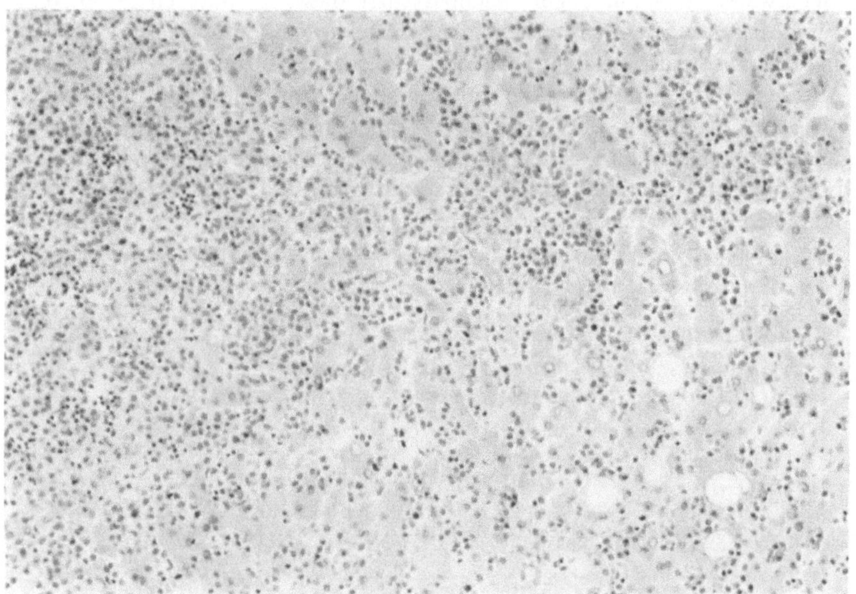

Abb. 64. Leberinfiltration bei Monocytenleukämie. Hämatoxylin-Eosin. 140mal

Die schon im Knochenmark und in der Milz beobachtete Diskrepanz zwischen dem Ausfall der α-Naphthylacetat-Esterase- und der *Naphthol-AS-acetat-Esterase*-Reaktion wurde auch in den Lymphknoten gefunden: Die Reticulumzellen reagierten schwach oder gar nicht, die leukämischen Monocyten zu einem geringeren Teil.

Saure Phosphatase fand sich auch hier vor allem in den Reticulumzellen und den Sinusretothelien, die leukämischen Infiltratzellen waren nur schwach positiv. *Alkalische Phosphatase* war in den arteriellen Capillarschenkeln und in der Randzone der noch erhaltenen Follikel lokalisiert. Die leukämischen Infiltrate blieben negativ.

δ) *Leber*. Die Leber (Abb. 64) war in allen unseren Fällen leukämisch infiltriert, doch schwankte der Infiltrationsgrad von Fall zu Fall in sehr hohem Maße (Tab. 15). So war in einem Fall nur eine ganz geringgradige Infiltration in den Periportalfeldern und in den Sinusoiden vorhanden, während gleichzeitig bei demselben Fall Knochenmark, Milz und Lymphknoten von Leukosezellen stark durchsetzt waren. Auch bestand keine Beziehung zwischen dem Infiltrationsgrad der Sinusoide und der Periportalfelder. Auffällig war die Beobachtung, daß in den Sinusoiden besonders reichlich Monocyten vorhanden waren. Die Kupfferschen Sternzellen ließen sich zum großen Teil gut von den leukämischen Monocyten

Tabelle 15. *Verteilung und Ausdehnung der periportalen und sinusoidalen Leberinfiltrate. Zeichenerklärung s. Tab. 12!*

Fall	periportale Infiltrate	Sinusoid-infiltrate
1	+ +	+ +
2	(+)	+
3	((+))	((+))
4	(+)	+ +
5	+ +	+
6	(+)	+
7	+ +	+ + +
8	+	+
9	(+)	+ +

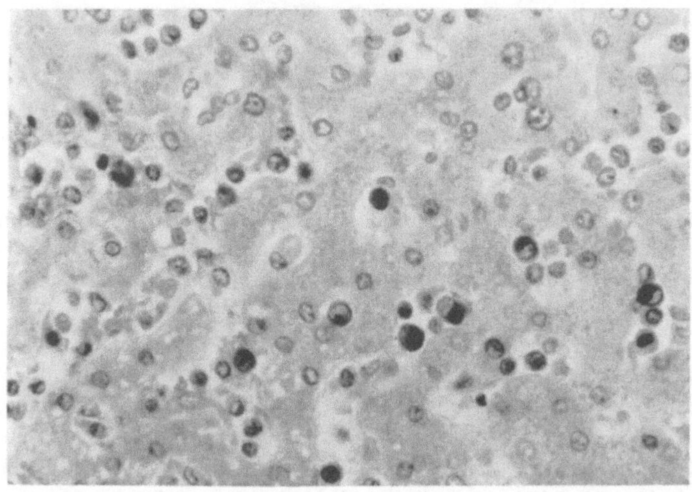

Abb. 65. Leber bei Monocytenleukämie. Nachweis der Naphthol-AS-D-Chloracetat-Esterase. Neben negativen leukämischen Monocyten in den Sinus eine kleine Gruppe positiver (schwarz, im Original leuchtend rot) Zellen der neutrophilen Myelopoiese. 350mal

abgrenzen. Sie besaßen einen viel weiteren, dem Verlauf der Sinusoidwand folgenden, langgestreckten Plasmasaum, während die Monocyten erheblich kleiner und abgerundet waren. Viele der Sternzellen waren von der Sinusoidwand leicht abgelöst.

Beim Nachweis der *Naphthol-AS-D-Chloracetat-Esterase* war innerhalb der Sinusoidinfiltrate eine herdförmige Gruppierung neutrophiler Myelopoiesezellen zu beobachten (Abb. 65), allerdings in weit schwächerer

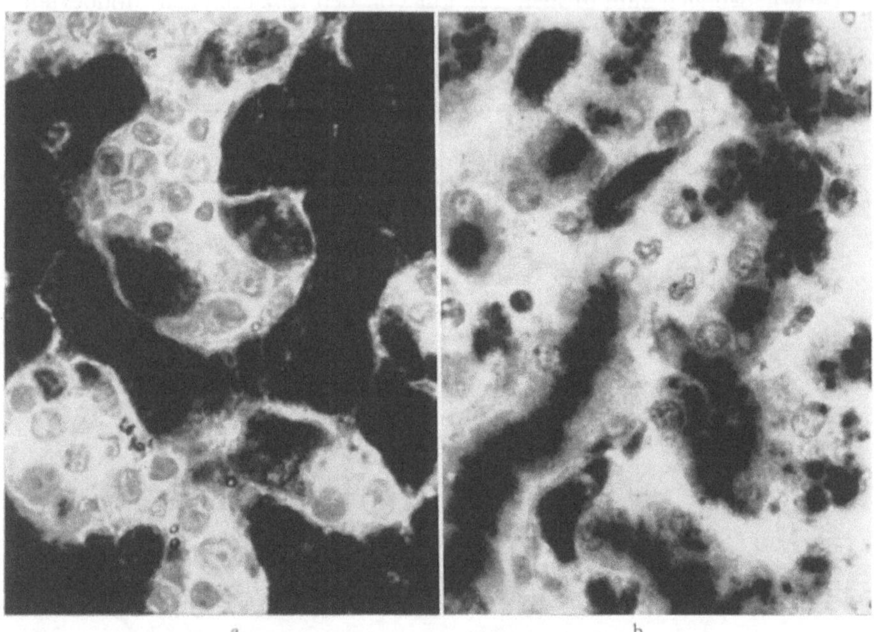

Abb. 66. Leber bei Monocytenleukämie. *a* Nachweis der α-Naphthylacetat-Esterase, *b* Nachweis der sauren Phosphatase. Die neben den Leberzellbalken liegenden Kupfferschen Sternzellen sind sehr groß und bei beiden Reaktionen stark positiv. Sie unterscheiden sich eindeutig von den sehr viel kleineren leukämischen Monocyten. 350 mal

Ausprägung als in den Infiltraten anderer Organe. Eosinophile Myelopoiesezellen, Megakaryocyten und Erythropoiesezellen waren nicht nachweisbar.

α-Naphthylacetat-Esterase und *Naphthol-AS-acetat-Esterase* kamen in extrem hoher Aktivitätsstärke in den Leberzellen vor. In den Kupfferschen Sternzellen konnten wir eine sehr hohe Esteraseaktivität nachweisen, die an die der Leberzellen heranreicht (Abb. 66a). Im Gegensatz dazu waren die leukämischen Zellen nur ganz schwach aktiv, unterschieden sich von den Lebermakrophagen also deutlich. Außerdem waren die Kupfferschen Sternzellen um ein Vielfaches größer als die Monocyten. Dieser Befund ließ sich beim Nachweis der *sauren Phosphatase* in vollem Umfang bestätigen (Abb. 66b). Die *alkalische Phosphatasereaktion* erbrachte keine Besonderheiten.

ε) *Niere und Lunge.* Während sich in der Niere besonders im Rindenbereich immer leukämische Infiltrate fanden, sahen wir dies in den Lungen selten. Cytologisch und fermentcytochemisch unterschieden sie sich von den Infiltraten der übrigen Organe nicht. Sie bestanden teils aus Monocyten, teils aus neutrophilen Myelopoiesezellen.

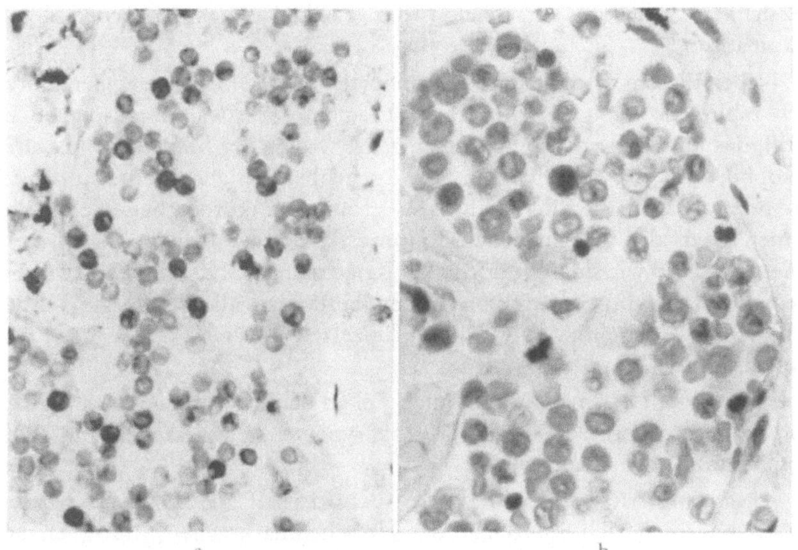

Abb. 67. Lungengefäße bei Monocytenleukämie. *a* Nachweis der α-Naphthyl-acetat-Esterase, *b* Giemsa. *a* 350 mal, *b* 560 mal

Gut konnten aber in beiden Organen wegen ihres Reichtums an mittleren und kleineren Blutgefäßen der Leukocytengehalt des Blutes sowie die Art der in der Zirkulation befindlichen Blutzellen diagnostiziert werden. Besonders reichlich und leicht erkennbar waren in den Nieren- und Lungengefäßen leukämische Monocyten enthalten, und zwar in höherem Maße als in den leukämischen Infiltraten des Knochenmarks und der übrigen Organe (Abb. 67). Dieser Befund entsprach den Beobachtungen an den Blutgefäßen von Knochenmark, Milz und Lymphknoten sowie an den Leber-sinusoiden.

13*

b) Bioptische Fälle

aa) Das Sternalpunktat

α) *Cytologische Befunde.* Die Sternalpunktate der 11 Fälle (Abb. 68a, Tafel VIII) waren immer sehr zellreich und enthielten viele Mitosen. Es fanden sich reichlich Monocyten mit weitem, leicht azurgranuliertem Cytoplasma und nicht selten kleinen Vacuolen. Die Kerne dieser Monocyten zeigten eine viel ausgeprägtere Polymorphie als die normalen Monocyten: Sie waren stark gelappt, zum Teil sogar mehrfach segmentiert, und zeigten multiple Einfaltungen und Abknickungen ihrer zarten, aber scharf strukturierten Kernmembranen. Nucleolen enthielten diese Zellen nicht. Das Chromatin war sehr fein und gleichmäßig mit nur wenigen Verdichtungen gezeichnet, insgesamt erschienen die Zellkerne ausgesprochen hypochromatisch.

Neben diesem cytologisch als Monocyten zu erkennenden Zellen fanden sich zahlreiche nicht klassifizierbare Elemente. Sie waren mittelgroß bis groß, das teilweise azurgranulierte Plasma war mäßig breit und oft kräftig basophil, und die rundlicheren, relativ grobsträhnigen Kerne enthielten ein oder mehrere deutlich sichtbare, große Kernkörperchen. Schließlich kamen noch die verschiedenen Reifungsstufen der neutrophilen Myelopoiese vor, wie wir sie vom normalen Knochenmark her kennen. Zwischen diesen drei Hauptgruppen von Zellen bestanden allerdings alle nur erdenklichen Übergänge, und viele Einzelzellen waren nicht genau zu klassifizieren.

In geringem Ausmaße waren auch Zellen der eosinophilen Myelopoiese und der Erythropoiese, einzelne Megakaryocyten, Plasmazellen und große Reticulumzellen beigemischt.

β) *Fermentcytochemische Befunde.* Bei der α-*Naphthylacetat-Esterase-Reaktion* färbten sich zahlreiche der Knochenmarkszellen kräftig an und erwiesen sich im Zusammenhang mit ihrer Cytologie als Monocyten (Abb. 68b, Tafel VIII). Immer kamen viel mehr Monocyten zur Darstellung als man auf Grund der cytologischen Befunde erwartet hätte. Die am stärksten positiven Elemente dieses Zelltypus besaßen die Kennzeichen leukämischer Monocyten mit relativ breitem Plasma und den oftmals ganz irregulär gestalteten Kernen. Viele Zellen mit mehr rundlichen Kernen gaben aber nur eine schwache Reaktion, solche Zellen besaßen im Gegensatz zu den kräftig positiven oft Nucleolen.

Die mittelgroßen und großen basophilen Zellen mit deutlichen Nucleolen waren nur schwach esterase-positiv oder sogar negativ, ebenso wie die der neutrophilen Myelopoiese zuzuordnenden Zellen. Zwischen die Leukämiezellen waren immer einige extrem stark positive große Reticulumzellen eingestreut.

Ganz ähnliche Ergebnisse erbrachte die *Naphthol-AS-acetat-Esterase-Reaktion* (Abb. 68c, Tafel VIII), nur stellten sich nicht selten weniger Zellen als mit dem einfachen α-Naphthylacetat dar, und die Reticulumzellen hoben sich nicht deutlich hervor.

Die *Naphthol-AS-D-Chloracetat-Esterase-Reaktion* erlaubte eine sichere Abgrenzung der positiven neutrophilen Myelopoiesezellen (Abb. 68d, Tafel VIII) vom Stadium der Promyelocyten ab. Aber auch die Monocyten zeigten hin und wieder eine schwach ausgeprägte Reaktion, während die nicht klassifizierbaren „Blasten" auch bei diesem Fermentnachweis negativ blieben.

Bei der *Doppelreaktion* zum gleichzeitigen Nachweis von Naphthol-AS-acetat-Esterase und Naphthol-AS-D-Chloracetat-Esterase konnten im Verhältnis zu den ungeheuren Mengen von Monocyten nur wenige „Übergangsformen" (s. S. 54) mit beiden Fermentaktivitäten nachgewiesen werden. Insbesondere waren solche Übergangsformen um so seltener, je weniger neutrophile Myelopoiesezellen und je mehr undifferenzierbare „Blasten" vorkamen.

Saure Phosphatase war in allen Leukämiezellen nachweisbar, jedoch reagierten die cytologisch als Monocyten identifizierbaren Elemente am stärksten. *Peroxydase* fand sich fast nur in den neutrophilen Myelopoiesezellen, die Monocyten waren meist negativ.

bb) Das Blutbild

Die Blutausstriche (Abb. 69) zeigten vor allem Monocyten der verschiedensten Formvarianten, wie wir sie bereits mehrfach geschildert haben. Die morphologische Variabilität der Monocytenkerne fiel aber in den Blutausstrichen ganz besonders ins Auge, sie erstreckte sich von der regelmäßigen ovalen Form bis hin zu 6- oder 7fachen Segmentierungen, so daß solche Zellen den neutrophilen Segmentkernigen sehr ähnlich waren. Sie unterschieden sich aber von Granulocyten durch ihr graublaues, azurgranuliertes Cytoplasma. Außerdem kamen immer undifferenzierbare „Blasten" sowie Elemente der neutrophilen Myelopoiese vor. Stets waren die Blutausstriche reicher an Monocyten als die Sternalpunktate. In einem der Fälle waren zahlreiche sogenannte Pseudo-Pelgerformen der reifen Neutrophilen vorhanden (Abb. 70).

Fermentcytochemisch enthielten die Monocyten *α-Naphthylacetat-Esterase* in mäßiger bis starker Aktivität und waren dadurch besonders leicht erkennbar. Naphthol-AS-acetat-Esterase war ebenfalls in diesen Zellen enthalten, doch stellten sich in einigen Fällen eine geringere Zahl dieser Zellen dar. Durch ihre starke Naphthol-AS-D-Chloracetat-Esterase-Reaktion konnten die Zellen der neutrophilen Reihe sicher als solche identifiziert werden; mit einer geringen Aktivität waren auch einige der

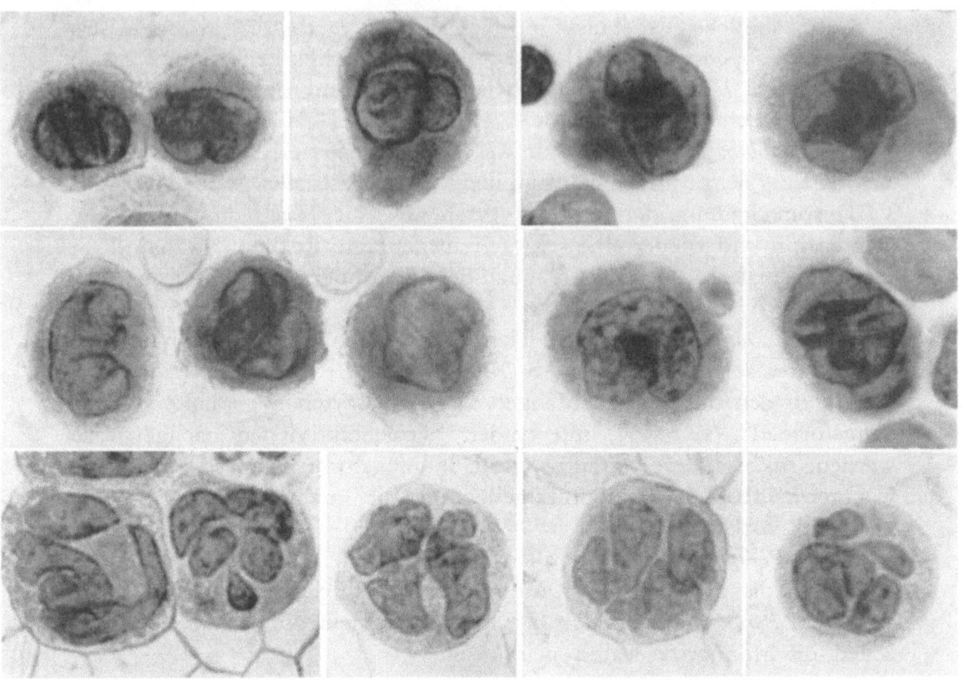

Abb. 69. Verschiedene Varianten leukämischer Monocyten (Paramonocyten) im Blutausstrich. Nachweis der α-Naphthylacetat-Esterase. 1400 mal

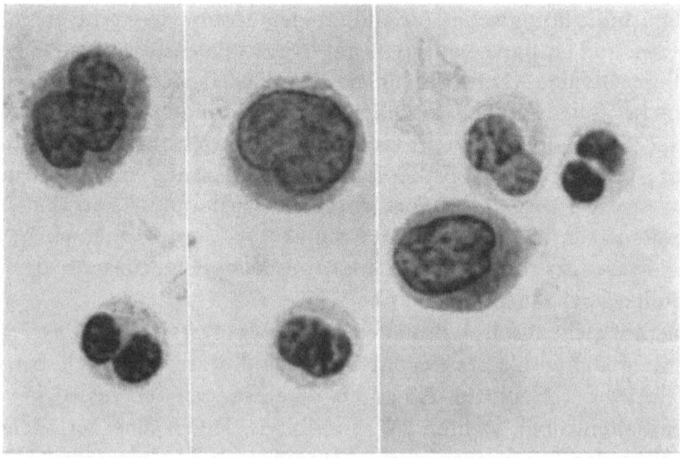

Abb. 70. Paramonocyten und Pseudo-Pelger-Zellen bei Monocytenleukämie. Nachweis der α-Naphthylacetat-Esterase. 1400 mal

Monocyten ausgestattet. Saure Phosphatase enthielten alle Zellen in schwacher Aktivität, die Monocyten färbten sich etwas stärker an als die übrigen Zellen. Peroxydase war in den Neutrophilen immer nachweisbar, in den Monocyten selten. Alkalische Phosphatase beobachteten wir ganz vereinzelt und in schwacher Aktivität in einigen neutrophilen Granulocyten, das Gros dieser Zellen war aber einschließlich aller anderen Elemente negativ. Die undifferenzierbaren „Blasten" enthielten außer einer geringgradigen Aktivität von saurer Phosphatase und einer angedeuteten α-Naphthylacetat-Esterase-Aktivität keine weiteren Fermente. Zwischen den einwandfrei als Monocyten, neutrophile Myelopoiesezellen und Blasten zu klassifizierenden Zellen standen in allen Fällen Formen, die weder cytologisch noch fermentcytochemisch sicher einzuordnen waren.

4. Besprechung der Befunde

a) Makroskopie

Die groben pathologisch-anatomischen Veränderungen unserer Monocytenleukosen zeigten keinerlei Besonderheiten, die sie von den myeloischen Leukämien grundsätzlich unterscheiden. Dies ist auch von anderen Autoren festgestellt worden (HITTMAIR, 1963; DOAN und WISEMAN, 1934; EVANS, 1942 u. a.). Die vielfach in der Literatur als typisch für Monocytenleukämien angegebenen Zahnfleischinfiltrate beobachteten wir nur zweimal.

b) Histotopographie der Infiltrate

Die Histotopographie der Infiltrate entsprach vollkommen dem bei myeloischen Leukämien zu beobachtenden Bild. Die Milzstruktur war weitgehend durch leukämische Wucherungen zerstört. Wie bei myeloischen Leukämien lagen die Infiltrate häufig perivasculär und in den Trabekeln. Das Knochenmark war immer sehr schwer und diffus infiltriert. Die Lymphknoten waren bevorzugt im Bereich der Pulpa, der Kapsel und der Trabekel befallen, und die Leber zeigte in den Sinusoiden meist stärkere Anhäufungen von Leukosezellen als in den Periportalfeldern, wie dies als besonders typisch für die chronische myeloische Leukämie gilt. Auch in Lunge und Niere lagen die Infiltrate an den gleichen Stellen wie bei myeloischen Leukämien. Danach ist zu schließen, daß die Monocytenleukämien sich in der histotopographischen Verteilung der Infiltrate nicht von den myeloischen Leukämien unterscheiden.

c) Beteiligung der Granulopoiese

Alle unsere bioptisch untersuchten Fälle wiesen in den Blutausstrichen mehr oder weniger reichlich neutrophile Myelopoiesezellen auf. In vielen kasuistischen Veröffentlichungen wurde diese Beobachtung ebenfalls hervorgehoben, ihre Bedeutung für das gesamte Krankheitsgeschehen ist aber sehr unterschiedlich eingeschätzt worden. Die meisten Autoren schlossen sich der Meinung Schillings an, wonach die Ausschwemmung von Granulocytenvorstufen im Rahmen von Monocytenleukämien als Zeichen einer „reparativen myeloischen Metaplasie" zu deuten sei. Andererseits sind Beobachtungen bekannt (z. B. Wainwright und Duff, 1936; Schultz, 1940 u. a.), bei denen anfänglich ein der Monocytenleukämie entsprechendes Bild bestand, später aber ein „Umschlag" zur myeloischen Leukämie eintrat („Systemwechsel" nach Schultz). Auch das Umgekehrte wurde berichtet (Craciuneanu und Calab, 1931; Hall und Watkins, 1941), und schließlich sahen Rappoport und Kugel, 1947, einen Fall mit mehrmaligem, periodenhaftem Wechsel des peripheren Blutbildes zwischen Monocytenleukose und myeloischer Leukämie. Solche Vorkommnisse sprechen bereits gegen die Annahme, daß die bei Monocytenleukämien auftretenden myeloischen Zellen Ausdruck eines reaktiven Geschehens seien.

Unsere autoptischen Untersuchungen ergaben, daß bei der Monocytenleukämie unzweifelhaft eine Erkrankung auch der neutrophilen Entwicklungsreihe vorliegt. Wie schon Reschad und Schilling in ihrer Erstbeschreibung mit der Oxydasereaktion myeloische Infiltrate in Knochenmark, Milz und mesenterialen Lymphknoten nachweisen konnten und später viele andere Autoren (z. B. Doan und Wiseman, 1934; Wainwright und Duff, 1936; Richter, 1956, u. a.) diesen Befund erhoben, so fanden auch wir in allen Organen aller Fälle neutrophile myeloische Zellen in herdförmiger Anordnung.

Über die Möglichkeit der bisher in der Leukämieforschung angewandten Färbetechniken hinausgehend konnten wir erstmals mit dem Nachweis der Naphthol-AS-D-Chloracetat-Esterase solche Infiltrate am *Paraffinschnitt* elektiv darstellen, ihre Lokalisation exakt bestimmen und vor allem ein genaues Bild von der cytologischen Beschaffenheit der einzelnen neutrophilen Infiltratzellen gewinnen.

Danach ist folgendes festzustellen: Die der neutrophilen Myelopoiese zugehörigen Infiltrate setzen sich aus verschieden großen, hyperchromatischen, dicht nebeneinander liegenden Zellen mit häufig großen Nucleolen zusammen. Nicht selten sind diese Zellen in Mitose. Außerdem finden sich in den Herden — im Gegensatz zu normalen Myelopoiesegruppen — keine Metamyelocyten, keine Stabkernigen und keine Segmentkernigen. Die mangelhafte Ausreifungstendenz und die cytologischen Abweichungen von normalen Myelopoiesezellen widerlegen die Ansicht, daß solche Herde Ausdruck einer reparativen extramedullären Blutbildung seien, die infolge der Knochenmarksinfiltration durch leukämische Monocyten zur Entwicklung kommt.

Dieser Annahme steht ferner der Befund entgegen, daß die Ausdehnung der extramedullären Myelopoieseherde *nicht* in Abhängigkeit von der Menge der noch im Knochenmark vorhandenen Myelopoiese steht (Tab. 16). So enthält z. B. der Fall 3 nur ganz spärlich Myelopoiesezellen in Milz, Lymphknoten und Leber, obwohl die Myelopoiese im Knochenmark fast völlig verdrängt ist und deshalb eine besonders kräftige „Ersatzmyelopoiese" zu erwarten gewesen wäre. Umgekehrt ist bei den Fällen 4 und 9 noch relativ viel neutrophile Myelopoiese im Knochenmark vorhanden, und trotzdem sieht man in allen Organinfiltraten ebenfalls viele neutrophile Vorstufen. Auch die anderen Fälle zeigen keinerlei Gesetzmäßigkeit in Verteilung und Quantität der neutrophilen Myelopoieseherde, auf Grund derer man sie als reaktiv-metaplastischer Natur ansehen könnte.

Die Beteiligung der neutrophilen Zellreihe am leukämisch-neoplastischen Geschehen ergibt sich auch aus der histotopographischen Lage der Infiltrate, die sich sehr häufig innerhalb der Kapsel und der Trabekel von Lymphknoten und Milz, im periportalen und perivasculären Bindegewebe sowie subendothelial, in der Nierenrinde und anderenorts finden. Wir sehen keine Möglichkeit, eine solche Lokalisation der myeloischen Zellen mit der Vorstellung reaktiv-metaplastischer Vorgänge zu verbinden, sondern werten sie als weiteres Zeichen einer leukämisch-infiltrativen Wucherung auch der neutrophilen Reihe.

Tabelle 16. *Häufigkeit neutrophiler Myelopoiesezellen in Knochenmark, Milz, Leber und Lymphknoten. Zeichenerklärung s. Tab. 12!*

Fall	Knochenmark	Milz	Leber	Lymphknoten
1	(+)	(+)	(+)	++
2	+	+	(+)	++
3	((+))	((+))	((+))	((+))
4	+	+	+	++
5	(+)	+	(+)	+
6	(+)	+	+	—
7	(+)	+	((+))	((+))
8	(+)	+	(+)	+
9	+	+	+	+

Endlich sind auch das Vorkommen von extramedullären Eosinophilen-Wucherungen (Abb. 59) und von sogenannten „pelgeroiden" Neutrophilen (Abb. 70) bei je einem unserer Fälle sowie die mehrfache Beschreibung von Auerstäbchen bei Monocytenleukosen als Zeichen einer unmittelbaren Granulopoiesebeteiligung am leukämischen Prozeß zu betrachten. Pelgeroide Zellen wie auch die Auerstäbchen werden allgemein als Ausdruck der Leukotisierung der myeloischen Zellen angesehen (z. B. Rohr, 1948, 1960; Dameshek und Gunz, 1964; u. a.).

Wir bezweifeln daher nicht, daß bei den Monocytenleukämien sowohl eine leukämische Veränderung der Granulopoiese als auch der Monocytopoiese vorliegt. Dies ist in Anbetracht der von uns und anderen nachgewiesenen myeloischen Genese des normalen Blutmonocyten und vor allem hinsichtlich der Abkunft des Blutmonocyten vom Promyelocyten auch zu erwarten. Die engen genetischen Beziehungen zwischen Monocyten und Promyelocyten erklären auch die Ähnlichkeit von leukämischen Promyelocyten und Paramonocyten, die dazu geführt hat, daß die Paramonocyten bald als monocytoide Promyelocyten, bald als monocytoide Paramyeloblasten angesehen wurden. Im Grunde treffen alle diese Bezeichnungen auch die wirklichen Verhältnisse, und Naegeli hatte recht, wenn er solche Zellen und damit die Monocytenleukosen als myeloisch ansah. Er schoß aber über das Ziel hinaus, wenn er den Begriff der Monocytenleukämie bzw. des leukotischen Monocyten generell ablehnte. Dies würde die berechtigte Frage aufwerfen, warum nicht auch für die Monocyten leukotische Äquivalente auftreten sollten, wie dies für die granulopoietische und lymphatische Zellreihe als selbstverständlich angesehen wird.

d) Beteiligung der Erythropoiese und der Megakaryocyten

Während wir die Beteiligung der neutrophilen Myelopoiese an der Leukose im Rahmen von Monocytenleukämien als erwiesen ansehen können, ist eine gleichsinnige Veränderung der Erythropoiese und der Thrombopoiese nicht mit Sicherheit beweisbar. Immerhin geben unsere Befunde doch einige Hinweise darauf, daß möglicherweise alle drei Knochenmarkssysteme bei den Monocytenleukosen beteiligt sein können.

Einen Anhaltspunkt zugunsten einer möglichen Beteiligung von Erythropoiese und Megakaryocyten ergab das histologische Bild einer unserer autoptischen Fälle. Hier fanden sich im Knochenmark reichlich und zum Teil herdförmige Megakaryocyten- und vor allem Erythropoieseherde (Abb. 57). In der hochgradig von leukotischen Monocyten infiltrierten Milz waren dagegen keine Megakaryocyten und Erythroblasten vorhanden. Die Leber schließlich war insgesamt nur ganz schwach infiltriert, auch hier kamen weder rote Vorstufen noch Knochenmarksriesenzellen vor. In den Lymphknoten aller Regionen aber waren inmitten der exzessiven Monocyteninfiltrate reichlich Megakaryocyten und viele Erythroblastenherde nachweisbar (Abb. 60).

Wir möchten annehmen, daß hier eine dem leukotischen Prozeß zugehörige Wucherung der in Rede stehenden Zellen vorliegt. Dafür spricht das besonders reichliche Auftreten von Erythropoiesezellen und Megakaryocyten in den am schwersten infiltrierten Organen des Falles, nämlich in den Lymphknoten und im Knochenmark, und ihre Lage inmitten der leukämisch gewucherten Monocyten. Und dafür spricht ferner das Fehlen dieser Zellen in der fast infiltratfreien Leber, die doch geradezu als der ideale Platz für die Entwicklung einer reaktiv-metaplastischen Ersatz-erythropoiese bzw. -thrombopoiese wäre.

Ähnliche Beobachtungen an Monocytenleukosen sind im übrigen auch aus der Literatur bekannt. Megakaryocyten und auch Erythropoiesezellen in Lymphknoten, Milz und Knochenmark sahen FOORD, PARSONS und BUTT, 1933; WAINWRIGHT und DUFF, 1936; BERKHEISER, 1957, u. a.

e) Die nosologische Stellung der Monocytenleukämie

Die Monocytenleukämie ist als Myeloseform anzusehen. Das ergibt sich bereits aus dem Nachweis der Promyelocytenabkunft des normalen Blut-monocyten. Die enge Zugehörigkeit des Monocyten zum Granulocyten-system schließt an sich schon weitgehend die Möglichkeit einer völlig isolierten leukotischen Erkrankung der Monocytopoiese aus, so daß alle Monocytenleukämien mit einer Beteiligung der neutrophilen Myelopoiese einhergehen müßten. Nach unseren Fällen und der Literatur ist dies auch der Fall, woraus sich ein weiterer Beweis der myeloischen Natur der Mono-cytenleukose ergibt.

Wenn sich noch eine generelle Beteiligung der Erythropoiese und der Megakaryocyten nachweisen ließe, wären alle normalerweise im Knochen-mark gebildeten Elemente von der Erkrankung ergriffen: Es läge eine „Panmyelose" vor, bei der aus unbekannten Gründen *eine* der erkrankten Zellarten, nämlich der Monocyt, eine besonders heftige Proliferationsfähig-keit erlangt hat, so daß alle übrigen Elemente überwuchert werden und die Monocyten bzw. ihre leukotischen Äquivalente schließlich das Bild beherrschen.

Ob diese hypothetische Überlegung richtig und für alle Fälle zutreffend ist, sei dahingestellt. Immerhin weisen neuere Befunde bei der chronischen myeloischen Leukämie — die ja ebenfalls eine Myelose ist — in die Rich-tung dieser Denkmöglichkeit. Das für diese Leukoseform typische Ph[1]-Chromosom konnte nämlich nicht nur in den Neutrophilen, sondern auch in Erythroblasten und Megakaryocyten nachgewiesen werden (TOUGH, JACOBS, BROWN, BAIKIE und WILLIAMSON, 1963; TRUJILLO und OHNO, 1963; WHANG, FREI, TIJO, CARBONE und BRECHER, 1963; FREI, TIJO, WHANG und CARBONE, 1964; HAMMOUDA, QUAGLINO und HAYHOE, 1964; NOWELL und HUNGERFORD, 1964). Damit wäre die chronische myeloische Leukämie ebenfalls als „Panmyelose" aufzufassen, bei der die neutrophile Myelopoiese die größte Proliferationskraft aufweist.

Chromosomale Aberrationen sind auch bei der Monocytenleukämie nach-gewiesen worden. Allerdings wurde dabei nicht das Ph[1]-Chromosom gefunden, sondern es lagen abnorme Karyotypen anderer Art (Hypodiploidie, Hyperdiploidie) vor (BAIKIE, JACOBS, MCBRIDE und TOUGH, 1961; REISMAN, MITANI und ZUELZER, 1964; HAYHOE und HAMMOUDA, 1965; STAFFORD, KEMP und TANNER, 1965). Bisher ist uns nichts darüber bekannt geworden, ob sich die chromosomalen Aberrationen der leukämischen Monocyten auch in den neutrophilen Myelopoiesezellen, den Erythroblasten oder den Megakaryocyten nachweisen lassen.

Mit der Vorstellung einer Erkrankung *aller* Knochenmarkszellen bei den vom Knochenmark ausgehenden Leukämien wären am besten das häufige Auftreten von Erythropoiesezellen bei akuten und chronischen myeloischen Leukämien, das Vorkommen von Erythrämien mit Übergang in myeloische Leukosen, von Basophilenleukämien, Eosinophilenleukämien, Erythroleukämien und Panmyelosen zu vereinbaren, die ja im Grunde sämtlich „Mischformen" darstellen. Ob man diese Vorstellung wirklich für alle knochenmarkbezogenen Leukosen verallgemeinern kann, so daß nur zwei „Grundtypen" von Leukämien existieren, nämlich myeloische und lymphatische, kann bisher noch keinesfalls entschieden werden. Immerhin stützen unsere Befunde an den Monocytenleukämien eine solche Auffassung mehr als daß sie ihr zuwiderlaufen. Trotzdem können wir die Monocytenleukämie (vorerst?) keinesfalls mit Sicherheit als Panmyelose auffassen. Ihre Zuordnung zu dem Formenkreis der Myelosen scheint uns dagegen ohne Einschränkung gerechtfertigt.

Während sich die nosologische Stellung der Monocytenleukämie als myeloische Leukose beweisen läßt, muß der Begriff der Monocytenleukämie im Sinne einer Erkrankung der RES-Zellen scharf abgelehnt werden. Wir haben gezeigt, daß die als RES-Zellen zusammengefaßten Elemente einerseits relativ hoch differenzierte Zellen sind und andererseits in vieler Hinsicht voneinander abweichen. Ihre Gemeinsamkeit besteht lediglich in einer qualitativen Ähnlichkeit ihres funktionellen Verhaltens. Daß ein aus *verschiedenen* Zellen zusammengesetztes System in seiner Gesamtheit leukämisch erkranken sollte, halten wir von vornherein für wenig wahrscheinlich. Wir haben weiter gezeigt, daß sich die normalen Blutmonocyten von allen den verschiedenenen Arten der RES-Zellen eindeutig und sicher in funktioneller, morphologischer und fermentcytochemischer Hinsicht unterscheiden. Diese Unterschiede gegenüber den RES-Zellen gelten in völlig gleicher Weise für die leukämischen Monocyten.

Bei unseren Monocytenleukosen hatten die Reticulumzellen von Milz, Lymphknoten und Knochenmark, die Milzsinuswandzellen und die Kupfferschen Sternzellen ihre von den normalen Verhältnissen her bekannten Eigenschaften beibehalten. Irgendwelche Übergänge zwischen den leukämischen Monocyten und den genannten Zellarten fanden sich nicht. Eine gewisse Vermehrung der Reticulumzellen war zwar in der Milz und im Knochenmark, zuweilen auch in Lymphknoten festzustellen, wir sehen aber wie RICHTER, 1956, aus mehreren Gründen darin keine Wucherung dieser Zellen im Zusammenhang mit der Monocytenleukämie.

Erstens war dieser Befund weder in allen infiltrierten Organen gleichmäßig noch in allen Fällen zu erheben. Zweitens waren die Reticulumzellvermehrungen nicht von einer Art, daß sie den Eindruck einer malignen Proliferation vermittelten. Drittens waren die Kupfferschen Sternzellen keineswegs auffallend vermehrt oder gar proliferiert. Endlich haben wir Reticulumzellvermehrungen auch bei anderen Leukämien und bei Erythrämien beobachtet, hier zum Teil in noch höherem Ausmaß als bei den Monocytenleukämien (Abb. 63b).

Daher möchten wir die Reticulumzellvermehrung als Folge einer erhöhten resorptiven Tätigkeit betrachten. Dies schließen wir aus der starken Vergrößerung der Reticulumzellen, ihrem Gehalt an phagocytiertem Material und aus ihrer oft zu beobachtenden Abrundung unter Verlust der Plasmaausläufer. Bekanntlich kann eine Abrundung großer phagocytierender Makrophagen z. B. in Gehirnläsionen und bei anderen, mit reichlich anfallendem Detritus einhergehenden Gewebsalterationen beobachtet werden. Auch elektronenoptische Befunde an den großen Reticulumzellen der Keimzentren der Tonsille weisen darauf hin, daß die Aufnahme phagocytierten Materials mit einer Abrundung der Zelloberfläche einhergeht: MÜLLER, 1966, sah bei solchen Zellen elektronenoptisch das Fehlen von Zellausläufern im Bereiche von Zellabschnitten, die phagocytiertes Material enthielten, während Areale der gleichen Zelle ohne Phagocytosezeichen solche Plasmaausläufer durchaus besaßen.

Die von vielen Autoren an den RES-Zellen, insbesondere den Kupfferschen Sternzellen, angeblich beobachtete Proliferation, Ablösung und Umwandlung zu Monocyten können wir für unsere Fälle nicht bestätigen. Eine Proliferation der Kupfferschen Sternzellen war in keinem unserer Fälle nachweisbar. Eine Ablösung dieser Zellen von der Sinusoidwandung war dagegen in allen Fällen vorhanden. Sie ist aber im Sektionsmaterial fast immer zu beobachten, kann also zunächst schon gar nicht für die Monocytenleukämie als spezifisch angesehen werden. Außerdem sehen wir in diesem Befund einen Artefakt, der mit großer Wahrscheinlichkeit auf beginnende autolytische Veränderungen zurückzuführen ist. In lebensfrisch fixierten bioptischen Leberpräparaten jedenfalls ist ein solcher Befund nicht zu erheben. Auch lassen sich solche Veränderungen beim experimentellen Schock hervorrufen (CAESAR und ROJAS), woraus abermals das völlig Unspezifische der Sternzellablösung hervorgeht. Schließlich sind die Kupfferschen Sternzellen sehr groß und enthalten reichlich unspezifische Esterase und saure Phosphatase, die leukämischen Monocyten sind dagegen viel kleiner und bei beiden Fermentnachweisen wesentlich schwächer aktiv.

Endlich sei noch erwähnt, daß die leukämischen Monocyten oft hochgradige Kernveränderungen aufweisen. Die RES-Zellen dagegen besitzen wie im Normalfalle meistens ovale, regelmäßig strukturierte Kerne. Sie haben also nichts mit den leukämischen Monocyten zu tun. Das Auftreten leukämischer Monocyten im Blut darf deshalb nicht als Reticulocythämie (CAZAL, 1965) bezeichnet werden.

Es sei nochmals betont, daß auf Grund der nachgewiesenen Entwicklung des normalen Blutmonocyten aus dem Promyelocyten, auf Grund der ebenfalls nachgewiesenen gemeinsamen Proliferation der neutrophilen Reihe und der Monocyten im Falle unserer Monocytenleukämien und auf Grund des Fehlens jeglicher Anhaltspunkte für eine Entstehung normaler oder leukämischer Monocyten aus RES-Zellen die Monocytenleukämie als eine Variante der myeloischen Leukämien anzusehen ist.

Auch die sogenannte reine Monocytenleukämie wäre demnach nicht als eigenständige Leukämieform von den myeloischen Leukämien abzutrennen, sondern lediglich als ein Extremfall aufzufassen, bei dem die Proliferationsaktivität der aus der myeloischen Zellreihe entstammenden Monocyten so stark in den Vordergrund tritt, daß alle anderen Zellreihen von diesem Wachstum erdrückt werden und schließlich nicht mehr nachweisbar sind. Dieser theoretische Fall ist aber von uns in der Praxis noch nie beobachtet worden. Selbst wenn unsere histologischen Präparate den Eindruck erweckten, als wären ausschließlich Monocyten vorhanden, so ließen sich doch mit Hilfe der Naphthol-AS-D-Chloracetat-Esterase-Reaktion immer noch Proliferate der neutrophilen Myelopoiese nachweisen.

Wir können auf Grund unseres kleinen Beobachtungsgutes die Existenz einer solchen „reinen Monocytenleukämie" nicht ausschließen, halten sie aber nach unseren Befunden und im Hinblick auf die nachgewiesenen engen genetischen Beziehungen zwischen Neutrophilenvorläufern und Monocyten für äußerst unwahrscheinlich. Sicher glauben wir sagen zu können, daß eine Unterteilung der Monocytenleukämien in einen Typ Schilling und einen Typ Naegeli unzutreffend ist: Alle Monocytenleukämien müssen als myeloisch angesehen werden und sind als Varianten der myeloischen Leukämie neben die Basophilen- und Eosinophilenleukämien zu stellen.

Deshalb muß auch die Bezeichnung der Monocytenleukämie als „Histiocytenleukämie", „leukämische Reticuloendotheliose" (EWALD, 1923) oder als „maligne Reticulose mit Reticulocythämie" (CAZAL, 1946, 1952, 1964) abgelehnt werden.

LENNERT, 1964, hat in jüngster Zeit eine umfassende Übersicht zu dem so vielschichtigen Problem des Reticulosebegriffes gegeben und nachgewiesen, daß den Reticulosen zahlreiche Erkrankungen zu Unrecht zugeordnet werden. Es ist nicht unsere Aufgabe, zu den grundsätzlichen

Fragen des Reticulosebegriffes Stellung zu nehmen. Auf Grund unserer Befunde muß nun auch für die Monocytenleukämie eine Zuordnung zu dem leider allzu oft als Sammelbegriff für ungeklärte Fälle benutzten Krankheitsbild der Reticulose abgelehnt werden, wie dies LENNERT bereits für zahlreiche andere Erkrankungen des hämatopoietischen Systems begründen konnte.

Der Begriff der Monocytenleukämie Typ Hittmair, bei der als „Mischform" sowohl myeloische als auch „mesenchymale" (reticulohistiocytäre) Monocyten das Bild beherrschen sollen, ist ebenfalls anfechtbar, da die Existenz „mesenchymaler Monocyten" im Sinne HITTMAIRs als streng von den myeloischen Monocyten abgrenzbare Zellgruppe abzulehnen ist. Bei den verschiedenen „Formen" der Monocytenleukosen liegen offensichtlich gleiche Krankheitsbilder vor. Dies geht eindrucksvoll aus einer Gegenüberstellung der Abbildungen CAZALs (Handbuch der gesamten Hämatologie Bd. V/1, 1964, Abb. 10 und Tafel I, Abb. 1) mit den Mikrophotographien von HITTMAIR (Handbuch der gesamten Hämatologie Bd. III, 1963, Abb. 64 und 66) hervor. Alle Abbildungen zeigen absolut identische Zellen, die ohne weiteres von einem einzigen Fall stammen könnten. Sie entsprechen in jeder Hinsicht den von uns mit fermentcytochemischen Methoden als leukämische Monocyten identifizierten Elementen, und doch werden sie von CAZAL als Zellen der „malignen Reticulose mit Monocythämie" und von HITTMAIR als „myeloische und mesenchymale Monocyten" gedeutet. Man sieht, wie stark eine unterschiedliche Grundkonzeption von der Genese der Blutzellen die Ausdeutung vollkommen gleicher morphologischer Befunde beeinflussen kann.

Vergleicht man im übrigen die morphologischen Beschreibungen der für die myeloische, die reticulohistiocytäre und die gemischte Form der Monocytenleukämie jeweils als typisch herausgehobenen Zellen, so stellt man weitestgehende Übereinstimmung fest. Auch hieraus folgt, daß eine cytologische Abtrennung verschiedener Typen nicht möglich ist, wie aus cytogenetischen Gründen auch nicht anders erwartet werden kann.

Unterscheidungsmerkmale wie z. B. die Peroxydasereaktion, die nach VAITHIANATHAN, BOLONIK und GRUHN, 1962, bei Monocytenleukämien positiv, bei leukämischen Reticulosen aber negativ sein sollen, sind völlig unbrauchbar, da bereits zahlreiche auf Grund der Supravitalfärbung einwandfrei gesicherte Monocytenleukämien peroxydase-negativ sind. Auch die von CAZAL, 1964, angegebenen Richtlinien zur Abgrenzung leukämischer Monocyten von sogenannten monocytoiden Paramyeloblasten sind ganz unzuverlässig. CAZAL glaubt, daß die „monocytoiden Myeloblasten" der „Monocytenleukämie vom Typ Naegeli" sich von den „Monocyten" der „malignen Reticulose" dadurch unterscheiden lassen, daß die „monocytoiden Myeloblasten" ein deutlich basophiles Cytoplasma, gröbere azurophile Granula und eine stärker positive Peroxydasereaktion zeigen als die Zellen der „malignen Reticulose". Außerdem sei das Knochenmark bei der monocytoiden Myeloblastenleukämie „völlig überschwemmt von Zellformen, die mehr myeloblastisch als monocytoid sind". Schon bei normalen Zellen ist es fraglich, ob man auf Grund solcher geringgradiger morphologischer Abweichungen so grundsätzlich unterschiedliche Deutungen wagen darf; noch bedenklicher scheint uns aber ein solches Vorgehen bei neoplastischen Erkrankungen, bei denen per se schon eine viel größere morphologische Variationsbreite genetisch gleichartiger Zellen vorkommt.

Endlich können wir auch nicht der Auffassung zustimmen, wonach die Monocytenleukämie die leukämische Variante desjenigen Krankheitsbildes sei, dessen Tumorform durch das Reticulosarkom repräsentiert würde (z. B. DAMESHEK und GUNZ, 1964). Cytochemische Untersuchungen an Reticulosarkomen (LENNERT, LÖFFLER und LEDER, 1964; LENNERT, LEDER und LÖFFLER, 1965) haben gezeigt, daß den Reticulosarkomzellen ein recht uncharakteristisches Verhalten eigen ist, worin sie sich von den leukämischen Monocyten vollkommen unterscheiden. Auch morphologisch besteht nicht die geringste Ähnlichkeit zwischen Reticulosarkomzellen und leukämischen Monocyten. Wir müssen damit in Übereinstimmung mit BERKHEISER, 1957, jeden Zusammenhang zwischen Monocytenleukämie und Reticulosarkom ablehnen, wie z. B. auch CAZAL, 1964, die von ihm als „maligne Reticulose" bezeichnete Monocytenleukämie streng vom Reticulosarkom getrennt wissen will. Damit soll nicht in Zweifel gezogen werden, daß es auch echte, im Rahmen von Monocytenleukämien entstehende Monocytome geben kann, wie sie von einigen Autoren beschrieben worden sind (MITCHELL, 1935; HITTMAIR, 1950; PORTER und WOODLIFF, 1951; ROSS, 1955). Diese Monocytome wären aber nicht mit dem Reticulosarkom identisch, wie auch die Myelosarkome der chronischen myeloischen Leukämie nichts mit dem Reticulosarkom zu tun haben.

f) Cytogenetische Betrachtungen zur Monocytenleukämie

Die leukämischen Monocyten unterscheiden sich von ihren normalen Äquivalenten in mehrfacher Hinsicht: Ihre Kernpolymorphie ist viel stärker und kann bis zur vielfachen bizarren Segmentierung gehen, sie sind oft besonders groß, und sie reagieren beim Nachweis der α-Naphthylacetat-Esterase teils stärker, teils schwächer als normale Monocyten. Beim Nachweis der Naphthol-AS-acetat-Esterase stellen sie sich oft nicht dar, obwohl bei den gleichen Fällen mit α-Naphthylacetat eine kräftige Reaktion erreicht wird. Diese Abweichungen sind von Fall zu Fall unterschiedlich stark ausgeprägt, und neben solchen morphologisch-cytochemisch abartigen Monocyten (Paramonocyten) kommen auch Zellen vor, welche den normalen Blutmonocyten gleichen. Alle diese Formen sind durch fließende Übergänge miteinander verbunden, so daß kein Zweifel daran bestehen kann, daß Varianten *eines* Grundtypus vorliegen.

Aber nicht nur innerhalb derjenigen Zellgruppe, die wir auf Grund des cytochemischen und morphologischen Verhaltens einwandfrei als Paramonocyten identifizieren können, bestehen solche fließenden Übergänge, sondern auch — im Gegensatz zu CAZAL, 1964 — zwischen ihnen und den nicht mehr klassifizierbaren, rundkernigen, oft stark basophilen „Blasten". So enthalten viele der „Blasten" noch eine geringgradige diffuse α-Naphthylacetat-Esterase-Aktivität, die im Bereiche der schwächsten bei den Monocyten beobachteten Aktivität liegt.

Diese Befunde deuten am ehesten daraufhin, daß hier Entwicklungsreihen vorliegen. Sehr schwierig ist aber die Frage, welche cytogenetischen Zusammenhänge durch solche „Übergänge" widergespiegelt werden.

Die mannigfachen Unterschiede gegenüber den normalen Monocyten machen deutlich, daß in den Paramonocyten eine andere, im gesunden Organismus nicht vorkommende Zellpopulation entstanden ist. In den Infiltraten finden sich zahlreiche Karyokinesen, die fermentcytochemisch zum großen Teil Monocytenmitosen sind. Somit ist eine Proliferation der leukämischen Monocyten nachweisbar. Cytologisch und fermentcytochemisch findet man als „Übergangsformen" imponierende Zellen, die sich zu einer kontinuierlichen Reihe bis zu den nicht mehr klassifizierbaren „Blasten" ordnen lassen. All dies spricht am ehesten dafür, daß sich die „Blasten" aus zunächst noch weitgehend „normalen" Monocyten und ihren Vorläufern entwickeln.

Dagegen scheint es uns weniger wahrscheinlich, daß in dem Vorhandensein von „Blasten", leukämischen Monocyten und „Übergängen" zwischen beiden eine Parallele zur normalen Monocytopoiese vorliegt. Dieser Schluß ist von vielen Autoren gezogen worden, und daher wurden die „Blasten" bei Monocytenleukämien auch vielfach als „Monoblasten" bezeichnet. Wir wissen aber, daß in der normalen Entwicklungsreihe ein eigener „Monoblast" nicht vorkommt, sondern daß die Monocytengenese vom Promyelocyten ihren Ausgang nimmt.

Man mag daher solche „Blasten" — will man sie überhaupt in Zusammenhang mit den leukämischen Monocyten bringen — allenfalls als völlig abnorme Paramonocyten bezeichnen. Da man aber auch die Entwicklung der „Blasten" aus den leukämischen Monocyten nicht beweisen, sondern nur vermuten kann, würde ihre Bezeichnung als „Paraleukoblasten" unseren mangelhaften Kenntnissen am besten gerecht.

Ob den Paraleukoblasten der Monocytenleukosen überhaupt noch eine bildende Potenz innewohnt, welche die Silbe „-blast" rechtfertigt, ist ebenfalls unbekannt. In dieser Frage der Differenzierungspotenz von Leukosezellen möchten wir uns den Ansichten ROHRs, 1948, anschließen. Anhand zahlreicher morphologischer Einzelbefunde (z. B. „pelgeroide" Leukocyten bei chronischen myeloischen Leukämien, starke Übersegmentierung leukotischer Granulocyten usw.) schloß ROHR, daß sich die myeloische Leukosezelle aus dem normalen Zellbestand des Knochenmarkes *insgesamt* und nicht nur aus den — in ihrer Existenz als Normalzellen ebenfalls noch fragwürdigen (ROHR, 1960) — Myeloblasten entwickelt. Er kommt weiter zu dem Schluß, daß den Leukosezellen zwei Entwicklungstendenzen innewohnen, eine solche zur Differenzierung und eine solche zur „Entdifferenzierung". In den Produkten der Entdifferenzierung, den „Blasten", sah ROHR, 1948, nicht den Beginn, sondern „das Ende des Leukotisierungsprozesses". Deshalb hielt er die Paramyeloblasten für einen Sammelbegriff genetisch verschiedener Zellformen.

Im Zusammenhang mit diesen Vorstellungen und Beobachtungen ROHRs möchten wir unsere Auffassung von der Entstehung der verschiedenen Zellformen der Monocytenleukämie folgendermaßen zusammenfassen: Bei der Monocytenleukämie sind sowohl die Monocyten mit ihren bis zum Promyelocyten reichenden Vorstufen als auch die Promyelocyten selbst einschließlich der sich aus ihnen entwickelnden Reifungsstufen der Neutrophilen vom leukotischen Prozeß ergriffen. In den leukämisch veränderten Zellen konkurrieren zwei Entwicklungstendenzen: die zur normalen Ausreifung und die zur leukotischen Fehlentwicklung. So entstehen zunächst Elemente, die ihren normalen Äquivalenten weitgehend gleichen, aber doch schon von diesen zu unterscheiden sind: Die Tendenz zur Kernlappung und Segmentierung nimmt bei den Monocyten zu, bei den Neutrophilen können u. a. die sogenannten Pseudopelgerzellen oder übersegmentierte Formen entstehen. Außerdem geht vielen Monocyten die Naphthol-AS-acetat-Esterase-Aktivität verloren. Unter weiterem Verlust spezifischer Eigenschaften entstehen schließlich völlig abnorme Zellen, die als Paramyeloblasten bezeichnet werden müssen. Ihre Herkunft kann man diesen Zellen nicht mehr ansehen. Sie stellen daher Endstadien des Leukotisierungsprozesses verschiedener Zellreihen und ihrer Reifungsstufen im Sinne ROHRs dar.

g) Die Diagnose der Monocytenleukämie

Die bizarren Kernveränderungen der leukämischen Monocyten waren in fast allen unseren Fällen vorhanden. Dies stimmt gut mit zahlreichen Beobachtungen der Literatur überein, in denen immer wieder auf die so häufige hochgradige Kernpolymorphie leukämischer Monocyten hingewiesen wurde. An diesen merkwürdigen Kernformen sind leukämische Monocyten im Gegensatz zu den Meinungen der Literatur relativ leicht und relativ sicher zu diagnostizieren. Die vielfach vertretene Ansicht, daß

„monocytoide" Kerne in Leukosezellen keinerlei Bedeutung für die Klassifizierung haben, kann deshalb in diesem strengen Sinne nicht aufrecht erhalten werden. Allerdings genügt nicht allein das Vorhandensein irgendeiner Kerneinbuchtung, um eine Leukosezelle als Monocytenäquivalent anzusehen. Wenn aber leukämische Zellen eine feinsträhnige Chromatinbeschaffenheit, zahlreiche Einfaltungen und Einbuchtungen der scharf gezeichneten Kernmembran, breites graublaues Plasma mit mehr oder wenig reichlich Azurgranula und keine Nucleolen enthalten, dann sind sie mit großer Wahrscheinlichkeit als leukämische Monocyten zu betrachten. Wir glauben dies mit Berechtigung aus unseren fermentcytochemischen Untersuchungsergebnissen schließen zu dürfen, bei denen sich in jedem Falle derartig veränderte Zellen einwandfrei als Paramonocyten erweisen ließen. Sind gleichzeitig noch Übergangsformen zu Promyelocyten vorhanden, so wird das Vorliegen von leukämischen Monocyten sogar noch wahrscheinlicher, da beide Zellarten eng miteinander verwandt sind. Innerhalb einer großen Zahl von ebenfalls fermentcytochemisch untersuchten akuten und chronischen myeloischen Leukämien haben wir bisher niemals Zellen von der Gestalt leukotischer Monocyten beobachtet, die sich nicht auch fermentcytochemisch als solche erwiesen.

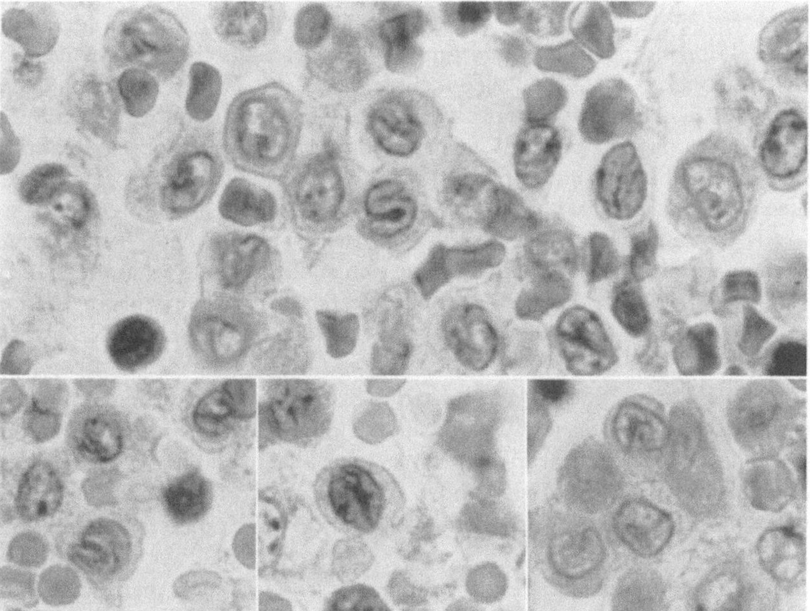

Abb. 71. Leukämische Monocyten im Schnittpräparat. Beachte die typische Faltung und Knitterung der Kernmembranen. Giemsa. 1400 mal

14*

Wir sind ferner mit FORKNER, 1934, der Meinung, daß sich die Monocytenleukosen auch an normalen histologischen Präparaten des Sektionsgutes diagnostizieren lassen (Abb. 71), wenn man nach den angegebenen
cytologischen Kriterien für leukämische Monocyten sucht (LEDER, 1966b).
Am besten lassen sich Paramonocyten in den Blutgefäßen von Lunge
(Abb. 67) oder Niere und auch in den Lebersinusoiden erkennen. Hier sind
sie in größerer Anzahl als im Knochenmark und in den verschiedenen
Organinfiltraten zu beobachten. Auch ROHR, 1948, fand bei Monocytenleukosen im peripheren Blutausstrich viel reichlicher Paramonocyten als
im Sternalpunktat, wo mehr promonocytoide oder promyelocytoide Zelltypen vorherrschten.

Die wichtigste und zuverlässigste diagnostische Hilfe ist die
α-Naphthylacetat-Esterase-Reaktion (LÖFFLER, 1961a, 1962a, 1963a, b, c).
Methodisch ist die von LÖFFLER, 1961a, angegebene Modifikation für
Routinezwecke sehr gut geeignet, bessere Resultate, vor allem hinsichtlich
der Cytologie, erhält man allerdings bei Verwendung von hexazotiertem
Pararosanilin als Kupplungssalz (s. S. 226, Modifikation II), jedoch ist diese
Methode technisch etwas aufwendiger. Nicht die gleiche Aussagekraft ist
der Naphthol-AS- oder der Naphthol-AS-D-acetat-Esterase-Reaktion zuzumessen. Geben die fraglichen leukämischen Zellen bei diesen Reaktionen
eine kräftige Anfärbung, so liegen mit Sicherheit Monocyten vor. Fällt
die Reaktion dagegen in einem großen Teil der fraglichen Zellen negativ
aus, so können die Zellen dennoch leukämische Monocyten darstellen.
Denn wir haben in vielen unserer Fälle beobachten können, daß die abnormen Monocyten zum Teil keine Naphthol-AS-acetat-Esterase-Reaktion
geben, obwohl sie sich mit der α-Naphthylacetat-Esterase-Reaktion als
solche identifizieren lassen.

Als weitere diagnostische Hilfe ist die Naphthol-AS-D-Chloracetat-
Esterase-Reaktion zu empfehlen, da sie sich auch am Routineparaffinschnitt
ausführen läßt und keinerlei spezielle Verfahren zur Gewebspräparation
verlangt, wie sie für alle anderen fermenthistochemischen Nachweise
unabdingbar sind. Bei dieser Reaktion sind die Zellen der neutrophilen
Myelopoiese stark positiv, die leukämischen Monocyten dagegen negativ
oder nur gelegentlich schwach positiv. Findet man mit dieser Reaktion
neben negativen Infiltratzellen vom cytologischen Habitus der leukämischen Monocyten auch Zellgruppen mit starker Reaktion, also eindeutig
neutrophil-myeloischem Charakter, dann bestärkt dieser Befund die
Diagnose Monocytenleukämie.

Im Einzelfalle ist die Entscheidung oft schwierig, ob man einen Fall
als Monocytenleukämie oder als myeloische Leukämie mit Monocytenbeteiligung bezeichnen soll. HITTMAIR, 1963, hat vorgeschlagen, nur Fälle
mit mehr als 50% Monocyten im Blutausstrich zu den Monocytenleukosen

zu rechnen. Eine solche Abgrenzung ist sehr willkürlich, und niemand wird ernsthaft einen wesentlichen Unterschied zwischen einem Fall mit 40% und einem solchen mit 60% Monocyten sehen. Überdies sagt der Prozentwert allein nicht viel über die wirkliche Beteiligung der Monocyten am Krankheitsgeschehen aus. Denn bei einer Leukämie mit 200000 Zellen und 30% Monocyten liegt absolut gesehen eine viel stärkere Monocytenbeteiligung vor als etwa bei 80% Monocyten, aber nur 50000 Gesamtleukocyten. Endlich ist bekannt, daß erhebliche Diskrepanzen zwischen der cytologischen Zusammensetzung des peripheren Blutes und der Organinfiltrate einschließlich des Knochenmarkes bestehen können. Da man sich aber aus praktischen Gründen meist nur nach dem Blutbild und dem Sternalmark richten kann, wird deren cytologisches Bild auch weiterhin die Grundlage der Leukämieklassifizierung bleiben müssen. Nur muß man sich darüber im klaren sein, daß das Blutbild allein keine zuverlässige Aussage über den cytologischen Gesamtstatus einer Leukose gibt.

Wir würden vorschlagen, dann von einer myelo-monocytären Leukose oder von einer Monocytenleukämie zu sprechen, wenn sich bei Anwendung adäquater Methoden belegen läßt, daß die Monocyten ohne Zweifel über ihren absoluten Normalwert hinaus vermehrt sind und daß sie vom leukämischen Prozeß mitergriffen sind (Atypien, Infiltrate usw.) Sind diese Kriterien erfüllt, so bleibt es dem Untersucher überlassen, ob er einen gegebenen Fall „schon" Monocytenleukämie oder „noch" myelo-monocytäre Leukose nennen will. Nur so würde man den zahlreichen Varianten dieses als Untergruppe der Myelosen aufzufassenden Krankheitsbildes gerecht werden können, nicht aber durch willkürlich festgesetzte Grenzen etwa in bezug auf die Monocytenprozentwerte im peripheren Blut.

Wir haben mehrfach betont, daß wir die Monocytenleukämie als Myeloseform ansehen, so daß kein grundsätzlicher Unterschied zwischen myeloischen Leukämien akuter und chronischer Art sowie den Monocytenleukosen besteht, die ja ebenfalls akut und — allerdings seltener — chronisch (z. B. REMY, 1949; ROHR, 1960 u. a.) verlaufen können. Wir möchten aber *eindringlich* darauf hinweisen, daß dies nur für theoretische Betrachtungen gilt. Keinesfalls vertreten wir etwa die Meinung, daß eine exakte Unterscheidung zwischen den einzelnen Formen der Myelosen überflüssig oder gar hinfällig sei. Es ist vor allem aus therapeutischen Gründen äußerst wichtig, eine subtile Cytodiagnostik der Leukämien zu betreiben, welche ganz unterschiedlich gut auf die zur Verfügung stehenden Therapeutica ansprechen (z. B. HAYHOE und WHITBY, 1955; FREIREICH und FREI, 1964; DAMESHEK und GUNZ, 1964, u. v. a.).

h) Die Differentialdiagnose der Monocytenleukämie

Die differentialdiagnostische Abgrenzung der Monocytenleukämie von anderen Leukosen stützt sich auf den bereits ausführlich besprochenen

Tabelle 17. *Zusammenstellung der wichtigsten cytologischen und fermentcytochemischen Eigenschaften der bei akuten Myelosen vorkommenden Zelltypen*

		Promyelocyten	Paraleukoblasten	Paramonocyten	leukämische Erythroblasten reif	"unreif"
Kernform		rund, oval, eingebuchtet	rund, oval, eingebuchtet	rund, oval, gelappt, gefaltet, segmentiert	rund	rund, oval, eingebuchtet
Chromatindichte		relativ hoch	mittelgradig, auch hoch	meist sehr gering	sehr hoch	mittelgradig
Nucleolen		oft 1—2 erkennbar	oft mehrere große	meist keine erkennbar	keine erkennbar	oft mehrere große
Plasmabreite		meist breit	meist schmal	meist auffallend breit	mäßig breit	schmal
Basophilie		meist nicht erkennbar	oft kräftig	gering	basophil bis oxyphil	kräftig
Azurgranula		im allg. reich- lich und grob	selten einige	spärlich bis reichlich, sehr feinkörnig	keine	keine
α-Naphthyl- acetat-Esterase	Aktivität	gering	gering	kräftig bis stark	kräftig	gering
	Lokalisation	diffus	diffus	diffus	streng *peri*nucleär	streng *para*nucleär
saure Phosphatase	Aktivität	gering	gering	deutlich	schwach bis fehlend	kräftig
	Lokalisation	diffus	diffus	diffus	streng *para*nucleär	streng *para*nucleär
Naphthol-AS- D-Chloracetat- Esterase	Aktivität	extrem hoch	negativ	meist negativ	negativ	negativ
	Lokalisation	diffus	—	diffus oder granulär	—	—

Nachweis leukämischer Monocyten unter Berücksichtigung der angegebenen fermentcytochemischen und cytologischen Kriterien. Die wesentlichen differentialdiagnostisch verwertbaren cytologischen und cytochemischen Eigenschaften der verschiedenen Leukosezellen sind in der Tab. 17 zusammengestellt.

Sehr leicht und bereits morphologisch sind die chronische lymphatische Leukämie und die chronische Erythroblastose HEILMEYER-SCHÖNER von der Monocytenleukämie zu unterscheiden, weil bei beiden Leukosen weitgehend

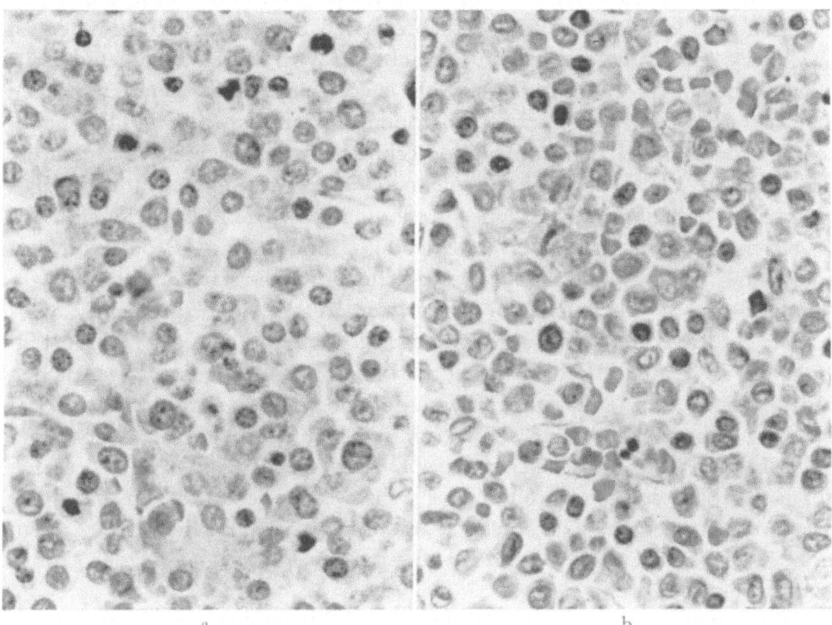

Abb. 72. Knochenmark bei Blastenleukämie (*a*) und bei Monocytenleukämie (b).
Giemsa. 350 mal

der Norm entsprechende und deshalb mühelos klassifizierbare Zellelemente vorliegen. Das gilt auch für die chronische myeloische Leukämie und für die Osteomyelosklerose bzw. Myelofibrose.

Schwierigkeiten kann dagegen der Formenreichtum der akuten myeloischen Leukämie (Paramyeloblastenleukämie, Paraleukoblastenleukämie) bereiten. Sind die Leukosezellen rundkernig, wie das für einen großen Teil der Fälle zutrifft, so ist ihre Abgrenzung von leukämischen Monocyten unschwer durchzuführen (Abb. 72). Anders liegen die Dinge, wenn die Zellen solcher Leukosen nierenförmige oder eingebuchtete Kerne aufweisen. Wie wir bereits betont haben, sind Kerneinbuchtungen keineswegs auf Monocyten beschränkte Merkmale. Man darf sich deshalb nicht dazu verleiten lassen, bereits auf Grund des Vorhandenseins einer solchen Kerngestalt eine Monocytenleukämie zu diagnostizieren. Im übrigen ist die Gleichsetzung des Befundes „buchtkernig" mit der Bezeichnung „monocytoid" recht irreführend und sollte vermieden werden. Am sichersten geht man, wenn man bei Vorliegen morphologisch monocytenähnlicher Elemente die entsprechenden cytochemischen Reaktionen durchführt: Paraleukoblasten sind im Gegensatz zu den Monocyten beim Nachweis der α-Naphthylacetat-Esterase allenfalls schwach positiv, Paramonocyten zeigen dagegen eine kräftige Reaktion. Nach unseren bisherigen Erfahrungen ist aber bei genauer cytologischer Betrachtung von Blutausstrichen bereits weitgehend sicher zu entscheiden, ob leukämische Monocyten vorliegen oder nicht. Wir möchten nochmals betonen, daß wir bisher keinen Fall beobachten konnten, bei dem morphologisch sichere Monocyten vorlagen, die sich nicht auch cytochemisch als solche erwiesen. Wir sind uns aber darüber im klaren, daß damit ein solches Vorkommnis nicht ausgeschlossen ist. Insgesamt scheint ein großer Teil der als „monocytoide Promyelocyten- oder Paramyeloblastenleukämien" bezeichneten Fälle nach unseren Erfahrungen dem Krankheitsbild der Monocytenleukose zu entsprechen.

Die cytologische Trennung der akuten Erythrämie von der Monocytenleukämie ist dann sehr leicht, wenn zwar abnorme, in der wesentlichen Morphologie aber eindeutige Elemente der reiferen Erythropoiese das Blutbild beherrschen. Sehr schwierig dagegen ist die cytologische Diagnostik, wenn die vorherrschenden Zellelemente den jüngsten Vorstufen der Erythropoiese, den unreifen Proerythroblasten, entsprechen und überdies Atypien zeigen. Da solche Paraerythroblasten nicht selten Kerneinbuchtungen aufweisen, könnten sie auch zur Fehldiagnose einer Monocytenleukämie führen.

Wir haben in letzter Zeit zwei derartige Fälle beobachtet (LEDER, 1965, 1967) und cytochemisch einwandfrei als akute Erythrämien identifiziert. Dies gelang uns durch den Nachweis der sauren Phosphatase, welche in den normalen Elementen der Erythropoiese typischerweise in einem ganz umschriebenen, kleinen paranucleären Plasmabezirk lokalisiert ist. Diesen Befund zeigten auch sämtliche der leukotischen Zellen. Niemals aber kommt eine solche Lokalisation in leukämischen Monocyten vor, der Unterschied ist also ganz eindeutig.

Zuweilen gehen Reticulosarkome mit der Ausschwemmung einiger Tumorzellen in das periphere Blut einher. Diese Zellen (Abb. 73) unterscheiden sich von leukämischen Monocyten durch ihren meist ovalen, mit einem großen Nucleolus versehenen Zellkern bei mäßig breitem, nicht selten fetzig und unscharf begrenztem basophilem Cytoplasma und durch einen negativen Ausfall der α-Naphthylacetat-Esterase-Reaktion.

Bei weitem am schwierigsten ist die Abgrenzung von beginnenden Monocytenleukosen und schweren reaktiven Monocytosen. Eine Entscheidung ist zuweilen unmöglich, so daß erst der weitere Verlauf Aufschluß über die Natur der Monocytenvermehrung geben kann (s. auch ROHR, 1960). *Für* das Vorliegen einer Monocytenleukose sprechen eine stark erniedrigte Aktivität der reifen Neutrophilen an alkalischer Phosphatase, eine die Norm überschreitende Polymorphie der Monocyten, insbesondere ihrer Kerne, das Vorkommen von unreifen Myelopoiesezellen,

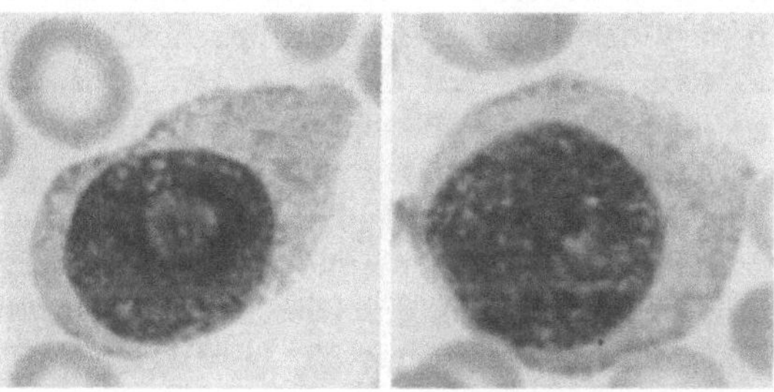

Abb. 73. Zwei Reticulosarkomzellen im Blutausstrich. Pappenheim. 1400mal

die man mit der Naphthol-AS-D-Chloracetat-Esterase-Reaktion leicht als solche identifizieren kann, und eine verminderte Fähigkeit der Monocyten zur Spaltung von Naphthol-AS-acetat oder Naphthol-AS-D-acetat.

Manchmal kann auch ein Pfeiffersches Drüsenfieber eine Monocytenleukose vortäuschen: die großen „Mononucleosezellen" sind aber esterasenegativ oder nur angedeutet positiv und unterscheiden sich auch cytologisch von leukämischen Monocyten. Außerdem können beim Pfeifferschen Drüsenfieber Elemente der Plasmazellreihe im Blute vorkommen, die bei der Monocytenleukämie fehlen.

i) Zur Häufigkeit der Monocytenleukämie

Über die Häufigkeit der Monocytenleukämien läßt sich bisher keine allgemein gültige Aussage treffen. Die sichere Abgrenzung dieser Leukämieform mit Hilfe zuverlässiger fermentcytochemischer Reaktionen ist erst seit einigen Jahren bekannt und wurde bisher nur von wenigen Autoren praktiziert. Erste Ergebnisse lassen aber darauf schließen, daß die Beteiligung der Monocyten an leukämischen Prozessen sehr viel häufiger ist als man bisher anzunehmen geneigt war. Auf jeden Fall ist die Monocytenleukämie keineswegs eine „seltene" Erkrankung. Wir selbst haben unsere insgesamt 20 Fälle innerhalb von 3 Jahren beobachtet. Im gleichen Zeitraum sahen wir 40 Fälle von akuter myeloischer Leukämie, 19 Fälle von chronischer myeloischer Leukämie, 6 Fälle von Erythrämie und Erythroleukämie sowie 15 Fälle von chronischer lymphatischer Leukämie. Alle diese Leukosen waren fermentcytochemisch untersucht worden, so daß ihre Klassifizierung zuverlässig ist. Danach nehmen wir an, daß etwa $^1/_3$ der akut verlaufenden Myelosen Monocytenleukämien bzw. myelomonocytäre Leukämien sein könnten. Noch nicht abgeschlossene Untersuchungen an einer großen Zahl von klinisch und pathologisch-anatomisch als akute Leukosen imponierenden Fällen ergaben ähnliche Verhältnisse (LEDER, LENNERT und TASHIRO). KAHN, 1965, untersuchte 12 Fälle akuter Leukosen fermentcytochemisch und konnte 4 als Monocytenleukämien identifizieren, was ebenfalls unserer Schätzung entspricht. Auch LÖFFLER, 1965, kommt auf Grund seiner fermentcytochemischen Studien zu einer solchen Häufigkeitsschätzung.

Für wirklich exakte Daten ist aber sicherlich ein viel größeres Untersuchungsgut notwendig, und wir glauben, daß solche Aussagen erst in einigen Jahren, wenn sich mehr Hämatologen der fermentcytochemischen Blutzelldiagnostik bedient haben, mit der wünschenswerten Sicherheit möglich sind. Nicht zuverlässig sind die bisherigen ohne fermentcyto-chemische Absicherung angefertigten Leukosestatistiken. So geben NOR-DENSON und ASPLUND, 1956, nur 2% Monocytenleukämien unter insgesamt 1735 Fällen an. BOGGS, WINTROBE und CARTWRIGHT, 1962, fanden dagegen unter 322 akuten Leukosen 67 Monocytenleukämien, KOSTICH und RAPPAPORT, 1965, wiederum sahen unter 239 Leukosen aller Art lediglich 4 Monocytenleukosen.

In den älteren Arbeiten, bei denen die Supravitalfärbung angewendet wurde, war die Häufigkeit der Monocytenleukosen viel höher. DOAN und WISEMAN, 1934, fanden unter 76 Fällen 12, FORKNER, 1934, unter 16 akuten Leukosen 6 und KLUMPP und EVANS, 1936, unter 48 Fällen 8 Monocyten-leukosen. Jedenfalls ist aus den so unterschiedlichen Frequenzangaben der Literatur keine verläßliche Aussage zu gewinnen, und wir müssen DA-MESHEK und GUNZ, 1964, recht geben, wenn sie sich aus diesen Gründen bezüglich der Häufigkeit der Monocytenleukosen völlig der Stimme enthalten.

k) Zur Alters- und Geschlechtsverteilung der Monocytenleukämie

Das gleiche gilt für die Altersverteilung der Monocytenleukämien. NORDENSON und ASPLUND, 1956, halten die Monocytenleukämie — insbesondere die chronische Form — für eine ausgesprochene Erkrankung des höheren Lebensalters. Dagegen stellten DOAN und WISEMAN, 1934, fest, daß diese Leukämieform in allen Altersklassen vorkommen kann. Unser eigenes, nur 20 Fälle umfassendes und daher für eine statistisch genaue Aussage viel zu kleines Untersuchungsgut zeigt etwa die von NORDENSON und ASPLUND angegebene Verteilung: 4 Fälle lagen im Kindesalter,

2 weitere im mittleren Erwachsenenalter und alle restlichen jenseits des 60. Lebensjahres. Demgegenüber fand Evans, 1942, nach 180 Fällen der Literatur eine fast gleichmäßige Verteilung auf alle Altersgruppen: Auf jede Lebensdekade entfielen 17—24 Fälle, nur zwischen dem 30. und 39. Lebensjahr betrug die Anzahl der Fälle 40. Insgesamt müssen wir weitere, durch exakte cytochemische Untersuchungen einwandfrei klassifizierte große Untersuchungsgruppen abwarten, ehe eine verbindliche Aussage möglich sein wird. Das gilt auch für die Geschlechtsverteilung. Von unseren Fällen betreffen 8 das männliche, 12 das weibliche Geschlecht. Wir möchten hieraus keine Schlüsse ziehen.

III. Schlußfolgerungen

Die nosologische Zuordnung der Monocytenleukämie zu den myeloischen Leukosen stützt sich auf die Genese der normalen Blutmonocyten, welche eine einheitliche, aus dem Knochenmark stammende und von den Promyelocyten abzuleitende Blutleukocytenart sind. Die Überprüfung dieser Ansicht an Hand cytologischer, fermentcytochemischer und histologischer Untersuchungen an Monocytenleukosen ergab zahlreiche bestätigende Befunde. Die Monocytenleukämie befällt Knochenmark, Leber, Milz, Lymphknoten und andere Organe in der gleichen Weise wie die myeloischen Leukämien. Es konnte exakt nachgewiesen werden, daß in allen untersuchten Fällen eine Beteiligung der neutrophilen Granulopoiese vorhanden ist, die sich in ihrer Natur nicht als reaktiv, sondern als neoplastisch erweist. Damit ist es fraglich, ob es überhaupt eine „reine" Monocytenleukämie in strengstem Sinne gibt. Die zahlreichen, in der Literatur mitgeteilten „Mischformen", zu denen auch der erste Fall von Reschad und Schilling zu rechnen ist und bei denen neben Monocyten immer neutrophile Myelopoiesezellen vorkommen, sprechen wie unsere eigenen Beobachtungen dagegen.

Die Auffassung der Monocytenleukämie als leukämische Erkrankung des reticuloendothelialen Systems nach Schilling ist abzulehnen. Denn einerseits läßt sich die myeloische Genese der normalen Monocyten beweisen und andererseits sind weder für die normalen, noch für die leukämischen Monocyten irgendwelche Anhaltspunkte dafür gegeben, daß sie aus RES-Zellen hervorgehen. Damit sind auch Begriffe wie „leukämische Reticuloendotheliose" oder „leukämische Reticulose" als Synonyma für die Monocytenleukämie aufzugeben. Aus den gleichen Gründen muß eine Unterteilung der Monocytenleukämien in angeblich genetisch verschiedene Arten (Typ Schilling, Typ Naegeli, Typ Hittmair) verworfen werden. Gegen eine Unterteilung der mit einer Monocytenbeteiligung einhergehenden myeloischen Leukämien je nach der Anzahl der im Blut vorhandenen Monocyten ist grundsätzlich nichts einzuwenden. Es muß aber hervorgehoben werden, daß die Prozentzahl der im peripheren Blut vorhandenen Monocyten nichts über die absolute Beteiligung dieser Zellen aussagt und daß außerdem das Bild wechseln kann, so daß eine einmalige Untersuchung nur Abbild des augenblicklichen Zustandes sein kann und damit nicht sehr zuverlässig ist. Dadurch wird der Wert jeder Einteilung nach dem Blutbild erheblich eingeschränkt. Dennoch ist sie zur Verständigung unumgänglich.

Leukämische Monocyten zeigen meistens Abweichungen von normalen Blutmonocyten, die sich in Veränderungen der feineren Cytomorphologie und des fermentcytochemischen Verhaltens manifestieren. Eine wesentliche Grundeigenschaft des Blutmonocyten — nämlich seine alle anderen weißen Blutzellen übertreffende Fähigkeit zur Spaltung von α-Naphthylacetat — bleibt aber auch im Falle einer Leukotisierung des Blutmonocyten so weitgehend erhalten, daß sie auch bei gleichzeitigen, die Diagnostik erschwerenden morphologischen Veränderungen die Erkennung der leukämischen Monocyten ermöglicht. Die positive α-Naphthylacetat-Esterase-Reaktion stellt das sicherste Kriterium des leukämischen Monocyten dar.

Vergleichende morphologische und fermentcytochemische Untersuchungen zeigen darüber hinausgehend, daß man in den meisten Fällen auch ohne dieses Hilfsmittel den leukämischen Monocyten erkennen kann, und zwar sowohl im Ausstrich als auch im Schnittpräparat. Die Diagnose Monocytenleukämie ist berechtigt, wenn die fraglichen Zellen folgende Eigenschaften aufweisen:

1. Breites grau-blaues bis leicht basophiles Protoplasma.

2. Mehr oder weniger starke Azurgranulation mit teils feinen, aber manchmal auch gröberen Granula.

3. Feinstrukturiertes, oft fast durchsichtiges Chromatin ohne gröbere Verdichtungen.

4. Nucleolenfreie Kerne.

5. Scharf gezeichnete, distinkte, feine Kernmembranen.

6. Hochgradige Variationsbreite der Kernform mit Einfaltungen und Abknickungen der Kernmembran, unregelmäßigen Torsionen der Kernleiber oder verschieden stark ausgeprägten Segmentierungen.

Sind diese Kriterien erfüllt und kommen neben solchen Zellen auch leukämische Granulocytenvorstufen vor, so kann mit großer Sicherheit das Vorliegen leukämischer Monocyten angenommen werden.

Wenn auch alle Übergänge von den „reinen“ Granulocytenleukämien bis zu den — mindestens sehr seltenen — „reinen“ Monocytenleukämien bestehen und damit lediglich verschiedene Varianten *einer* Grundkrankheit vorzuliegen scheinen, so enthebt uns diese Feststellung doch keineswegs einer exakten cytologischen Diagnostik, die durch die heute relativ leicht durchführbaren fermentcytochemischen Methoden ergänzt und objektiviert werden sollte. Es wäre für jedes größere hämatologische Laboratorium angebracht und dringend zu empfehlen, die α-Naphthylacetat-Esterase-Reaktion (Darstellung der Monocyten) und die Naphthol-AS-D-Chloracetat-Esterase-Reaktion (Darstellung der neutrophilen Reihe) in allen Leukämiefällen durchzuführen. Eine auf solchen Untersuchungen beruhende Klassifizierung und statistische Auswertung eines größeren Leukämiematerials ist mit Sicherheit wesentlich exakter, folglich auch hinsichtlich therapeutischer Konsequenzen aussagekräftiger als alle bisherigen Versuche auf der Basis reiner Morphologie.

F. Zusammenfassung

Das Literaturstudium und eigene Untersuchungen unter besonderer Berücksichtigung fermentcytochemischer Methoden haben hinsichtlich der Herkunft, der Funktion und der malignen Neoplasie des menschlichen Blutmonocyten folgende Ergebnisse erbracht.

1. Die Blutmonocyten sind eine einheitliche, wohl definierte Zellgruppe. Es gibt im Normalblut keine verschiedenen Arten von Monocyten.

2. Die Monocyten entwickeln sich im Knochenmark. Sie gehen dort aus Promyelocyten hervor. Die Umwandlung vom Promyelocyten zum Monocyten wird von einer erheblichen Veränderung des fermentcytochemischen Verhaltens begleitet. Dabei entstehen Zwischenformen, die sich mit kombinierten enzymcytochemischen Reaktionen als solche darstellen und identifizieren lassen. Die Zwischenformen sind mitosefähig. Sie sind cytologisch nicht sicher von Promyelocyten zu unterscheiden. Im normalen menschlichen Knochenmark sind etwa 6,3% aller weißen Zellen Monocyten und Monocytenvorstufen.

3. Die Blutmonocyten sind eine den Granulocyten nahe verwandte Leukocytenart. Neutrophile, eosinophile und basophile Granulocyten stehen zusammen mit den Monocyten als myeloische Leukocyten den Lymphocyten gegenüber.

4. Eine Entwicklung der Blutmonocyten aus den Zellen des RES ist nicht nachweisbar, viele Befunde widerlegen sogar einen solchen Zusammenhang. Das gleiche gilt für die Möglichkeit einer lymphocytogenen Monocytenentstehung.

5. Die Blutmonocyten werden dauernd im Knochenmark gebildet und ins Blut ausgeschwemmt. Sie verlassen die Blutbahn nach einer Aufenthaltszeit von wahrscheinlich nur wenigen Tagen. Ihre Funktion im normalen Organismus ist möglicherweise der Aufgabe der neutrophilen Granulocyten in den Schleimhäuten zur Abwehr eindringender Erreger in Parallele

zu setzen. Dabei ist der Phagocytosefähigkeit der Monocyten eine maß-
gebliche Rolle zuzumessen, die sich jedoch erst *nach* der Emigration voll
entwickelt.

6. Im Bedarfsfalle kann die Monocytenzahl des peripheren Blutes binnen
weniger Stunden auf mindestens das Zwei- bis Dreifache erhöht werden.
Diese Reaktion setzt fast gleichzeitig, allenfalls kurze Zeit später ein als die
neutrophile Leukocytose. Neutrophile und Monocyten reagieren damit fast
synchron. Eine um Tage auseinanderliegende getrennte Reaktion von
Monocyten und Neutrophilen im Sinne der „biologischen Leukocytenkurve" von SCHILLING als grundsätzliches biologisches Phänomen muß
daher abgelehnt werden.

7. Die Monocyten sind chemotaktisch reizbar. Sie verlassen bei lokalen
Entzündungen die Blutbahn und stellen mindestens den Hauptteil, vielleicht
sogar die Gesamtheit der Entzündungsmakrophagen. Entzündungsmakrophagen sind damit als emigrierte Blutmonocyten anzusehen. Lymphocyten
können sich nicht in Makrophagen umwandeln. Lokale Zellelemente sind
wahrscheinlich ebenfalls nicht zu einer solchen Transformation fähig, zumindest kommt ihnen bei der Entstehung des entzündlichen Infiltrates nur
eine untergeordnete, zu vernachlässigende Bedeutung zu.

8. Wie in der Blutzellkultur, so kommt es auch im Gewebe unter dem
Einfluß der Funktion zu einer starken Erhöhung der Aktivität zahlreicher
Fermente in dem emigrierten Blutmonocyten.

9. Auf Grund morphologischer, fermentcytochemischer, biochemischer,
elektronenoptischer, autoradiographischer und immunologischer Untersuchungsergebnisse ist mit großer Wahrscheinlichkeit anzunehmen, daß
auch die Peritonealmakrophagen, die Alveolarmakrophagen, die Fettkörnchenzellen des Gehirnes und weitere Phagocyten des Organismus emigrierte
und umgewandelte Blutmonocyten sind, so daß diese die Hauptquelle aller
Makrophagen darstellen.

10. Unter bestimmten Umständen wandeln sich die Monocyten in
Epitheloidzellen und durch eine schnelle Folge von amitotischen Kernteilungen in reaktive Riesenzellen um. Eine weitere wichtige Funktion des
Blutmonocyten ist deshalb in der Bildung der sog. spezifischen Granulome
zu sehen.

11. Zahlreiche Untersuchungsergebnisse lassen den Schluß zu, daß sich
Blutmonocyten bei der Wundheilung entweder direkt oder nach ihrer Entwicklung zu Makrophagen in Fibroblasten umwandeln. Dagegen scheint
das ortsständige Gewebe für die Fibroblastenentwicklung eine untergeordnete Bedeutung zu haben.

12. Die Möglichkeit, daß sich Monocyten auch zu Endothelien, glatten
Muskelzellen und Osteoclasten umformen können, ist nicht von der Hand
zu weisen.

13. Eine Reihe von Literaturbefunden deutet darauf hin, daß der Blut-monocyt bzw. der Makrophag auch in immunologische Vorgänge ein-bezogen ist, welche über die seit langem bekannte Funktion der Antigen-aufnahme und -verarbeitung hinausgehen.

14. Wie aus allen anderen myeloischen Zellen können auch aus den Monocyten Leukosezellen werden, wobei atypische Monocyten (Paramono-cyten) entstehen. Auf Grund der engen genetischen Beziehungen zur neu-trophilen Myelopoiese sind dabei immer beide Zellreihen, allerdings mit ver-schieden starker Proliferationsintensität, betroffen. Dadurch wechselt das prozentuale Verhältnis von Paramonocyten und leukämischen Zellen der neutrophilen Reihe von Fall zu Fall und auch im Verlaufe des gleichen Falles stark, und es kommen die verschiedensten Bilder von der „reinen" myeloischen Leukämie mit nur wenigen Monocyten bis zur „reinen" Mono-cytenleukose mit einzelnen neutrophilen Leukosezellen zustande.

15. Die Monocytenleukämien sind demnach myeloische Leukosen und sind weder insgesamt noch teilweise als Erkrankungen der RES-Zellen zu betrachten. Eine Unterteilung der Monocytenleukämien in solche vom Typ Schilling und solche vom Typ Naegeli usw. ist falsch.

16. Paramonocyten sind an ihrem charakteristischen morphologischen Verhalten sowohl im Ausstrich als auch im technisch einwandfreien Schnitt-präparat vielfach bereits cytologisch zu erkennen. Ihr wichtigstes fermentcytochemisches Charakteristicum ist die positive α-Naphthylacetat-Esterase-Reaktion.

17. Die Häufigkeit von myeloischen Leukämien mit starker Beteiligung der Monocyten (= myelomonocytäre Leukosen) ist viel höher als man bis-her angenommen hat. Auf Grund eigener Ergebnisse und einiger Angaben der Literatur muß damit gerechnet werden, daß sich etwa $1/3$ aller akut ver-laufenden myeloischen Leukosen als solche Fälle herausstellt.

Anhang

Zur fermentcytochemischen Methodik

Außer den üblichen histologischen und cytologischen Färbemethoden wurden für die eigenen Untersuchungen verschiedene fermentcytochemische Verfahren benutzt, mit denen Ergebnisse erzielt wurden, die einen ganz wesentlichen Bestandteil der vorliegenden Arbeit bilden. Daher soll im folgenden eine ausführliche Darstellung der angewandten Reaktionen gegeben werden.

Das Untersuchungsgut bestand aus frischen lufttrockenen Blutaus-strichen, Sternalmarkausstrichen und sog. Hautfensterpräparaten, die nach dem Prinzip von Rebuck hergestellt wurden. Die Studien an Gewebsschnitten wurden teils an lebensfrischem Material, teils auch an Sektionsgut durchgeführt. In Übereinstimmung mit den Erfahrungen von Gössner, 1955a, hat sich gezeigt, daß mit Autopsiematerial in den meisten Fällen bei den von uns angewandten histochemischen Verfahren noch ausgezeichnete Resultate gewonnen werden können. Erst wenn die autolytischen Vorgänge so weit fortgeschritten sind, daß im histologischen Präparat mangelhafte Kernfärbbarkeit, Karyorrhexis und Karyolysis auftreten, sind auch mit den enzymhistochemischen Verfahren keine verwertbaren Ergebnisse mehr zu erreichen.

Von den zahlreichen Methoden der fermentcytochemischen Literatur wurden nur solche angewandt, die eine über die Kriterien der reinen cytologischen Morphologie hinausgehende Charakterisierung von Blut- und Gewebszellen ermöglichen. Hierzu erwiesen sich als geeignet die Peroxydasereaktion und die Azofarbstoffmethoden zur Darstellung der alkalischen Phosphatase, der sauren Phosphatase, der Naphthol-AS-D-Chloracetat-Esterase und der in der Literatur als „unspezifische Esterase" zusammengefaßten, mit den Substraten α-Naphthylacetat, Naphthol-AS-acetat und Naphthol-AS-D-acetat nachweisbaren Fermentgruppe.

In den meisten Fällen wurden eigene, auf hämatologische Verhältnisse zugeschnittene Modifikationen ausgearbeitet. Führender Gedanke war dabei, die Methoden so abzuwandeln, daß hinsichtlich Lokalisation der Reaktionsprodukte und Farbintensität optimale Ergebnisse erzielt wurden und gleichzeitig die Zellstrukturen so weit erhalten blieben, daß die Präparate auch nach cytologischen Gesichtspunkten gut zu beurteilen waren.

Hierbei hat das von Davis und Ornstein, 1959, eingeführte hexazotierte Pararosanilin besonders wertvolle Dienste geleistet. Diese Substanz ist in neutralem und saurem pH-Bereich allen anderen bekannten Kupplungssubstanzen weit überlegen. Sie ergibt mit Naphtholresten gekuppelt rote bis braune homogene Farbstoffe von meist großer Leuchtkraft und gewährleistet eine ausgezeichnete Lokalisation der Reaktionsprodukte. Vor allem aber sind bei Verwendung dieser Kupplungssubstanz — auch in unfixierten Kryostatschnitten und Ausstrichpräparaten — die Kernstrukturen in hervorragender Weise erhalten. Worauf dieser günstige Effekt zurückzuführen ist, bleibt allerdings unklar.

Zur Herstellung des hexazotierten Pararosanilins nach Davis und Ornstein benötigt man eine 4%ige wäßrige Natriumnitrit-Lösung und eine 4%ige Lösung von Pararosanilin in 2 n HCL. Die Lösungen sind mehrere Monate haltbar. Nach Zusammengeben gleicher Mengen beider Lösungen wird das Pararosanilin durch das Natriumnitrit hexazotiert. Dieser Vorgang ist nach etwa 60 sec beendet, und die resultierende honiggelbe Kupplungssubstanz ist gebrauchsfertig. Da hexazotiertes Pararosanilin im Gegensatz zu den Ausgangslösungen nur begrenzt haltbar ist, muß es zu jeder Reaktion frisch bereitet werden. Um die tropfenweise Dosierung zu erleichtern, hat es sich als zweckmäßig erwiesen, die Pararosanilin- und die Natriumnitritlösung in Tropfflaschen aufzubewahren.

Bei allen fermentcytochemischen Nachweismethoden konnten wesentlich bessere Ergebnisse erzielt werden, wenn die Inkubationslösung von Zeit zu Zeit durch leichtes Bewegen der Objektträger in den Cuvetten erneut durchmischt wurde (GÖSSNER, 1958). Auf diese Weise wird die Gefahr verringert, daß sich die örtliche Konzentration von Kupplungssubstanz und Substrat an Stellen hoher Fermentaktivität zu stark zugunsten des Substrates verschiebt, woraus Diffusionsartefakte resultieren würden.

Zum Nachweis der *alkalischen Phosphatase* (LÖFFLER und LEDER, unveröffentlicht) wurden frische, unfixierte Kryostatschnitte verwendet. Ausstriche wurden luftgetrocknet, nach KAPLOW, 1955, für 30 sec in einer Formol-Methanol-Lösung (1 : 9) bei 4° C fixiert, unter Leitungswasser abgespült und erneut luftgetrocknet. Das Inkubationsgemisch hatte folgende Zusammensetzung:

30 mg Di-Na-α-Naphthylphosphat,

30 mg Echtblausalz BB extra konz. oder Echtrotsalz TR,

30 ml 0,2 M Tris-HCl-Puffer, pH 9,2 — 9,4.

Nach Filtration dieses Gemisches wurden die Präparate für 30—60 min bei Zimmertemperatur eingestellt, danach unter Leitungswasser abgespült, 10 min in Hämalaun gegengefärbt, gebläut und nach PETERS, 1964, eingedeckt (s. S. 227). Fermentpositive Strukturen zeigten eine feinkörnige, schwarzgrüne (Echtblausalz BB) oder rotbraune (Echtrotsalz TR) Anfärbung.

Die Darstellung der *sauren Phosphatase* wurde an unfixierten frischen Kryostatschnitten oder an luftgetrockneten Ausstrichen ausgeführt, die für 30 sec bei 4° C in einer 60%igen wäßrigen Acetonlösung (LÖFFLER und BERGHOFF, 1962) fixiert, danach unter Leitungswasser abgespült und erneut luftgetrocknet worden waren. Unfixierte Ausstriche ergaben wesentlich stärkere Reaktionen, aber eine schlechtere Morphologie. Das Inkubationsgemisch wurde in Anlehnung an GOLDBERG und BARKA, 1962, hergestellt:

A: 6 Tropfen 4%iger Pararosanilinlösung in 2 n HCl wurden mit

6 Tropfen 4%iger wäßriger Natriumnitritlösung vermischt und nach 60 sec mit

30 ml 0,1 M Michaelispuffer vom pH 7,62 verdünnt. Diese Lösung wurde mit 2 n HCl (es genügen wenige Tropfen) auf pH 5,0 eingestellt.

B: 10 mg Naphthol-AS-BI-Phosphat wurden in 1 ml Dimethylformamid gelöst.

A und B wurden zusammengegeben und filtriert.

15 Leder, Blutmonocyt

Die Inkubationszeit (Zimmertemperatur) richtete sich nach der jeweils zu erwartenden Fermentaktivität. Sie kann bis auf 10 Std ausgedehnt werden. Nach der Inkubation wurden die Präparate sorgfältig unter Leitungswasser abgespült, 10 min in Hämalaun gegengefärbt, gebläut und in Gelatinol oder Glyceringelatine eingedeckt. Enzymaktivität war durch einen leuchtend roten, homogenen Farbstoff dargestellt.

α-Naphthylacetat-Esterase wurde an unfixierten, frischen Kryostatschnitten und an unfixierten, lufttrockenen Ausstrichen nachgewiesen. Für Strukturen mit einer starken Fermentaktivität wurde folgendes Inkubationsgemisch verwendet (Modifikation I):

A: 4 Tropfen 4%iger Pararosanilinlösung in 2 n HCl wurden mit
    4 Tropfen 4%iger wäßriger Natriumnitritlösung vermischt und nach 60 sec mit
    40 ml 0,1 M Phosphatpuffer vom pH 7,0 verdünnt.

B: 10 mg α-Naphthylacetat wurden in 1 ml Aceton gelöst.

A wurde unter kräftigem Rühren zu B gegeben, danach filtriert. Die Inkubationszeit betrug bei Zimmertemperatur 5—30 min.

Zum Nachweis schwacher Aktivitäten eignete sich folgendes Inkubationsgemisch am besten (Modifikation II):

A: 1 Tropfen 4%iger Pararosanilinlösung in 2 n HCl wurde mit
    1 Tropfen 4%iger wäßriger Natriumnitritlösung vermischt und nach 60 sec mit
    25 ml 0,1 M Phosphatpuffer pH 7,5 verdünnt.

B: 10 mg α-Naphthylacetat wurden in 1ml Aceton gelöst.

A wurde unter kräftigem Rühren zu B gegeben, danach filtriert. Die Inkubationszeit betrug bei Zimmertemperatur 30—60 min.

Da sich in beiden Inkubationsgemischen sehr bald ein flockiger Niederschlag bildete, mußten die Präparate nach beendeter Inkubation sorgfältig und sehr kräftig abgespült werden, um aufgelagerte Niederschlagsteilchen möglichst restlos zu entfernen. Es wurden daher nur gut getrocknete Ausstriche und Schnitte verwendet, die dem starken Abspülen standhielten, ohne sich teilweise oder ganz abzulösen. Die Gegenfärbung erfolgte in Hämalaun für 10 min, danach wurde gebläut und in Gelatinol oder Glyceringelatine eingedeckt. Fermentaktivität war durch einen homogenen, rotbraunen Farbstoff angezeigt. Die Zellkerne waren bei diesem Fermentnachweis außerordentlich scharf und detailliert erhalten, so daß sich die Präparate besonders gut für cytologische Studien eigneten.

Die *Naphthol-AS-acetat-* bzw. *Naphthol-AS-D-acetat-Esterase* wurde nach den Angaben von LÖFFLER, 1961a, nachgewiesen. Frische, unfixierte Kryostatschnitte oder luftgetrocknete, unfixierte Ausstriche wurden in folgendes Gemisch gegeben:

10 mg Naphthol-AS-acetat oder Naphthol-AS-D-acetat, vorgelöst in
  1 ml Aceton, wurden mit
40 ml 0,1 M Phosphatpuffer vom pH 6,8 und
  0,4 ml Propylenglykol vermischt,
80 mg Echtblausalz BB extra konz. zugefügt und filtriert.

Die Inkubationszeit betrug bei Zimmertemperatur 30—60 min. Danach
wurden die Präparate unter Leitungswasser abgespült und 10 min mit
Kernechtrot gegengefärbt. Fermentaktivität war durch leuchtend blaue,
sehr feine Kristalle angezeigt.

Um zu verhindern, daß sich nach längerem Liegen die feinen Farbstoff-
körnchen zu groben nadelförmigen Kristallen vereinigten und damit die
Präparate unbrauchbar machten, deckten wir nach dem Verfahren von PETERS,
1964, ein: Die Präparate wurden zunächst mit einem dünnen Gelatinolfilm
überzogen und sorgfältig getrocknet. Das erhärtete Gelatinol fixierte gleichsam die feinen Farbstoffteilchen und verhinderte dadurch ihre Aggregation
zu groben Kristallen. Das endgültige Eindecken wurde dann in üblicher
Weise mit Eukitt vorgenommen.

Die *Naphthol-AS-D-Chloracetat-Esterase* wurde an *sorgfältig* entparaffi-
nierten Schnitten von Formol- oder Maximow-fixiertem, in üblicher Weise
eingebettetem Gewebe nachgewiesen. Ausstriche wurden luftgetrocknet,
30 sec bei 4° in Methanol-Formol-Lösung (9 : 1) nach KAPLOW, 1955,
fixiert, abgespült und erneut luftgetrocknet. Die Reaktionslösung wurde wie
folgt zubereitet (LEDER, 1964a):

A: 1 Tropfen 4%iger Pararosanilinlösung in 2 n HCl wurde mit

   1 Tropfen 4%iger wäßriger Natriumnitritlösung vermischt und
   nach 60 sec mit

   30 ml 0,1 M Michaelispuffer von pH 7,62 verdünnt. Dann wurde
   der pH der Lösung mit 2 n HCl auf 6,3 eingestellt.

B: 10 mg Naphthol-AS-D-Chloracetat wurden in 1 ml Dimethylformamid gelöst.

A wurde unter kräftigem Rühren zu B gegeben und die Lösung filtriert.

Die Inkubationszeit betrug bei Zimmertemperatur 30 min. Danach war
durch Spontanhydrolyse des Substrates die Lösung verbraucht. Sollten
schwach positive Strukturen dargestellt werden, so mußte für weitere
30 min in ein frisch zubereitetes Gemisch eingestellt werden. Nach beendeter Reaktion wurden die Präparate unter Leitungswasser abgespült, 10 min
in Hämalaun gegengefärbt, gebläut und in Gelatinol oder Glyceringelatine
eingedeckt. Fermentaktivität erzeugte einen äußerst feindispersen, leuchtend roten Farbstoff.

15*

Zum Nachweis der *Peroxydase* benutzten wir ein alkoholfreies Reaktionsgemisch eigener Modifikation. Es hatte folgende Zusammensetzung:

    200 mg Benzidin, gelöst in
      4 ml Aceton und
      4 ml Dimethylsulfoxyd, wurden mit
    32 ml Aqua dest. verdünnt und mit
 0,01 ml Perhydrol versetzt und filtriert.

In dieser Lösung wurden lufttrockene, unfixierte Ausstriche unter ständiger leichter Bewegung für 10 min gehalten. Die Gegenfärbung erfolgte mit verdünnter Giemsalösung oder mit Hämalaun. Eingedeckt wurde nicht. Positive Strukturen enthielten einen homogenen gelbbraunen Farbstoff von sehr scharfer Lokalisation.

Für die Untersuchungen über die Herkunft des Blutmonocyten erwies es sich als notwendig, die Naphthol-AS-acetat-Esterase zusammen mit der Peroxydase oder der Naphthol-AS-D-Chloracetat-Esterase und die α-Naphthylacetat-Esterase zusammen mit der Naphthol-AS-D-Chloracetat-Esterase nach den Prinzipien von LÖFFLER, 1960, an denselben Präparaten gleichzeitig nachzuweisen. Dazu wurden die folgenden drei Verfahren ausgearbeitet:

Zur kombinierten Darstellung von *Peroxydase* und *Naphthol-AS-acetat-Esterase* wurden lufttrockene, unfixierte Ausstriche verwendet und zunächst die Peroxydase (s. o.) nachgewiesen. Nach gründlichem Abspülen der Präparate wurde der Nachweis der Naphthol-AS-acetat-Esterase angeschlossen.

Um auch schwache Aktivitäten klar zu erfassen, erhöhten wir hierbei die Substratkonzentration von 10 auf 30 mg Naphthol-AS-acetat, und außerdem wurden die Präparate nach 60 min in frisch zubereitetes Medium gebracht und für weitere 60 min inkubiert. Die Ausstriche wurden dann gut abgespült und nach dem Verfahren von PETERS, 1964, eingedeckt. Auf eine Kernfärbung wurde verzichtet. Peroxydaseaktivität war homogen gelbbraun, Naphthol-AS-acetat-Esterase-Aktivität granulär-blau dargestellt.

Beim kombinierten Nachweis der *Naphthol-AS-acetat-Esterase* und der *Naphthol-AS-D-Chloracetat-Esterase* verfuhren wir folgendermaßen:

Unfixierte, lufttrockene Ausstriche wurden 2 mal 60 min in jeweils frisch angesetztes Medium zum Nachweis der Naphthol-AS-acetat-Esterase gebracht, dessen Substratkonzentration auf 30 mg erhöht war. Nach gründlichem Abspülen folgte der Nachweis der Naphthol-AS-D-Chloracetat-Esterase. Um eine kräftige Anfärbung auch schwach positiver Zellen zu erhalten, wurde die Reaktion 2—3 mal in jeweils neuem Inkubationsgemisch vollzogen, insgesamt also 60—90 min inkubiert. Auch diese Präparate wurden nach den Angaben von PETERS eingedeckt und ohne Kernfärbung belassen. Naphthol-AS-D-Chloracetat-Esterase enthaltende Strukturen waren leuchtend rot und homogen, solche mit Naphthol-AS-acetat-Esterase-Aktivität leuchtend blau-granulär angefärbt.

Beim Nachweis der *α-Naphthylacetat-Esterase* zusammen mit der *Naphthol-AS-D-Chloracetat-Esterase* dienten ebenfalls lufttrockene, unfixierte Ausstriche als Untersuchungsgut. Zuerst wurde die α-Naphthylacetat-Esterase nach der auf S. 226 beschriebenen Modifikation II zur Darstellung schwacher Aktivitäten nachgewiesen. Nach sorgfältigem, kräftigem Abspülen wurden die Präparate dann in das von MOLONEY, McPHERSON und FLIEGELMAN, 1960, beschriebene Medium eingestellt, wobei allerdings statt Echtgranatsalz GBC Echtblausalz BB extra konz. verwendet wurde:

30 mg Naphthol-AS-D-Chloracetat, gelöst in 1 ml Dimethylformamid, wurden mit

30 ml Michaelispuffer von pH 7,5 verdünnt und dann

30 mg Echtblausalz BB extra konz. zugesetzt und filtriert.

Die Inkubationszeit betrug 3 mal 30 min mit jeweils frisch angesetztem Medium. Der Austausch von Echtgranatsalz GBC gegen Echtblausalz BB war notwendig, da sich mit Echtblausalz BB ein blauer Farbstoff entwickelt, der zu der rotbraun dargestellten α-Naphthylacetat-Esterase-Aktivität besser kontrastiert als das mit Echtgranatsalz GBC entstehende rote Reaktionsprodukt. Die Präparate wurden nach dem Verfahren von PETERS eingedeckt und ohne Kernfärbung belassen.

Literatur

ABERCROMBIE, M., and J. E. M. HEAYSMAN: Observations on the social behaviour of cells in tissue culture. II. "Monolayering" of fibroblasts. Exp. Cell Res. **6**, 293—307 (1954).

ACKERMAN, G. A.: Microscopic and histochemical studies on the Auer bodies in leukemic cells. Blood **5**, 847—863 (1950).

— Histochemical demonstration of aminopeptidase activity in leukocytes of blood and bone marrow. J. Histochem. Cytochem. **8**, 386 (1960a).

— Histochemical demonstration of indoxyl acetate esterase activity in normal human blood and bone marrow. Lab. Invest. **9**, 298—304 (1960b).

— Histochemical demonstration of dehydrogenase activity in the cells of normal human blood and bone marrow. J. biophys. biochem. Cytol. **8**, 61—67 (1960c).

— Histochemical demonstration of aminopeptidase activity in the cells of the blood and bone marrow from various hematological disorders. Nature (Lond.) **197**, 189—190 (1963).

—, and N. C. BELLIOS: A study of the morphology of the living cells of blood and bone marrow in vital films with the phase contrast microscope. Blood **10**, 3—16 (1955).

AKAZAKI, K., M. KOZIMA, H. HASEGAWA, J. MURATA, K. UEGANE u. E. KODA: Über die Natur der Epitheloidzellen und der Typhuszellen. Beitr. path. Anat. **116**, 200—237 (1956).

ALDER, A.: Zur Morphologie der Monocyten. Folia haemat. (Lpz.) **28**, 45—50 (1922).

— Über abnorme Zellformen und ihre Häufigkeit bei akuter Myelose. Folia haemat. (Lpz.) **29**, 105—120 (1923).

— Atlas des normalen und pathologischen Knochenmarkes. Berlin und Wien: Urban & Schwarzenberg 1939.

ALLGÖWER, M.: The cellular basis of wound healing. Springfield, Ill.: Charles Thomas 1956.

—, and L. HULLIGER: Origin of fibroblasts from mononuclear blood cells: A study on in vitro formation of the collagen precursor, hydroxyproline, in buffy coat cultures. Surgery **47**, 603—610 (1960).

AMANO, S.: Zit. nach ROHR, K.: Das menschliche Knochenmark. Stuttgart: Georg Thieme 1960.

ANAGNOSTU, J.: Über einen seltenen Fall von chronischer monocytoider Promyelocytenleukämie. Folia haemat. (Lpz.) **43**, 446—453 (1931).

ANDERSON, D. R.: Ultrastructure of normal and leukemic leucocytes in human peripheral blood. J. Ultrastruct. Res. Suppl. **9**, 5—42 (1966).

ANDERSON, H. J., S. K. SONG, and N. CRISTOFF: The cytochemistry of acid phosphatase in normal tissue: separation, validation, and localization. IV. Intern. Kongr. Neuropathol. München 1961, Vol. I, S. 75—79. Herausgeber H. JACOB. Stuttgart: Georg Thieme 1962.

ARINKIN, J.: Die intravitale Untersuchungsmethodik des Knochenmarkes. Folia haemat. (Lpz.) **38**, 233—240 (1929).

ARONSON, M., and S. ELBERG: Fusion of peritoneal histiocytes with formation of giant cells. Nature (Lond.) **193**, 399—400 (1962a).

— — Proliferation of rabbit peritoneal histiocytes as revealed by autoradiography by tritiated thymidine. Proc. nat. Acad. Sci. (Wash.) **48**, 208—214 (1962b).

ASCHOFF, L.: Ein Beitrag zur Lehre von den Makrophagen. Auf Grund von Untersuchungen des Herrn Dr. KIYONO. Verh. dtsch. Ges. Path. **16**, 107—110 (1913).

— Das reticuloendotheliale System. Ergebn. inn. Med. Kinderheilk. **26**, 1—118 (1924).

—, u. K. KIYONO: Zur Frage der großen Mononukleären. Folia haemat. (Lpz.) **15**, 383—390 (1913).

ASKANAZY, M.: Über die Lymphfollikel im menschlichen Knochenmark. Virchows Arch. path. Anat. **220**, 257—275 (1915).

ASKONAS, B. A., and J. M. RHODES: Immunogenicity of antigen containing ribonucleic acid preparations from macrophages. Nature (Lond.) **205**, 470—474 (1965).

ASTALDI, G., E. BERNADELLI e E. G. RONDANELLI: Richerche sul contenuto in glicogeno delle cellule del sangue e del midollo osseo. Folia haemat. (Lpz.) **36**, 749—771 (1952).

ATHANASSIADES, T. J., L. HERMAN, and G. R. HENNIGAR: Electron microscopy of cytoplasmic inclusions within "macrophages" of human tissues. Lab. Invest. **14**, 409—423 (1965).

AUSTIN, J. H., and M. A. BISCHEL: A histochemical method for sulfatase activity in hemic cells and organ imprints. Blood 17, 216—224 (1961).

AUZINS, I., and D. ROWLEY: On the question of cellular immunity. Aust. J. exp. Biol. med. Sci. 40, 283—292 (1962).

BAGUÉNA CANDELA, R., y G. FORTEZA BOVER: El cloroacetato de naftol AS-D para la demonstración de la activadad de los esterases inespecificas en los leucocitos. Rev. clín. esp. 82, 324—327 (1961).

BAIKIE, A. G., P. A. JACOBS, J. A. McBRIDE, and J. M. TOUGH: Cytogenetic studies in acute leukemia. Brit. med. J. 1961, 1564—1571.

BAIRATI, A.: Observation au microscope électronique sur la structure des macrophages du ganglion lymphatique. Path. Biol. 9, 955—961 (1961).

BAKALOS, D.: On the precursors and the reactive and hyperplastic process of the blood cells. Acta med. scand. 135, 99—119 (1949).

— Monocytic precursors and their significance. Atlas of bone marrow and lymph node cytology. Athens: G. Parissianos 1965.

—, and I. FRAGISKOS: Sudanophilia of the monocytes and its significance in the concept of acute leukemia. Blut 10, 190—201 (1964).

—, and P. PETROPOULOS: The non specific esterase activity of the monocyte. A further contribution to the myeloid origin of monocytes. Blut 9, 7—20 (1963).

—, u. S. THADDEA: Über Monocytenleukämie. Folia haemat. (Lpz.) 64, 70—90 (1940a).

— — Über Agranulocytose mit Blutmonocytose. Klin. Wschr. 19, 741—742 (1940b).

— — Das Knochenmark als Organ. Ergebn. inn. Med. Kinderheilk. 63, 303—417 (1943a).

— — Zur Kenntnis der monocytären Reihe und der Retikulumzellen beim Kaninchen. Folia haemat. (Lpz.) 68, 136—150 (1943b).

BAKER, B. L., and Z. F. KLAPPER: Oxidative enzymes in the foreign body giant cell. J. Histochem. Cytochem. 9, 713—714 (1961).

BAKER, P., R. S. WEISER, J. W. JUTILA, C. A. EVANS, and R. J. BLANDAU: Mechanisms of tumor homograft rejection: The behaviour of sarcoma I ascites tumor in the A/Jax and the C57BL/6K mouse. Ann. N. Y. Acad. Sci. 101, 46—62 (1962).

BALNER, H.: Identification of peritoneal macrophages in mouse radiation chimeras. Transplantation 1, 217—223 (1963).

BALOGH, K., and R. B. COHEN: Histochemical demonstration of diaphorases and dehydrogenases in normal human leukocytes and platelets. Blood 17, 491—496 (1961).

BAMATTER, F.: Fulminante Meningokokkensepsis. Zur Ätiologie des Syndroms von Waterhouse-Friderichsen. Jb. Kinderheilk. 142, 129—162 (1934).

BARBER, A. N., and J. C. GEER: Studies on the teratogenic properties of trypanblue and its components in mice. J. Embryol. exp. Morph. 12, 1—14 (1964).

BARDENHEUER, F.: Über die histologischen Vorgänge bei der durch Terpentin hervorgerufenen Entzündung im Unterhautzellgewebe. Beitr. path. Anat. 10, 394—432 (1891).

BARI, W. A., and G. D. SORENSON: Ultrastructural observations in X-irridiated spleen. Path. Microbiol. 27, 257—275 (1964).

BARKA, T., and P. J. ANDERSON: Histochemical methods for acid phosphatase using hexazonium pararosanilin as coupler. J. Histochem. Cytochem. 10, 741—753 (1962).

BARTH, H.: Über die Zellelemente des entzündlichen Exsudats, ihre quantitativen Änderungen im Entzündungsablauf und ihre Herkunft. Inauguraldiss. Frankfurt 1958.

BASSERMANN, F. J.: Polyploidie und endomitotische Polyploidisierung in Zellen der menschlichen Lunge. Ärztl. Wschr. 13, 925—930 (1958).

— Untersuchungen an isolierten, lebenden oder lebendfixierten tuberkulösen menschlichen Riesenzellen vom Langhans-Typ. Beitr. Klin. Tuberk. 123, 294—311 (1961).

BAUMGARTEN, P.: Über die pathologisch-histologische Wirkung und Wirksamkeit des Tuberkelbazillus. Verh. dtsch. Ges. Path. 4, 2—30 (1901).

BECKER, H. J.: Cytologische Untersuchungen bei der lokalen Entzündung. Klin. Wschr. 38, 1123—1124 (1960).

— Y. KUDO, H. ARGENTON u. H. FISCHER: Cytologische Untersuchungen bei der lokalen Entzündung. Folia haemat., N. F. (Frankf.), 5, 91—136 (1961).

BEGEMANN, H., u. H.-G. HARWERTH: Praktische Hämatologie. Stuttgart: Georg Thieme 1961.

—, u. E. v. ZAWADSKY: Zit. nach TREPEL, H., u. H. BEGEMANN. Acta haemat. 36, 386—398 (1966).

BELDING, H. W., G. A. DALAND, and F. PARKER: Histiocytic and monocytic leukemia. A clinical, hematological, and pathological differentiation. Cancer 8, 237—252 (1955).

BENDER, M. A., and D. M. PRESCOTT: DNA synthesis and mitosis in cultures of human peripheral leukocytes. Exp. Cell Res. 27, 221—229 (1962).

BENECKE, E.: Über leukämische Myeloretikulose mit Übergang in Retothelsarkom. Virchows Arch. path. Anat. 306, 491—505 (1940).

BENNETT, H., J. H. LUFT, and J. C. HAMPTON: Morphological classification of vertebrate blood capillaries. Amer. J. Physiol. 196, 381—390 (1959).

BENNETT, W. E., and Z. A. COHN: The isolation and selected properties of blood monocytes. J. exp. Med. 123, 145—160 (1966).

BERCOVICI, B., and R. M. GRAHAM: The immediate effects of local radiation on the cells in the peritoneal cavity of mice. Brit. J. Radiol. 37, 682—688 (1964).

BERGONIÉ, J., et L. TRIBONDEAU: Interprétation de quelques résultats de la radiothérapie et essai de fixation d'une technique rationelle. C. R. Acad. Sci. (Paris) 143, 983—985 (1906).

BERKHEISER, S. W.: Studies on the comparative morphology of monocytic leukemia, granulocytic leukemia, and reticulum cell sarcoma. Cancer 10, 606—616 (1957).

BERMAN, L.: The macrophages in cell cultures of normal human peripheral blood. Blood 20, 804—805 (1962).

—, and C. S. STULBERG: Primary cultures of macrophages from normal human peripheral blood. Lab. Invest. 11, 1322—1331 (1962).

BERNHARD, W., F. HAGUENAU et R. LEPLUS: Coupes ultrafines d'éléments sanguins et de ganglions lymphatiques étudiées au microscope electronique. Rev. Hémat. **10**, 267—282 (1955).

—, and R. LEPLUS: Fine structure of the normal and malignant human lymph node. Oxford-Paris-New York: Pergamon Press, Gauthier Villar, Macmillan 1964.

BESSIS, M.: Recent, significant contributions of dynamic cytology to hematology. Progress in Hematology. Leandro M. Tocantins, II, 1959.

—, and J. P. THIERY: Electron microscopy of human white blood cells and their stem cells. Int. Rev. Cytol. **12**, 199—241 (1961).

BEYREDER, J., u. E. HERZOG: Die lymphatische Reaktion als allgemeines Symptom akuter Erkrankungen. (Nach Untersuchungen im Leukocytenkonzentrat) Wien. Z. inn. Med. **34**, 65—73 (1953).

BINGEL: Monocytenleukämie? Dtsch. med. Wschr. **42**, 1503—1505 (1916).

BINTLIFF, S., and B. E. WALKER: Radioautographic study of skeletal muscle regeneration. Amer. J. Anat. **106**, 233—245 (1960).

BITTORF, A.: Endothelien im strömenden Blute und ihre Beziehungen zu hämorrhagischer Diathese. Dtsch. Arch. klin. Med. **133**, 64—73 (1920).

BLACKFAN, K. D., and L. K. DIAMOND: Monocyte in active tuberculosis; supravital studies of blood. Amer. J. Dis. Child. **37**, 233—243 (1929).

BLINZINGER, K., u. H. HAGER: Elektronenmikroskopische Untersuchungen über die Feinstruktur ruhender und progressiver Mikrogliazellen im Säugetiergehirn. Beitr. path. Anat. **127**, 173—192 (1962).

BLOOM, M. A., and W. BLOOM: The radiosensitivity of erythroblasts. J. Lab. clin. Med. **32**, 654—659 (1947).

BLOOM, M. L., and G. B. WISLOCKI: The localization of lipids in human blood and bone marrow cells. Blood **5**, 79—88 (1950).

BLOOM, W.: Mammalian lymph in tissue culture. From lymphocyte to fibroblast. Arch. exp. Zellforsch. **5**, 269—307 (1928a).

— The origin and nature of the monocyte. Folia haemat. (Lpz.) **37**, 1—62 (1928b).

— The relationship between lymphocytes, monocytes and plasma cells. Folia haemat. (Lpz.) **37**, 63—69 (1928c).

— Über die Monocytenfrage. Klin. Wschr. **8**, 481—483 (1929).

— Histopathology of irradiation from external and internal sources. New York: McGraw-Hill Book Co. 1948.

BOCK, H. E.: Die Behandlung der Agranulocytose. Fortschr. Therapie **13**, 537—553 (1937).

—, u. K. WIEDE: Zur Frage der leukämischen Reticuloendotheliosen (Monocytenleukämien). Virchows Arch. path. Anat. **276**, 553—586 (1930a).

— — Über Agranulocytose, Aleukie, Amylhämie und andere Haemozytotoxikosen. Folia haemat. (Lpz.) **42**, 7—47 (1930b).

BÖHNE, C., u. L. HUISMANS: Beiträge zur Kenntnis der chronischen leukämischen Reticuloendotheliosen (Monocytenleukämien). Virchows Arch. path. Anat. **283**, 575—592 (1932).

BÖNICKE, R., E. FASSKE, u. H. THEMANN: Submikroskopische und enzymhistochemische Beiträge zur formalen Genese des Epitheloidzellgranulomes. Klin. Wschr. **41**, 753—768 (1963).

Boggs, D. R.: The cellular composition of inflammatory exudates in human leukemias. Blood **15**, 466—475 (1960).
— M. M. Wintrobe, and G. E. Cartwright: The acute leukemias. Analysis of 322 cases and review of the literature. Medicine **41**, 163—225 (1962).
Boll, I.: Morphologische Studien zum Verhalten von Knochenmarkszellen in vitro. I. Mitt. Granuloblastenmitosen. Folia haemat., N. F. (Frankf.), **3**, 58—77 (1958a).
— Morphologische Studien zum Verhalten von Knochenmarkszellen in vitro. II. Mitt. Ausreifung eines Myelocyten zum Segmentkernigen. Folia haemat., N. F. (Frankf.), **3**, 78—83 (1958b).
— Morphologische Studien zum Verhalten von Knochenmarkszellen in vitro. III. Mitt. Entstehung von zweikernigen Zellen. Folia haemat., N. F. (Frankf.), **3**, 84—90 (1958c).
— Morphologische Studien zum Verhalten von Knochenmarkszellen in vitro. IV. Mitt. Entstehung von tetraploiden Zellkernen (Riesenmetamyelocyten u. a.) Blut **11**, 129—135 (1965a).
— Morphologische Studien zum Verhalten von Knochenmarkszellen in vitro. V. Mitt. Verhalten der Granuloblasten während der Interkinese. Blut **11**, 326—344 (1965b).
— Die Entstehung der neutrophilen Granulocyten. Habilitationsschrift. Berlin 1965c.
Bond, V. P., E. P. Cronkite, T. M. Fliedner, and P. Schork: Deoxyribonucleic acid synthesizing cells in peripheral blood of normal human beings. Science **128**, 202—203 (1958).
— T. M. Fliedner, and J. D. Archambeau: Mammalian radiation lethality. New York-London: Academic Press 1965.
— — E. P. Cronkite, J. R. Rubini, G. Brecher, and P. K. Schork: Proliferative potentials of bone marrow and blood cells by in vitro uptake of H³-thymidine. Acta haemat. **21**, 1—15 (1959).
Boros, J. v., u. B. v. Boros: Klinische Hämatologie. München-Gräfelfing: Dr. Edmund Banaschewski 1960.
Borrel, A. (1893): Zit. nach Maximow, A.: J. infect dis. **37**, 418—429 (1925).
Boughton, B., and W. G. Spector: Histology of the tuberculin reaction in guinea-pigs. J. Path. Bact. **85**, 371—381 (1963).
Bradfield, J. R. G.: Alkaline phosphatase in intervertebrate sites of protein secretion. Nature (Lond.) **157**, 876—877 (1946).
Braunstein, H.: Esterase in human leukocytes. J. Histochem. Cytochem. **7**, 202 (1959).
— Histochemistry of lymphocytic tissue in the malignant lymphomas. In: The lymphocyte and lymphocytic tissue. Ed. J. W. Rebuck. New York: Paul B. Hoeber 1960.
— D. G. Freiman, and E. A. Gall: Histochemical study of the distribution of enzymatic activity in malignant lymphoma. Amer. J. Path. **33**, 603—604 (1957).
— — — A histochemical study of the enzymatic activity of lymphe nodes. I. The normal and hyperplastic lymph node. Cancer **11**, 829—837 (1958).

BRAUNSTEIN, H., D. G. FREIMAN, W. THOMAS, and E. A. GALL: A histochemical study of the enzymatic activity of lymph nodes. II. Further investigation of normal and hyperplastic lymph nodes. Cancer 15, 130—138 (1962a).

— — — — A histochemical study of the enzymatic activity of lymph nodes. III. Granulomatous and primary neoplastic conditions of lymphoid tissue. Cancer 15, 139—152 (1962b).

BRAUNSTEINER, H.: Zytochemische Untersuchungen an der Rebuckschen Hautfenstermethode. In: Zyto- und Histochemie in der Hämatologie. 9. Freiburger Symposion. Hrsg.: H. MERKER. Berlin-Göttingen-Heidelberg: Springer 1963a.

— Fortschritte in der hämatologischen Cytologie. Wien. Z. inn. Med. 44, 349—356 (1963b).

— F. DIENSTL, u. S. SAILER: Das Lymphocytenproblem. Med. Klin. 58, 652—655 (1963).

—, u. K. FELLINGER: Die Phasenkontrastmikroskopie in der Hämatologie: In: Handbuch d. ges. Hämatologie, Bd. II/2. München-Berlin: Urban & Schwarzenberg 1960.

— R. HÖFER u. S. SAILER: Beobachtungen an Thymidin-markierten Zellen im Entzündungsgewebe. Wien. Z. inn. Med. 42, 54—57 (1961a).

— — — Der Lymphocyt. Dtsch. med. Wschr. 86, 721—722 und 725—727 (1961b).

— J. PÄRTAN, and N. THUMB: Function of the lymphocyte. J. Amer. med. Ass. 164, 1604 (1957).

— — — Studies on lymphocytic function. Blood 13, 417—426 (1958).

BRÜCHER, H.: Die Monocyten. In: Physiologie und Physiopathologie der weißen Blutzellen. Hrsg. H. BRAUNSTEINER. Stuttgart: Georg Thieme 1959.

— Das Zellsystem der Monocyten und Histiocyten. Wien. Z. inn. Med. 44, 41—43 (1963).

BRUNNING, R. D., B. F. WOOLFREY, and W. H. SCHRADER: Studies with tritiated endotoxin. II. Endotoxin localization in the formed elements of the blood. Amer. J. Path. 44, 401—409 (1964).

BUCHER, O.: Die Amitose der tierischen und menschlichen Zelle: In: Protoplasmatologica. Handbuch der Protoplasmaforschung. Band VI/E 1. Wien: Springer 1959.

BÜNGELER, W.: Experimentelle Untersuchungen über die Monocyten des Blutes und ihre Genese aus dem Reticuloendothel. Verh. dtsch. Ges. Path. 21, 308—310 (1926).

— Experimentelle Untersuchungen über die Monocyten des Blutes und ihre Genese aus dem Reticuloendothel. Beitr. path. Anat. 76, 181—197 (1927a).

— Über Leukocytenbildung aus Histiocyten. Verh. dtsch. Ges. Path. 22, 243—248 (1927b).

— Vitale Speicherung und Blutmonocyten. Folia haemat. (Lpz.) 37, 204—206 (1928a).

— Beiträge zur Herkunft der polymorphkernigen Leukocyten. IV. Mitt. Entzündungsversuche unter dem Einflusse der Verteilungsleukocytose. Virchows Arch. path. Anat. 270, 117—149 (1928b).

Büngeler, W., u. A. Wald: Beiträge zur Herkunft der polymorphkernigen Leukocyten. V. Mitt. Die Bedeutung der Kupfferschen Sternzellen bei der Entzündung. Virchows Arch. path. Anat. **270**, 150—178 (1928).

Büngner, O. v.: Über die Einheilung von Fremdkörpern unter Einwirkung chemischer und mikroparasitärer Schädlichkeiten. Beitr. path. Anat. **19**, 33—126 (1896).

Bykowa, O.: Reticuloendotheliale Leukosen (mit Affektion der Haut). Folia haemat. (Lpz.) **51**, 96—104 (1933).

Cabrini, R. L., F. Schajowicz, and C. Merea: Histoenzymologic behavior of the giant cell of foreign body granuloma as compared with the osteoclast. Experientia (Basel) **18**, 322—323 (1962).

Caesar, R.: Elektronenmikroskopische Beobachtungen zum Verhalten der marklosen Nervenfasern im glatten Muskelgewebe. Verh. Anat. Ges. **55**, 90—100 (1958).

— Elektronenmikroskopische Untersuchungen zum Ablauf einer Zellschädigung bei verschiedenen Zelltypen. Habilitationsschrift. Tübingen 1964.

— Pers. Mitt. (1966).

—, and G. A. Edwards: The physiologic significance of the basement membrane. Anat. Rec. **128**, 530 (1957).

—, u. G. Rojas: Elektronenmikroskopische Untersuchungen an der Leber im Histaminschock. In Vorbereitung.

Caffier, P.: Über die Umwandlungsfähigkeit der weißen Elemente des normalen menschlichen Blutes bei in vitro-Kultivierung. Arch. exp. Zellforsch. **4**, 419—432 (1927).

— Die prospektiven Potenzen des normalen Menschenblutes. Arch. exp. Zellforsch. **6**, 285—296 (1928).

Campbell, A. C. P., J. L. Henderson, and J. H. Croom: Monocytic leukemia with myeloid hyperplasia and localized tumour formation. J. Path. Bact. **42**, 617—634 (1936).

Capone, R. J., E. L. Weinreb, and G. B. Chapman: Electron microscope studies on normal human myeloid elements. Blood **23**, 300—320 (1964).

Cappell, D. F.: Intravitam and supravital staining. II. Blood and organs. J. Path. Bact. **32**, 629—674 (1929).

Carranza, F. A., and R. L. Cabrini: Histochemical distribution of acid phosphatase in healing wounds. Science **135**, 672 (1962).

— — Histoenzymic behavior of healing wounds. J. invest. Derm. **40**, 27—36 (1963).

Carrel, A., and A. H. Ebeling: The fundamental properties of the fibroblast and the macrophage. II. The macrophage. J. exp. Med. **44**, 285—305 (1926).

Cazal, P.: La réticulose histiomonocytaire. Paris: Masson 1946.

— Aspects cliniques et hématologiques de la réticulose maligne. Acta haemat. **7**, 65—85 (1952).

— Die maligne Retikulose. In: Handbuch d. ges. Hämatol. Bd. V/1. München-Berlin: Urban & Schwarzenberg 1964.

Chapman, J. A.: Morphological and chemical studies of collagen formation. I. The fine structure of guinea-pig granulomata. J. biophys. biochem. Cytol. **9**, 639—651 (1961).

CHARTON, F.: Inauguraldissertation Kiel, in Vorbereitung.

CHASE, M. W.: The cellular transfer of cutaneous hypersensitivity to tuberculin. Proc. Soc. exp. Biol. Med. **59**, 134—135 (1945).

CHASSEL, H.: Beiträge zur Herkunft der polymorphkernigen Leukocyten. III. Weitere Untersuchungen über Leukocytenentstehung aus Bindegewebszellen. Virchows Arch. path. Anat. **270**, 100—116 (1928).

CHESSIK, R. D.: Esterase of the brain. J. Histochem. Cytochem. **1**, 373—374 (1953a).

— Histochemical study of the distribution of esterases. J. Histochem. Cytochem. **1**, 471—485 (1953b).

CHRISTIE, G. A.: The teratogenic activity of trypan blue, and its effect on the thyreo-hypophyseal axis in the rat. J. Anat. (Lond.) **98**, 377—384 (1964).

CLARK, E. R., and E. L. CLARK: The relation of the monocytes of the blood and the tissue macrophages in living amphibian larvae. Anat. Rec. **38**, 8 (1928).

— Relations of monocytes of the blood to the tissue macrophages. Amer. J. Anat. **46**, 149—186 (1930).

CLIFF, W. J.: Observations on healing tissue: A combined light and electron microscopic investigation. Phil. Trans. roy. Soc. London, B **246**, 305—325 (1963).

— The behavior of macrophages labelled with colloidal carbon during wound healing in rabbit ear chambers. Quart. J. exp. Physiol. **51**, 112—119 (1966).

CLOUGH, P. W.: Monocytic leukemia. Bull. Johns Hopk. Hosp. **51**, 148—177 (1932).

COBET, R., u. V. SCHILLING: Periodisch-rezidivierende Neutropenie mit Monocytose. I. Das Krankheitsbild. Folia haemat. (Lpz.) **70**, 286—304 (1950/51).

COHN, Z. A.: Metabolism and physiology of mononuclear phagocytes. In: The Inflammatory Process. New York-London: Academic Press 1965.

—, and B. BENSON: The differentiation of mononuclear phagocytes. Morphology, cytochemistry, and biochemistry. J. exp. Med. **121**, 153—169 (1965a).

— — The in vitro differentiation of mononuclear phagocytes. II. The influence of serum on granule formation, hydrolase production and pinocytosis. J. exp. Med. **121**, 835—848 (1965b).

— — The in vitro differentiation of mononuclear phagocytes. III. The reversibility of granule and hydrolytic enzyme formation and the turn-over of granule constituents. J. exp. Med. **122**, 455—466 (1965c).

—, and E. WIENER: The particulate hydrolases of macrophages. I. Comparative enzymology, isolation, and properties. J. exp. Med. **118**, 991—1008 (1963).

COHNHEIM, J.: Über Entzündung und Eiterung. Virchows Arch. path. Anat. **40**, 1—79 (1867).

— Über das Verhalten der fixen Bindegewebskörperchen bei der Entzündung. Virchows Arch. path. Anat. **45**, 333—350 (1869).

COLMANT, H. J.: Enzymhistochemische Befunde an der elektiven Parenchymnekrose des Rattenhirns. IV. Intern. Kongreß Neuropath. München, Sept. 1961, Vol. I, S. 89—95. H. JACOB edit. Stuttgart: Georg Thieme 1962.

COMAN, D. R.: Chemotaxis of monocytes contrasted with that of polymorphonuclear leukocytes and lymphocytes. Arch. Path. **30**, 896—901 (1940).

CORWIN, W. C.: The peritoneal cytologic response: An experimental study. Amer. J. Med. Sci. **193**, 251—259 (1937).

COSSEL, L.: Die menschliche Leber im Elektronenmikroskop. Jena: VEB Gustav Fischer 1964.

COTTIER, H.: Histopathologie der Wirkung ionisierender Strahlen auf höhere Organismen. In: Handbuch d. medizinischen Radiologie. Hrsg.: A. ZUPPINGER. Band II/2. Berlin-Heidelberg-New York: Springer 1966.

CRACIUNEANU, A., et G. CALAB: Poussée monocytaire au cours d'une leucémie myéloide chronique accompagnée d'hypertrophies ganglionnaires. Sang **5**, 397—404 (1931).

CRONKITE, E. P., V. P. BOND, T. M. FLIEDNER, and S. A. KILLMANN: The use of tritiated thymidine in the study of haemopoietic cell proliferation. In: Ciba Foundation Symposion on Haemopoiesis, 70—92. London 1960.

CUNNINGHAM, R. S.: The supravital method in the study of blood and tissue cells. Med. Bull. Univ. Cincinatti **7**, 5—43 (1935).

— F. R. SABIN, S. SUGIYAMA, and J. A. KINDWALD: The role of the monocyte in tuberculosis. Bull. Johns Hopk. Hosp. **37**, 231 (1925).

—, and E. H. TOMPKINS: The supravital staining of normal human blood cells. Folia haemat. (Lpz.) **42**, 257—270 (1930).

DAMESHEK, W.: Acute monocytic (histiocytic) leukemia. Review of the literature and case reports. Arch. int. Med. **46**, 718—740 (1930).

—, and F. GUNZ: Leukemia. New York-London: Grune & Stratton 1964.

DANIELLI, J. F., H. B. FELL, and E. KODICEK: Enzymes of healing wounds. Brit. J. exp. Path. **26**, 367—376 (1945).

DANNENBERG, A. M., M. S. BURSTONE, P. C. WALTER, and J. W. KINSLEY: A histochemical study of phagocytic and enzymatic functions of rabbit mononuclear and polymorphonuclear exudate cells and alveolar macrophages. I. Survey and quantitation of enzymes, and states of cellular activation. J. Cell. Biol. **17**, 465—486 (1963).

—, and P. C. WALTER: A histochemical study of phagocytic and enzymatic functions of rabbit mononuclear and polymorphonuclear exudate cells and alveolar macrophages. Fed. Proc. **20**, 264 (1961).

— —, and F. A. KAPRAL: A histochemical study of phagocytic and enzymatic functions of rabbit mononuclear and polymorphonuclear exudate cells and alveolar macrophages. II. The effect of particle ingestion on enzyme activity; two phases of in vitro activation. J. Immunol. **90**, 448 (1963).

DARÁNYI, J.: Die Peroxydase in der Hämatologie. Folia haemat. (Lpz.) **75**, 158—165 (1958).

DAVIS, B. J.: Histochemical demonstration of erythrocyte esterases. Proc. Soc. exp. Biol. Med. **101**, 90—93 (1959).

—, and L. ORNSTEIN: High resolution enzyme localization with an new diazo reagent „Hexazonium Pararosanilin". J. Histochem. Cytochem. **7**, 297—298 (1959).

DAVIS, J. M.: The ultrastructural changes that occur during the transformation of lung macrophages to giant cells and fibroblasts in experimental asbestosis. Brit. J. exp. Path. **44**, 568—575 (1963).

DEFENDI, V., and L. A. MANSON: Studies of the relationship of DNA synthesis time to proliferation time in cultured mammalian cells. Path. et Biol. 9, 525—528 (1961).

DIVERTIE, M. B., and A. L. BROWN: The pulmonary alveolar macrophage. Med. Clin. N. Amer. 48, 1049—1054 (1964).

DOAN, C. A.: The type of phagocytic cell and its relative proportions in human bone marrow and spleen, as identified by the supravital technique, with special reference to pernicious anemia. J. exp. Med. 43, 289—296 (1926).

— Current views on the origin and maturation of the cells of the blood. J. Lab. clin. Med. 17, 887—898 (1932).

—, and F. R. SABIN: Normal and pathological fragmentation of red blood cells; the phagocytosis of these fragments by desquamated endothelial cells of the blood stream; the correlation of the peroxidase reaction with phagocytosis in mononuclear cells. J. exp. Med. 43, 839—850 (1926).

—, and B. K. WISEMAN: Monocytes, monocytosis, and monocytic leukosis: clinical and pathological study. Ann. intern. Med. 8, 383—416 (1934).

DOMAGK, G.: Über das Auftreten von Endothelien im Blute nach Splenektomie. Virchows Arch. path. Anat. 249, 83—99 (1924).

DOWNEY, H., u. F. WEIDENREICH: Über die Bildung der Lymphocyten in Lymphdrüsen und Milz. Arch. mikr. Anat. 80, 306—395 (1912).

DUBIN, I. N.: Effect of variations in osmotic pressure on macrophages in tissue culture. Proc. Soc. exp. Biol. Med. 75, 250—252 (1950).

—, and C. K. YEN: Range of extracellular hydrogen ion concentration tolerated by macrophages grown in tissue culture. Arch. Path. 50, 526—577 (1950).

DUBINSKAJA, B., u. M. BAKALTSCHUK: Zur Frage über Monocytenleukämie. Folia haemat. (Lpz.) 50, 97—107 (1933).

DUNNING, H. S., and J. FURTH: Relations between microglia, histiocytes and monocytes. Amer. J. Path. 11, 895—913 (1935).

EASTON, T. W.: The role of macrophage movements in the transport and elimination of intervanous thorium dioxide in mice. Amer. J. Anat. 90, 1—33 (1952).

— Observations on the origin and behaviour of liver macrophages. Rev. belge Path. 24, 534—536 (1955).

EBERT, R. H., and H. W. FLOREY: The extravascular development of the monocyte observed in vivo. Brit. J. exp. Path. 20, 342—356 (1939).

— A. G. SANDERS, and H. W. FLOREY: Observations on lymphocytes in chambers in the rabbit's ear. Brit. J. exp. Path. 21, 212—218 (1940).

EHRICH, W.: Studies of the lymphatic tissue. II. The first appearance of the secondary nodules in the embryology of the lymphatic tissue. Amer. J. Anat. 43, 385—400 (1929).

— Die Leukocyten und ihre Entstehung. Ergebn. Path. Anat. 29, 1—144 (1934).

— Die Entzündung. In: Handbuch der allg. Pathologie, Bd. VII/1. Berlin-Göttingen-Heidelberg: Springer 1956.

EHRLICH, P.: Über die Bedeutung der neutrophilen Körnung. In: Farbenanalytische Untersuchungen zur Histologie und Klinik des Blutes. Gesammelte Mittheilungen. Hrsg. von P. EHRLICH. Berlin: A. Hirschwald 1891.

EIDINGER, D., M. RAFF, and B. ROSE: Tissue eosinophilia in hypersensitivity reactions as revealed by the human skin window. Nature (Lond.) **196**, 683—684 (1962).

ELBERG, S. S., P. MASCARENHAS, and J. FONG: Response of normal and immune histiocytes of various animal species to infection by Brucella melitensis. Proc. Soc. exp. Biol. (N. Y.) **115**, 879—881 (1964).

EPSTEIN, R. D., and E. H. TOMPKINS: A comparison of techniques for the differential counting of bone marrow cells. Amer. J. med. Sci. **206**, 249—260 (1943).

ERÄNKÖ, O.: Cytochemically demonstrable glycogen in human white blood cells. Ann. Med. exp. fenn. **28**, 1—6 (1950).

ERNST, T.: Über die ersten Stunden der Entzündung. Beitr. path. Anat. **75**, 229—258 (1926).

ESCOLA, J., u. E. THOMAS: Elektronenmikroskopische Untersuchungen über die Lokalisation der sauren Phosphatase im Reaktionsbereich experimentell erzeugter Hirngewebsnekrosen. Acta neuropath. **4**, 380—391 (1965).

ESCUDERO, P., e M. E. VARELA: La biopsia del midollo osseo nelle sue applicazioni in ematologia. Haematologica **3**, 65—77 (1932).

EVANS, F. A.: Observations on the origin and status of the so-called "transitional" white blood cells. Arch. intern. Med. **17**, 1—12 (1916).

EVANS, T. S.: Monocytic leukemia (General review of the subject). Medicine **21**, 421—456 (1942).

EVERETT, N. B., and R. W. CAFFREY: Radioautographic studies of reticular and lymphoid cells in germinal centers of lymph nodes. Conference on germinal centers of lymphatic tissue. Bern, June 22—24 (1966).

EWALD, O.: Die leukämische Retikuloendotheliose. Dtsch. Arch. klin. Med. **142**, 222—228 (1923).

EWALD, FREHSE u. HENNIG: Akute Monocyten- und Stammzellenleukämien. Dtsch. Arch. klin. Med. **138**, 353—366 (1922).

FALKE, D., u. J. E. RICHTER: Mikrokinematographische Studien über die Entstehung von Riesenzellen durch Herpes-B-Virus in Zellkulturen. I. und II. Mitt. Arch. ges. Virusforsch. **11**, 73—99 (1961).

FARLEY, D. L.: Monocytic leukemia. Med. Clin. N. Amer. **13**, 991—999 (1930).

FARRAR, G. E., and J. D. CAMERON: Monocytic leukemia with data on the individuality and development of the monocyte. Amer. J. med. Sci. **184**, 763—770 (1932).

FAWCETT, D. W.: The fine structure of capillaries, arterioles, and small arteries. In: The microcirculation. Ed. by S. R. M. REYNOLDS and B. ZWEIFACH. Illinois: University of Illinois Press 1959.

—, and C. C. SELBY: Observations on the fine structure of the turtle atrium. J. biophys. biochem. Cytol. **4**, 63—72 (1958).

FELDMAN, W. H., and C. P. FITCH: Development of local cellular reaction to tuberculin in sensitized calves. Arch. Path. **24**, 599—611 (1937).

FIESCHI, A.: Semiologie des Knochenmarkes. Ein Studium klinischer Morphologie. Ergebn. inn. Med. Kinderheilk. **59**, 382—594 (1940).

Fieschi, A., u. C. Sacchetti: Knochenmark: Anatomie, Physiologie, spezielle Zytologie, allgemeine Pathologie. In: Handbuch d. ges. Hämatol. Bd. I/1. München-Berlin-Wien: Urban & Schwarzenberg 1957.

Fischer, O.: Über die Herkunft der Lymphocyten in den ersten Stadien der Entzündung. Beitr. path. Anat. 45, 400—423 (1909).

— Über die Lymphknötchen im menschlichen Humerus-, Wirbel- und Rippenmarke. Frankfurt. Z. Path. 20, 347—380 (1917).

Fischer, R.: Probleme der Enzymhistochemie beim Nachweis oxydativer Fermente an Blutzellen. In: Cyto- und Histochemie in der Hämatologie. 9. Freiburger Symposion. Hrsg.: H. Merker. Berlin-Göttingen-Heidelberg: Springer 1963.

—, u. A. Gropp: Cytologische und cytochemische Untersuchungen an normalen und leukämischen in vitro gezüchteten Blutzellen. Klin. Wschr. 42, 111—118 (1964).

— F. Lorbacher u. C. Käufer: Untersuchungen zur enzymhistochemischen Differenzierung von leukämischen Erkrankungen am Schnittpräparat. Virchows Arch. path. Anat. 337, 525—534 (1964).

—, u. F. Schmalzl: Über die Hemmbarkeit der Esteraseaktivität in Blutmonocyten durch Natriumfluorid. Klin. Wschr. 42, 751 (1964).

Fischer-Wasels, B.: Diskussionsbemerkung. Verh. dtsch. Ges. Path. 23, 465 bis 470 (1928a).

— Die Entstehung der Entzündungsleukocyten und die Grenzen der anatomischen Methode. Klin. Wschr. 7, 2037—2041 und 2085—2090 (1928b).

— Die Entstehung der Entzündungsleukocyten. Klin. Wschr. 8, 310—312 (1929).

Fishman, M., and F. L. Adler: Antibody formation initiated in vitro. II. Antibody synthesis in X-irradiated recipients of diffusion chambers containing nucleic acid derived from macrophages incubated with antigen. J. exp. Med. 117, 595—602 (1963).

— R. A. Hammerstrom, and V. P. Bond: In vitro transfer of macrophage RNA to lymph node cells. Nature (Lond.) 198, 549—551 (1963).

Fleischmann, P.: Der zweite Fall von Monocytenleukämie. Folia haemat. (Lpz.) 20, 17—32 (1915).

Flemming, W.: Zelle. Entwicklung und Stand der Kenntnisse über Amitose. Ergebn. Anat. 2, 37—82 (1892).

Fliedner, T. M., E. P. Cronkite, and V. P. Bond: Potentialities and limitations of H³-thymidine labeling of hemopoietic cell systems in the study of their dynamics of proliferation. Proc. 8th Congr. Europ. Soc. Haemat. Vienna 1961. Basel-New York: S. Karger 1962.

— —, and J. S. Robertson: Granulocytopoiesis. I. Senescence and random loss of neutrophilic granulocytes in human beings. Blood 24, 402—414 (1964).

— — S. A. Killmann, and V. P. Bond: Granulocytopoiesis. II. Emergence and pattern of labeling of neutrophilic granulocytes in humans. Blood 24, 683—700 (1964).

— M. Kesse, E. P. Cronkite, and J. S. Robertson: Cell proliferation in germinal centers of the rat spleen. Ann. N. Y. Acad. Sci. 113, 578—594 (1964).

FLINN, J. W.: Study of differential blood count in 1000 cases of active pulmonary tuberculosis; value of lymphocyte-monocyte ratio in the determination of activity. Amer. Rev. Tuberc. **16**, 729—748 (1927).

FLOREY, H. W.: Diskussion zu REBUCK u. Mitarb.: Human leucocytic functions. In: Biological activity of the leukocyte (Ciba Foundation study group No. 10). London: Churchill 1961.

— General Pathology. London: Lloyd-Luke LTD. 1962.

—, and L. H. GRANT: Leukocyte migration from small blood vessels stimulated with ultraviolet light: An electronmicroscope study. J. Path. Bact. **82**, 13—17 (1961).

FOLLIS, R. H.: Studies on the cellular response in the early stages of the tuberculin reaction. Bull. Johns Hopk. Hosp. **66**, 245 (1940).

FONG, J., D. CHIN, H. J. AKIYAMA, and S. S. ELBERG: Studies on tubercle bacillus-monocyte relationship. III. Conditions affecting the action of serum and cells; modification of bacilli in an immune serum system. J. exp. Med. **109**, 523—534 (1959).

— —, and S. S. ELBERG: Studies on tubercle bacillus-histiocyte relationship. V. Passive transfer of cellular resistance. J. exp. Med. **115**, 475—489 (1962).

— P. SCHNEIDER, and S. S. ELBERG: Studies on tubercle bacillus-monocyte relationship. I. Quantitative analysis of effect of serum of animals vaccinated with BCG upon bacterium-monocyte system. J. exp. Med. **104**, 455—471 (1956).

— — — Studies on tubercle bacillus-monocyte relationship. II. Inducation of monocytic degeneration by bacteria and culture filtrate: Specifity of serum and monocyte effects on resistance to degeneration. J. exp. Med. **105**, 25—37 (1957).

FOORD, A. G., L. PARSONS, and E. M. BUTT: Leukemic reticulo-endotheliosis (monocytic leukemia) with report of cases. J. Amer. med. Ass. **10**, 1859—1864 (1933).

FOOT, N. C.: Studies on endothelial reactions. X. On the origin of the pulmonary "dust cell". Amer. J. Path. **3**, 413—443 (1927).

FORKNER, C. E.: The origin of monocytes in certain lymph nodes and their genetic relation to other connective tissue cells. J. exp. Med. **52**, 385—403 (1930).

— Clinical and pathological differentiation of acute leukemias with special reference to acute monocytic leukemia. Arch. intern. Med. **53**, 1—34 (1934).

FOWLER, W. M.: Monocytic leukemia. J. Lab. clin. Med. **18**, 1260—1270 (1933).

FRANKLIN, R. M.: Some observations on the formation of giant cells in tissue cultures of chicken macrophages. Z. Naturforsch. **13**, 213—214 (1958).

FREEMAN, H. E., and S. KOLETSKY: Cutaneous lesions in monocytic leukemia. Arch. Derm. Syph. **40**, 218—240 (1939).

FREEMAN, J. A.: The ultrastructure and genesis of Auer bodies. Blood **15**, 339—365 (1960).

FREHSE, C.: Beobachtungen über Monocyten. Folia haemat. (Lpz.) **28**, 1—6 (1922).

FREI, E., J. H. TJIO, J. WHANG, and P. P. CARBONE: Studies of the philadelphia chromosome in patients with chronic myelogenous leukemia. Ann. N. Y. Acad. Sci. **113**, 1073—1080 (1964).

FREIFELD, H., u. A. GINSBURG: Über die Herkunft der Oxydasesubstanzen in den Mononucleären. (Gleichzeitig ein Beitrag zur Frage der „Oxydase" in den Leukocyten.) Arch. exp. Zellforsch. **7**, 493—499 (1928/29).

FREIREICH, E. J., and E. FREI: Recent advances in acute leukemia. In: Progress in Hematology. Edit. C. V. MOORE and E. B. BROWN. New York-London: Grune & Stratton 1964.

FRERICHS, J. P.: The influence of a monocytosis of the peripheral blood stream upon the cellular character of an acute inflammation. Bull. Johns Hopk. Hosp. **74**, 49—54 (1944).

FRESEN, O.: Zur normalen und pathologischen Histologie des retikuloendothelialen Systems, Retikulose-Monocytenleukämie. Habilitationsschrift Düsseldorf 1945.

— Zur Histomorphologie des retikuloendothelialen Systemes. Klin. Wschr. **24**, 100—104 (1946).

— Untersuchungen zur Struktur und Genese des Tuberkels als Beitrag zur tuberkulösen Entzündung. Virchows Arch. path. Anat. **317**, 491—546 (1950).

— Die Histomorphologie monocytärer Leukosen. Acta haemat. **6**, 290—309 (1951).

— Die Beziehungen der Hämoblastosen zum retothelialen System. Acta haemat. **7**, 172—178 (1952).

FRIEDERICI, L.: Histochemische Methoden in der Hämatologie. Klin. Wschr. **33**, 1020—1026 (1955).

FRUHLING, L., et S. ROGER: A propos d'une conception nouvelle du problème monocytaire. Presse méd. **55**, 17 (1947).

FUCHS, R.: Beiträge zur Herkunft der polymorphkernigen Leukocyten. II. Über Leukocytenentstehung aus Bindegewebszellen. Virchows Arch. path. Anat. **268**, 436—439 (1928).

GABL, F.: Supravitalfärbung. In: Handbuch d. ges. Hämatol. Bd. II/1. München-Berlin: Urban & Schwarzenberg 1960.

GALBRAITH, P., W. J. MITUS, M. GOLLERKI, and W. DAMESHEK: The "infectious mononucleosis cell". A cytochemical study. Blood **22**, 630—638 (1963).

GALINDO, B., and J. A. FREEMAN: Fine structure of splenic pulp. Anat. Rec. **147**, 25—41 (1963).

—, and T. IMAEDA: Electron microscope study of the white pulp of the mouse spleen. Anat. Rec. **143**, 399—415 (1962).

GARDNER, S. N.: Acute monocytic leukemia. A case report. New Engl. J. Med. **207**, 776—779 (1932).

GEDIGK, P., u. E. BONTKE: Über die Enzymaktivität im Fremdkörpergranulationsgewebe. Virchows Arch. path. Anat. **330**, 538—568 (1957).

—, u. R. FISCHER: Über die Anpassung der Enzymaktivität von Histiocyten an funktionelle Leistungen. Klin. Wschr. **38**, 806—809 (1960).

GIBB, R. P., and R. E. STOWELL: Glycogen in human blood cells. Blood **4**, 569—579 (1949).

GIESEKING, R.: Submikroskopische Strukturunterschiede zwischen Histiocyten und Fibroblasten. Beitr. path. Anat. **128**, 259—282 (1963).

GIESEKING, R.: Mesenchymale Gewebe und ihre Reaktionsformen im elektronenoptischen Bild. Veröffentlichungen aus der morphologischen Pathologie, H. 72. Stuttgart: Gustav Fischer 1966.

GIRELLI, M.: Indagine citochimiche sull' attività lipasica del midollo osseo normale e patologica. Riv. Istochim. norm. pat. **1**, 95—106 (1955).

GITTINS, R., and J. C. HAWKSLEY: Reticulo-endotheliomatosis, ovarian endothelioma and monocytic leukemia. J. Path. Bact. **36**, 115—131 (1933).

GLEDHILL, T. N.: Monocytic (histiocytic) leukemia. Lancet **1935**, 824—825.

GLUSZCZ, A.: A histochemical study of some hydrolytic enzymes in tumours of the nervous system. Acta neuropath. **3**, 184—201 (1963).

GÖSSNER, W.: Untersuchungen über das Verhalten von Phosphatasen und Esterasen während der Autolyse. Virchows Arch. path. Anat. **327**, 304—313 (1955a).

— Histoenzymatische Untersuchungen zur Tuberkulose. Verh. dtsch. Ges. Path. **39**, 152—155 (1955b).

— Histochemischer Nachweis hydrolytischer Enzyme mit Hilfe der Azofarbstoffmethode. Untersuchungen zur Methodik und vergleichenden Histotopic der Esterasen und Phosphatasen bei Wirbeltieren. Histochemie **1**, 48—96 (1958).

GOLD, N. J., and B. S. GOULD: Collagene fiber formation and alkaline phosphatase. Arch. Biochem. **33**, 155—164 (1955).

GOLDBERG, A. F., and T. BARKA: Acid phosphatase activity in human blood cells. Nature (Lond.) **195**, 297 (1962).

GOLDMAN, A. S., and B. E. WALKER: The origin of cells in the infiltrates found at the sites of foreign protein injection. Lab. Invest. **11**, 808—813 (1962).

GOLDMANN, E. E.: Die äußere und innere Sekretion des gesunden und kranken Organismus im Lichte der „vitalen Färbung". Bruns' Beitr. klin. Chir. **64**, 192—265 (1909).

GOLDMANN, J.: Beitrag zur Färbung der Lipoidgranula der Leukocyten, nebst Betrachtungen über die Widerstandsfähigkeit der Lipoid- und der Oxydasefärbungen. Zbl. Bakt., I. Abt. Orig. **112**, 445—446 (1929).

GOLDSTEIN, M. N.: Formation of giant cells from human monocytes cultivated on cellophane. Anat. Rec. **118**, 577—592 (1954a).

— The desoxyribose nucleic acid (DNA) content of human monocytes and their derivatives during giant cell formation in vitro. J. Histochem. Cytochem. **2**, 274—281 (1954b).

—, and T. McCORMICK: Cytochemical studies during the differentiation of normal human monocytes in vitro. Amer. J. Path. **33**, 737—747 (1957).

GOMORI, G.: The distribution of phosphatases in normal organs and tissues. J. cell. comp. Physiol. **17**, 71—83 (1941).

— Microscopic histochemistry. Chicago: University Chicago Press 1952a.

— The histochemistry of esterases. Int. Rev. Cytol. **1**, 323—335 (1952b).

— Chloroacyl esters as histochemical substrates. J. Histochem. Cytochem. **1**, 469—470 (1953).

— Diskussionsbemerkung zu W. L. DOYLE: Distribution of peptidase, esterase and phosphatases within lymphatic tissue. J. Histochem. Cytochem. **2**, 435—437 (1954).

Gomori, G., and R. D. Chessik: Histochemical studies of the inhibition of esterases. J. cell. comp. Physiol. **41**, 51—63 (1953).

Gonatas, N. K., H. M. Zimmermann, and S. Levine: Ultrastructure of inflammation with edema in the rat brain. Amer. J. Path. **42**, 455—469 (1963).

Gonzalez-Guzman, I.: Normale und pathologische Physiologie des Kernkörperchensystems. In: Handbuch d. ges. Hämat. Bd. I/1. München-Berlin-Wien: Urban & Schwarzenberg 1957.

Goodman, J. R., E. B. Reilly, and R. E. Moore: Electron microscopy of formed elements of normal human blood. Blood **12**, 428—442 (1957).

Goodman, J. W.: On the origin of peritoneal fluid cells. Blood **23**, 18—26 (1964a).

— Stem cells of the hematopoietic and lymphatic tissues. Nat. Cancer Inst. Monograph. **14**, 151—168 (1964b).

Granger, G. A., and R. S. Weiser: Homograft target cells: Specific destruction in vitro by contact interaction with immune macrophages. Science **145**, 1427—1429 (1964).

Grey, C. E., and J. J. Biesele: Thin section electron microscopy of circulating white blood cells. Rev. Hémat. **10**, 283—299 (1955).

Grillo, H. C.: Origin of fibroblasts in wound healing: an autoradiographic study of inhibition of cellular proliferation by local X-irradiation. Ann. Surg. **157**, 453—467 (1963).

—, and M. S. Potsaid: Studies in normal wound healing. IV. Retardation contraction by local X-irradiation and observations relating to the origin of fibroblasts in repair. Ann. Surg. **154**, 741—750 (1961).

Grogg, E., and A. G. E. Pearse: The enzymic and lipid histochemistry of experimental tuberculosis. Brit. J. exp. Path. **33**, 567—575 (1952).

Gropp, A., u. R. Fischer: Untersuchungen zum Verhalten der Lymphocyten bei der Züchtung in vitro. Verh. dtsch. Ges. Path. **48**, 140—146 (1964).

—, u. K. Hupe: Nachweis von Enzymen an in vitro gezüchteten Makrophagen und epitheloiden Zellen. Virchows Arch. path. Anat. **331**, 641—652 (1958).

Grundmann, E.: Der morphologische Nachweis von zwei Lymphocytensystemen beim Menschen. Klin. Wschr. **37**, 941—946 (1959).

— Neuere Befunde über Entstehung und Bedeutung der Lymphocyten. Dtsch. med. Wschr. **85**, 741—746 (1960).

— Zur Morphologie d. Lymphozyten. Schweiz. med. Wschr. **91**, 1186—1188 (1961).

Gunn, F. D.: Tuberculosis. In: W. A. D. Anderson: Pathology. St. Louis: The C. V. Mosby Company 1961.

Gusek, W.: Die Feinstruktur der einkernigen Makrophagen und der mehrkernigen Riesenzellen im Fremdkörpergranulationsgewebe. Frankfurt. Z. Path. **69**, 429—436 (1958).

— Über die Ultrastruktur und Natur der Epitheloidzellen. Frankfurt. Z. Path. **69**, 685—694 (1959).

— Submikroskopische Untersuchungen zur Feinstruktur aktiver Bindegewebszellen. Stuttgart: Gustav Fischer 1962.

— Histologische und vergleichende elektronenmikroskopische Untersuchungsergebnisse zur Zytologie, Histogenese und Struktur des tuberkulösen und tuberkuloiden Granuloms. Med. Welt **1964**, 850—866.

GUSEK, W., u. P. NAUMANN: Elektronenoptische Untersuchungen am tuberkulösen Granulationsgewebe. Verh. dtsch. Ges. Path. **43**, 254—257 (1959).

—, u. I. UERLINGS: Feinstruktur von Makrophagen und mehrkernigen Riesenzellen im Fremdkörpergranulationsgewebe. Naturwissenschaften **45**, 371—372 (1958).

GYLLENSTEN, L.: The postnatal histogenesis of the lymphatic system in guinea-pigs. Acta anat. (Basel) **10**, 130—160 (1950).

— Influence of experimental infection on the appearance of secondary nodules in the regional lymph nodes of young guinea-pigs. Acta anat. (Basel) **22**, 82—94 (1954).

HAAN, J. DE, and R. A. HOEKSTRA: Versuche über die Herkunft und die Deutung des Kupfferschen Systems in der Leber. Arch. exp. Zellforsch. **5**, 35—45 (1928).

HAINING, R. B., T. S. KIMBALL, and D. W. JANES: Leukemic sinus reticulosis (monocytic leukemia) with intestinal obstruction. Arch. intern. Med. **55**, 574—591 (1935).

HALL, B. E., and C. H. WATKINS: Myelogenous leukemia changing to monocytic leukemia. Amer. J. clin. Path. **11**, 443—459 (1941).

HALL, J. W., and J. FURTH: Cultural studies on the relationship of lymphocytes to monocytes and fibroblasts. Arch. Path. **25**, 46—59 (1938).

HALPERT, B., R. M. O'NEAL, G. L. JORDAN, and M. E. DE BAKEY: "Vasa vasorum" of dacron prosthesis in canine aorta. Arch. Path. **81**, 412—417 (1966).

HAMAZAKI, Y., u. M. WATANABE: Über die Affinität der Histiocyten für die verschiedenen Organe und Gewebe. I. Mitt. Experimentelle Untersuchungen mittels intravasculärer Injektion der „Karminzellen". Folia haematol. (Lpz.) **39**, 12—34 (1930).

HAMMOUDA, F., D. QUAGLINO, and F. G. J. HAYHOE: Blastic crisis of chronic granulocytic leukemia. Cytochemical, cytogenetic and autoradiographic studies in four cases. Brit. med. J. **1964**, 1275.

HAN, S. S.: The ultrastructure of the mesenteric lymph node of the rat. Amer. J. Anat. **109**, 183—226 (1961).

HANNA, M. G.: An autoradiographic study of the germinal center in the spleen white pulp during early intervals of the immune response. Lab. Invest. **13**, 95—105 (1964).

HARRIS, H.: Chemotaxis of monocytes. Brit. J. exp. Path. **34**, 276—279 (1953).

— Role of chemotaxis in inflammation. Physiol. Rev. **34**, 529—562 (1954).

— Chemotaxis and phagocytosis. In: Functions of the blood. New York-London: Academic Press 1961.

—, and W. R. BARCLAY: A method for measuring the respiration of animal cells in vitro, with some observations on the macrophages of the rabbit. Brit. J. exp. Path. **36**, 592—598 (1955).

HASCHEN, R. J., u. F. W. HILKER: Zur Hämatologie und Klinik der monocytoiden Hämoblastosen. Z. ges. inn. Med. **10**, 314—326 (1955).

HAWKSLEY, J. C.: A note on occurence of Auer's bodies in monocytic leukemia. J. Path. Bact. **40**, 365—369 (1935).

HAYHOE, F. G. J.: The cytochemical demonstration of lipids in blood and bone marrow cells. J. Path. Bact. **65**, 413—421 (1953).

Hayhoe, F. G. J., and F. Hammouda: Cytogenetic and metabolic observations in leukaemias and allied states. In: Current research in leukemia. Ed. F. G. J. Hayhoe: Cambridge: University Press 1965.

—, and D. Quaglino: Cytochemical demonstration and measurement of leukocyte alkaline phosphatase activity in normal and pathological states by a modified azo-dye coupling technique. Brit. J. Haemat. 4, 375—389 (1958).

— —, and R. Doll: The cytology and cytochemistry of acute leukemias. London: Her Majesty's Stationary Office 1964.

—, and L. Whitby: Management of acute leukemia in adults. Brit. J. Haemat. 1, 1—19 (1955).

Heckner, F.: Hämatologische Zytoanalyse im Dunkelfeld. Acta haemat. 11, 339—354 (1954).

— Cytochemische Darstellung der Polysaccharide in den Zellen des Blutes und der blutbildenden Gewebe. Acta haemat. 16, 1—10 (1956).

— Polysaccharide in Blut- und Knochenmarkszellen. In: Zyto- und Histochemie in der Hämatologie. 9. Freiburger Symposion. Hrsg.: H. Merker. Berlin-Göttingen-Heidelberg: Springer 1963.

— Leitfaden der Blutzellkunde. München-Berlin: Urban & Schwarzenberg 1965.

Heilmeyer, L., u. H. Begemann: Handbuch der inneren Medizin, Bd. II: Blut- und Blutkrankheiten. Berlin-Göttingen-Heidelberg: Springer 1951.

—, u. Dick: In: Heilmeyer, L., u. H. Begemann: Handbuch der inneren Medizin, Bd. II: Blut- und Blutkrankheiten. Berlin-Göttingen-Heidelberg: Springer 1951.

—, u. Häckel: In: Heilmeyer, L., u. H. Begemann: Handbuch der inneren Medizin, Bd. II: Blut und Blutkrankheiten. Berlin-Göttingen-Heidelberg: Springer 1951.

— K. Wurm u. H. Reindell: Klinik des Morbus Boeck. Beitr. Klin. Tuberk. 114, 46—75 (1955).

Heise, E. R., Q. N. Myrvik, and E. S. Leake: Effect of bacillus Calmette-Guérin on the levels of acid phosphatase, lysozyme and cathepsin in rabbit alveolar macrophages. J. Immunol. 95, 125—130 (1965).

Helly, K.: Zur Morphologie der Exsudatzellen und zur Spezifität der weißen Blutkörperchen. Beitr. path. Anat. 37, 171—278 (1905).

Hemmeler, G., et J. L. Nicod: Leucémié à monoblastes et monocytes. Sang 21, 527—536 (1950).

Henning, N., u. H. Keilhack: Die Ergebnisse der Sternalpunktion. Ergebn. inn. Med. Kinderheilk. 56, 372—460 (1939).

Henry, R. L.: Leukocytes and thrombosis. Thrombos. Diathes. haemorrh. (Stuttg.) 13, 35—46 (1965).

Henschen, F.: Intrakapilläre Tuberkelbildung. Verh. dtsch. Ges. Path. 24, 228—234 (1939).

Herbut, P. A., and F. R. Miller: Histopathology of monocytic leukemia. Amer. J. Path. 23, 93—123 (1947).

Herzog, G.: Über adventitielle Zellen und über die Entstehung von granulierten Elementen. Verh. dtsch. Ges. Path. 17, 562—565 (1914).

— Experimentelle Untersuchungen über die Einheilung von Fremdkörpern. Beitr. path. Anat. 61, 325—449 (1916).

HERZOG, G.: Zur Frage der Granulocyten-Bildung bei der Entzündung. Zbl. Path. **31**, 481—485 (1920/21).
— Oxydase- und ähnliche Reaktionen bei entzündlichen Prozessen. Münch. med. Wschr. **69**, 1300—1302 (1922).
— Über die Bedeutung der Gefäßwandzellen in der Pathologie. Klin. Wschr. **2**, 684—689 und 730—736 (1923).
HETHERINGTON, D. C., and E. I. PIERCE: The transformation of monocytes into macrophages and epithelioid cells in tissue cultures of buffy coat (demonstrated by trypan blue). Arch. exp. Zellforsch. **12**, 1—10 (1931).
HICKLING, R. A.: The monocytes in pneumonia. A clinical and hematologic study. Arch. intern. Med. **40**, 594—604 (1927).
HIRSCHFELD, H.: Diskussionsbemerkung. Verh. dtsch. Ges. Path. **23**, 472 (1928).
HITTMAIR, A.: Über die akute Myelose. Dtsch. Arch. klin. Med. **140**, 148—164 (1922).
— Zur Frage der sog. Reticuloendotheliosen. Folia haemat. (Lpz.) **37**, 321—376 (1928).
— Akute Myelose mit monocytoiden Zellformen. Folia haemat. (Lpz.) **42**, 271—280 (1930).
— Die Monocytenleukämie und die leukämischen Reticuloendotheliosen. Folia haemat. (Lpz.) **66**, 1—40 (1942).
— Blutdiagnostik für den praktischen Arzt. Berlin-Wien: Urban & Schwarzenberg 1944.
— Die Frage der Metastasierung der Blutkrankheiten. Krebsarzt **5**, 257—262 (1950).
— Die Zellen des blutbildungsbereiten Mesenchyms im peripheren Blut. Acta haemat. **7**, 86—88 (1952).
— Die myeloische Monozytenleukämie (Monozytenmyelose). In: Handbuch d. ges. Hämat. Bd. IV/2. München-Berlin: Urban & Schwarzenberg 1963.
HOFF, F.: Beiträge zur Pathologie der Blutkrankheiten. Virchows Arch. path. Anat. **261**, 142—189 (1926).
— Untersuchungen über das „lokale Blutbild" und über Entzündungsleukocytose. Z. klin. Med. **129**, 154—171 (1935).
— Gesetzmäßige Reaktionsfolge der Leukocyten und monocytäre Phase. Folia haemat. (Lpz.) **69**, 239—249 (1950).
— Klinische Physiologie und Pathologie. Stuttgart: Georg Thieme 1962.
HOFFMANN, G. T., A. ROTTINO, and K. G. STERN: Demonstration by the nadi reaction of cytochrome oxidase acitivity in cells of the lymphoid and myeloid series obtained from normal individuals and patients suffering from Hodgkin's and other diseases. Blood **6**, 1051—1058 (1951).
HOLMES, W. F., and G. D. BROWN: Clinical study of bone marrow by the method of sternal puncture. Proc. Soc. exp. Biol. Med. **30**, 1306—1308 (1933).
HOWARD, J. G.: Stimulation of the Kupffer-cells during graft-versus-host reaction in the mouse: its use, significance, and modification. J. Reticuloendoth. Soc. **1**, 360 (1964).
— J. L. BOAK, and G. H. CHRISTIE: Further studies on the transformation of thoractic duct lymphocytes into liver macrophages. 7th Intern. Transpl. Conf. New York 1966.

HOWARD, J. G., J. L. BOAK, and G. H. CHRISTIE: Macrophage-type cells in the liver derived from thoractic duct cells during graft-versus-host reactions. In: The lymphocyte in immunology and haemopoiesis. Ed. J. M. YOFFEY. London: Edward Arnold 1967.

— G. H. CHRISTIE, J. L. BOAK, and E. EVANS-ANFOM: Evidence for the conversion of lymphocytes into liver macrophages during graft-versus-host reaction. Colloq. Intern. Centre Nat. Rech. Sci. (Paris) 147, 95—102 (1965).

HUCK, J. G.: Sickle cell anaemia. Bull. Johns Hopk. Hosp. 34, 335—344 (1923).

HUEBSCHMANN, P.: Die pathogenetischen und pathologisch-anatomischen Grundlagen der menschlichen Tuberkulose. Stuttgart: Hippokrates-Verlag 1956.

HULLIGER, L.: Über die unterschiedliche Entwicklungsfähigkeit der Zellen des Blutes und der Lymphe in vitro. Virchows Arch. path. Anat. 329, 289—318 (1956).

—, u. M. ALLGÖWER: Proliferation und Differenzierung monocytärer Zellen des Blutes. Schweiz. med. Wschr. 91, 1201—1202 (1961).

— — Monocyte participation in connective tissue repair. Experientia (Basel) 19, 577—580 (1963).

HUNTINGTON, H. W., and R. D. TERRY: The origin of the reactive cells in cerebral stab wounds. J. Neuropath. exp. Neurol. 25, 646—653 (1966).

HURLEY, J. V., and N. XEROS: Electron microscopic observations on the emigration of leukocytes. Aust. J. exp. Biol. med. Sci. 39, 609—624 (1961).

HUSEBY, R. A., and L. B. THOMAS: Histological and histochemical alterations in the normal breast tissues of patients with advanced breast cancer being treated with estrogenic hormones. Cancer 7, 54—74 (1954).

JACOBY, F.: Macrophages. In: Cells and tissues in culture. Vol. 2, 1—95. Edit.: E. N. WILLMER. London-New York: Academic Press 1965.

JAGIC, N. v.: Über die Monocyten (große Mononukleäre und Übergangsformen EHRLICHS). Wien. klin. Wschr. 30, 1513—1516 (1917).

JEENER, R.: Cytochemical effects of oestradiol. Nature (Lond.) 159, 578 (1947).

JOEST, E., u. E. ELMSHOFF: Studien über die Histogenese des Lymphknotentuberkels und die Frühstadien der Lymphdrüsentuberkulose. Virchows Arch. path. Anat. 210, 188—247 (1912).

JORKE, D.: Die Lymphoidzellen des Blutes. Hämatologie und Bluttransfusionswesen, Bd. 2. Berlin: Akademie-Verlag 1963.

JOSEPH, F.: Hochgradige retikulo-endotheliale Monocytosen bei Endocarditis maligna. Dtsch. med. Wschr. 51, 863—864 (1925).

KABELITZ, H. J.: Die Monocyten. Tägl. Prax. 6, 41—46 (1965a).

— Die monocytären Hämoblastosen. Tägl. Prax. 6, 203—207 (1965b).

KAHN, P.: Cytochemische Untersuchungen bei akuten Leukosen. Klin. Wschr. 43, 1338—1341 (1965).

KAPLOW, L. S.: A histochemical procedure for localizing and evaluating leukocyte alkaline phosphatase activity in smears of blood and bone marrow. Blood 10, 1023—1029 (1955).

— Cytochemistry of leukocyte alkaline phosphatases. Use of complex naphthol AS phosphates in azo dye coupling techniques. Amer. J. clin. Path. 39, 439—449 (1963).

KAPLOW, L. S., and M. S. BURSTONE: Cytochemical demonstration of acid phosphatase in haematopoietic cells in health and in various hematological disorders using azo dye techniques. J. Histochem. Cytochem. **12**, 805—811 (1964).

KARMALLY, A.: Untersuchungen über die Frage nach der Herkunft der Entzündungszellen, insbesondere über die Umwandlung emigrierter Lymphocyten in Polyblasten. Beitr. path. Anat. **82**, 92—101 (1929).

KARRER, H. E.: The alveolar macrophage. 4. Intern. Kongr. Elektronenmikr. Berlin 1958, S. 415—417. Berlin-Göttingen-Heidelberg: Springer 1960.

KATSUNUMA, S.: Intracelluläre Oxydation und Indophenolblausynthese. Jena: G. Fischer 1924.

KAUTZ, J., and Q. B. DEMARSH: An electron microscope study of sectioned cells of pheripheral blood and bone marrow. Blood **9**, 24—38 (1954).

KELLY, J. W., W. M. FEAGANS, J. C. PARKER, and J. M. PORTERFIELD: Studies on the mechanism of trypan blue — induced congenital malformation. I. Dye fractions and fetal anomalies. Exp. molec. Path. **3**, 262—278 (1964).

KIENLE, F.: Die Sternalpunktion in der Diagnostik. Leipzig: Georg Thieme 1943.

KILLMANN, S. A., E. P. CRONKITE, T. M. FLIEDNER, and V. P. BOND: Mitotic indices of human bone marrow cells. III. Duration of some phases of erythrocytic and granulocytic proliferation computed from mitotic indices. Blood **24**, 267—280 (1964).

KINDRED, J. E.: Quantitative studies on lymphoid tissues. Ann. N. Y. Acad. Sci. **59**, 746—754 (1955).

KIYONO, K.: Die vitale Karminspeicherung. Jena: Gustav Fischer 1914a.

— Zur Frage der histiocytären Blutzellen. Folia haemat. (Lpz.) **18**, 149—170 (1914b).

KLIMA, R.: Sternalpunktion und Knochenmarksbildung bei Blutkrankheiten. Berlin-Wien: Urban & Schwarzenberg 1938.

— J. BEYREDER, u. E. HERZOG: Das Leukocytenkonzentrat als einfache und ergiebige Methode für die hämatologische Diagnostik. Wien. med. Wschr. **106**, 809—811 (1956).

KLUMPP, T. G., and T. S. EVANS: Monocytic leukemia. Report of 8 cases. Arch. intern. Med. **58**, 1048—1066 (1936).

KNOLL, W.: Untersuchungen über die Morphologie des Säugetierblutes. Folia haemat. (Lpz.) **47**, 201—213 (1932).

— Entwicklung des blutbildenden Gewebes und des Blutes beim Menschen. In: Handbuch d. ges. Hämatol. Bd. I/1. München-Berlin-Wien: Urban & Schwarzenberg 1957.

KOBURG, E.: Autoradiographische Untersuchungen zum Nukleinsäurestoffwechsel einzelner Zellarten der Lunge. Verh. dtsch. Ges. Path. **44**, 160—166 (1960).

—, u. B. SCHULTZE: Autoradiographische Untersuchungen mit H^3-Thymidin über die Dauer der DNS-Synthese, der Ruhephase und der Mitose bei proliferierenden Systemen wie den Epithelien des Darms, des Ösophagus und der Cornea der Maus. Verh. dtsch. Ges. Path. **45**, 103—107 (1961).

KOMIYA, E., and T. HAYASHI: Zit. nach EVANS, T. S.: Medicine **21**, 421—456 (1942).

— H. KATSUNUMA, G. SHIBAMOTO, R. KAWAKUBO, M. NODA, T. SUGIMOTO, S. SATO, K. HOSHI u. N. KAWASHIMO: Extraktion der neurohumoralen blutregulierenden Wirkstoffe. Folia haemat., N. F. (Frankf.) **5**, 328—348 (1961).

Konigsmark, B. W., and R. L. Sidman: Origin of brain macrophages in the mouse. J. neuropath. exp. Neurol. **22**, 643—676 (1963).

Kosenow, W.: Lebende Blutzellen im Fluoreszenz- und Phasenkontrasmikroskop. Basel-New York: S. Karger 1956.

Kostich, N. D., and H. Rappaport: Diagnostic significance of the histologic changes in the liver and spleen in leukemia and malignant lymphoma. Cancer **1965**, 1214—1232.

Kosunen, T. U., and H. F. Dvorak: The "transfer reaction" in the rabbit. II. A radioautographic study. Lab. Invest. **12**, 628—637 (1963).

— B. H. Waksman, and I. K. Samuelsson: Radioautographic study of cellular mechanisms in delayed hypersensitivity. II. Experimental allergic encephalomyelitis in the rat. J. Neuropath. exp. Neurol. **22**, 367—380 (1963).

Kouloch, F.: The lymphocyte in acute inflammation. Amer. J. Path. **15**, 413—433 (1939).

Kracht, J., u. W. Gusek: Autoradiographische und histochemische Untersuchungen am Mycolsäuregranulom. Verh. dtsch. Ges. Path. **48**, 300—304 (1964).

Kracke, R.: Diseases of the blood and atlas of hematology. Philadelphia: Lippincatt 1941.

Kreyberg, L.: The prospective potencies of the human lymphocyte. Arch. exp. Zellforsch. **8**, 359—363 (1928).

Kruckenberg, H.: Untersuchungen zur zytochemischen Glykogendarstellung. Inauguraldissertation Göttingen 1954.

Krummel, E., u. R. Stodtmeister: Über die klinische Beurteilung von Knochenmarks- und Blutbild. III. Mitt. Über sog. „Monocytenleukämie". Dtsch. Arch. klin. Med. **179**, 273—277 (1936).

Lambers, K., u. P. Bauer-Sic: Hydrolytische Enzyme in der klinischen Diagnostik. In: Zyto- und Histochemie der Hämatologie. 9. Freiburger Symposion. Hrsg.: H. Merker. Berlin-Göttingen-Heidelberg: Springer 1963.

Lamvik, J. O.: The transformation of human mononuclear leukocytes in vitro. Acta haemat. **37**, 32—41 (1967).

Landsteiner, K., and M. W. Chase: Experiments on transfer of cutaneous sensitivity to simple compounds. Proc. Soc. exp. Biol. (N. Y.) **49**, 688 (1942).

Lang, F. J.: Zur Monocytenfrage. Folia haemat. (Lpz.) **36**, 383—389 (1928a).

— Über die Blutstammzellen. Arch. exp. Zellforsch. **6**, 242—252 (1928b).

Lauche, A.: Diskussionsbemerkung zu Linzbach, A. J.: Über die Entstehung der Riesenzellen und ihrer Einschlüsse in epitheloidzelligen Granulomen. Verh. dtsch. Ges. Path. **38**, 187—197 (1955).

Lawrence, J. S., A. I. Josey, and M. W. Young: Monocytic leukemia: Report of three cases. Fol. haemat. (Lpz.) **44**, 332—351 (1931).

Leder, L.-D.: Über die histochemisch nachweisbare alkalische Phosphatase in menschlichen Lymphknoten. Inauguraldiss. Frankfurt 1960.

— Über die selektive fermentcytochemische Darstellung neutrophiler myeloischer Zellen und Gewebsmastzellen im Paraffinschnitt. Klin. Wschr. **42**, 553 (1964a).

— Der Nachweis der Naphthol-AS-D-Chloracetat-Esterase und seine Bedeutung für die histologische Diagnostik. Verh. dtsch. Ges. Path. **48**, 317—320 (1964b).

LEDER, L.-D.: Experimental contributions to the exceptional position of the naphthol-AS-D-chloroacetate esterase in contrast to other histochemically demonstrable hydrolases. 2. Intern. Kongr. Histochemie Frankfurt 1964c.

— Fermenthistochemische Befunde bei akuter Erythrämie und chronischer Erythroblastose. Klin. Wschr. **43**, 795—796 (1965).

— Fermentcytochemische Untersuchungen zur Herkunft des Blutmonocyten. Klin. Wschr. **44**, 25—30 (1966a).

— Zur Erkennung leukämischer Monocyten im Schnittpräparat. Beitr. path. Anat. **133**, 202—215 (1966b).

— Herkunft und cytogenetische Bedeutung der Monocytenperoxydase. Klin. Wschr. **44**, 854—855 (1966c).

— Die fermentcytochemische Erkennung normaler und neoplastischer Erythropoesezellen im Schnitt und Ausstrich. Blut **15**, 289—293 (1967).

—, u. S. CRESPIN: Fermenthistochemische Untersuchungen zur Genese der Hautfenstermakrophagen. Frankfurt. Z. Path. **73**, 611—628 (1964).

—, u. K. LENNERT: Diskussionsbeitrag zum Vortrag von BRAUNSTEINER: In: Cyto- und Histochemie in der Hämatologie. 9. Freiburger Symposion. Hrsg.: H. MERKER. Berlin-Göttingen-Heidelberg: Springer 1963.

— — u. K. TASHIRO: In Vorbereitung.

—, u. R. NICOLAS: Cytologische Untersuchungen zur Genese der Makrophagen an Hautfensterpräparaten. Frankfurt. Z. Path. **72**, 632—644 (1963a).

— — Fermentcytochemische Untersuchungen zur Genese der Makrophagen an Hautfensterpräparaten. Frankfurt. Z. Path. **73**, 228—244 (1963b).

— — Über das cytologische und fermentcytochemische Verhalten der Hautfenstermakrophagen bei Langzeitversuchen. Klin. Wschr. **43**, 684—690 (1965a)

— — Untersuchungen zur Genese der Fremdkörperriesenzellen mittels der Hautfenstermethode. Frankfurt. Z. Path. **74**, 620—639 (1965b).

—, u. H. SCHOMERUS: Nukleolenuntersuchungen zur Genese der Makrophagen an Hautfensterpräparaten. Klin. Wschr. **41**, 87—90 (1963).

LENNERT, K.: Histologische Studien zur Lymphogranulomatose. I. Die Cytologie der Lymphogranulomzellen. Frankfurt. Z. Path. **64**, 209—234 (1953).

— Über die Erkennung von Keimzentrumszellen im Lymphknotenausstrich. Klin. Wschr. **35**, 1130—1132 (1957).

— Lymphknoten. Diagnostik in Schnitt und Ausstrich. Handbuch d. speziellen pathologischen Anatomie. Bd. I/3A. Berlin-Göttingen-Heidelberg: Springer 1961.

— Pathologische Anatomie der Retikulosen. In: Krebsforschung und Krebsbekämpfung, Bd. V. Hrsg. H. A. GOTTRON. München-Berlin: Urban & Schwarzenberg 1964.

— R. CAESAR, and K. H. MÜLLER: Electron microscopic studies of germinal centers in man. In: Germinal Centers in Immune Responses. Proc. Sympos. Univ. Bern, Switzerland, June 22—24, 1966. Berlin-Göttingen-New York: Springer 1967.

—, and L.-D. LEDER: Enzyme histochemistry of monocytes, exudate macrophages and lymphoreticular tissue. Proc. 9th Congr. Europ. Soc. Haemat., Lisbon 1963.

— — The origin of the macrophages in the "skin windows". Proc. 4th Intern. Sympos. RES Kijoto 1964.

LENNERT, K., L.-D. LEDER, u. H. LÖFFLER: Fermenthistochemische Untersuchungen des Lymphknotens. V. Mitt. Saure Phosphatase in Schnitt und Ausstrich. Virchows Arch. path. Anat. **338**, 285—304 (1965).

— H. LÖFFLER u. F. GRABNER: Fermenthistochemische Untersuchungen des Lymphknotens. IV. Mitt. Esterase in Schnitt und Ausstrich. Virchows Arch. path. Anat. **335**, 491—512 (1962).

— — u. L.-D. LEDER: Fermenthistochemische Untersuchungen des Lymphknotens. I. Mitt. Alkalische Phosphatase in Schnitt und Ausstrich. Virchows Arch. path. Anat. **334**, 399—418 (1961).

— — — Fermenthistochemische Untersuchungen am lymphoretikulären Gewebe. In: Zyto- und Histochemie in der Hämatologie. 9. Freiburger Symposion. Hrsg. H. MERKER. Berlin-Göttingen-Heidelberg: Springer 1963.

LESHER, S., R. L. M. FRY, and H. J. KOHN: Age and generation time of the mouse duodenal epithelial cell. Exp. Cell Res. **24**, 334—343 (1961).

LEVINE, V.: Monocytic leukemia: Report of nine cases. Folia haemat. (Lpz.) **52**, 305—338 (1934).

LEWIS, M. R.: The formation of macrophages, epithelioid cells, and giant cells from leukocytes in incubated blood. Amer. J. Path. **1**, 91—100 (1925a).

— Origin of the phagocytic cells of the lung of the frog. Bull. Johns Hopk. Hosp. **36**, 361—375 (1925b).

— A study of the mononuclears of the frog's blood in vitro. Arch. exp. Med. **2**, 228—234 (1926).

— The transformation of mononuclear blood cells into macrophages, epithelioid cells, and giant cells. Arch. exp. Zellforsch. **6**, 253—258 (1928).

—, and W. H. LEWIS: Transformation of mononuclear blood-cells into macrophages, epithelioid cells, and giant cells in hanging-drop blood cultures from lower vertebrates. Contrib. Embryol. **18**, 95—120 (1926).

— H. S. WILLIS, and W. H. LEWIS: The epithelioid cells of tuberculous lesions. Bull. Johns Hopk. Hosp. **36**, 175—184 (1925).

LEWIS, W. H., and M. R. LEWIS: The transformation of white blood cells into clasmatocytes (macrophages), epithelioid cells, and giant cells. J. Amer. med. Ass. **84**, 798—799 (1925).

LICHTENSTEIN, A.: Agranulocytose Typus Schultz (Granulocytopenia maligna). Acta med. scand. Suppl. **49**, 1—136 (1932).

LIEBMANN, E.: Über das Auftreten von melaninhaltigen Monocyten bei generalisierter Melanomatosis. Schweiz. med. Wschr. **69**, 587—599 (1929).

LINZBACH, A. J.: Quantitative Biologie und Morphologie des Wachstums einschließlich Hypertrophie und Riesenzellen. In: Handbuch der allg. Path. Bd. 6/1, 180—306. Berlin-Göttingen-Heidelberg: Springer 1955.

LÖFFLER, H.: Kombinationsmöglichkeiten der Nachweismethoden für hydrolytische Enzyme mit der Azofarbstoffmethode. Histochemie **2**, 23—31 (1960).

— Cytochemischer Nachweis von unspezifischer Esterase in Ausstrichen. Beiträge zur Technik und Ergebnisse im Blutausstrich des Menschen. Klin. Wschr. **39**, 1220—1227 (1961a).

— Untersuchungen über die Aktivität der alkalischen Phosphatase und der unspezifischen Esterase in den Retikulumzellen des Knochenmarkes. Ein Vergleich zwischen Knochenmark und Lymphknoten. Folia haemat., N. F. (Frankf.) **6**, 1—3 (1961b).

LÖFFLER, H.: Cytochemischer Nachweis von unspezifischen Esterasen in Blutzellen. Diskussionsbemerkungen. Proc. 8th Congr. Europ. Soc. Haemat. Vienna 1961, III, 32—34 (1962a).

— Cytochemischer Nachweis von unspezifischer Esterase in Erythroblasten. Proc. Europ. Soc. Haemat. **8**, 475 (1962b).

— Enzym-zytochemische Befunde bei unreifzelligen Leukosen. In: Zyto- und Histochemie in der Hämatologie. 9. Freiburger Symposion. Hrsg.: H. MERKER. Berlin-Göttingen-Heidelberg: Springer 1963a.

— Hinweise zur Unterscheidung unreifzelliger Leukämien mit zytochemischen Methoden. Dtsch. med. Wschr. **88**, 1531—1532 (1963b).

— Zur Differenzierung unreifzelliger (akuter) Leukosen mit cytochemischen Methoden. Folia haemat., N. F. (Frankf.) **8**, 112—117 (1963c).

— Pers. Mitt. (1965).

—, u. W. BERGHOFF: Eine Methode zum Nachweis von saurer Phosphatase in Ausstrichen. Klin. Wschr. **40**, 363—364 (1962).

—, u. I. C. F. SCHUBERT: Zum histochemischen Nachweis der Esterase in Zellen des Blutes. Klin. Wschr. **37**, 563—564 (1959).

— — Cytochemische Unterschiede zwischen Plasmazellen und Myelomzellen. Klin. Wschr. **41**, 484—488 (1963).

LONG, E. R.: The inflammatory reaction in tuberculosis. Amer. J. med. Sci. **185**, 749—761 (1933).

—, and S. W. HOLLEY: The origin of the epithelioid cell in experimental tuberculosis of the cornea. Amer. J. Path. **9**, 337—346 (1933).

— A. J. VORWALD, and L. DONALDSON: Early cellular reaction to tubercle bacilli. Arch. Path. **12**, 956—969 (1931).

LOW, F. N., and J. E. FREEMAN: Electron microscopic atlas of normal and leukemic blood. New York-Toronto-London: McGraw-Hill Book Company, Inc. 1958.

MACDONALD, R. A.: Origin of fibroblasts in experimental healing wounds: Autoradiographic studies using tritiated thymidine. Surgery **46**, 376—382 (1959).

MACKANESS, G. B.: Cellular restistance to infection. J. exp. Med. **116**, 381—406 (1962).

MALLORY, F. B.: The principles of pathological histology. Philadelphia: W. B. Saunders Comp. 1914.

MANCINI, R. E.: Histochemical study of leukocyte glycogen content under normal and pathological conditions. J. nat. Cancer Inst. **10**, 1378 (1950).

MARCHAND, F.: Untersuchungen über die Einheilung von Fremdkörpern. Ein Beitrag zur Lehre der entzündlichen Gewebsneubildung. Beitr. path. Anat. **4**, 1—66 (1889).

— Über die bei Entzündungen in der Peritonealhöhle auftretenden Zellformen. Verh. dtsch. Ges. Path. **1**, 63—81 (1898).

— Über Clasmatocyten, Mastzellen und Phagocyten des Netzes. Verh. dtsch. Ges. Path. **4**, 124—131 (1902).

— Über die Herkunft der Lymphocyten und ihre Schicksale bei der Entzündung. Verh. dtsch. Ges. Path. **16**, 5—80 (1913).

MARCHAND, F.: Über den Entzündungsbegriff. Virchows Arch. path. Anat. **243**, 245—299 (1921).

— Die örtlichen reaktiven Vorgänge (Lehre von der Entzündung). Handbuch der allg. Pathologie Bd. IV/1. Leipzig: S. Hirzel 1924.

MARCHESI, V. T.: Some electron microscopic observations on interactions between leukocytes, platelets, and endothelial cells in acute inflammation. Ann. N. Y. Acad. Sci. **116**, 774—788 (1964).

—, and H. W. FLOREY: Electron microscopic observations on the emigration of leukocytes. Quart. J. exp. Physiol. **45**, 343—348 (1960).

MARKOFF, N.: Die Beurteilung des Knochenmarkes durch Sternalpunktion. Dtsch. Arch. klin. Med. **179**, 113—133 (1936).

MARSHAL, A. H. E.: An outline of the cytology and pathology of the reticular tissue. Edinburgh-London: Oliver & Boyd 1956.

MASUGI, M.: Über die Beziehungen zwischen Monocyten und Histiocyten. Beitr. path. Anat. **76**, 396—443 (1926).

MAURER, W., u. E. KOBURG: Autoradiographische Untersuchungen mit H^3-Thymidin über den zeitlichen Verlauf der DNS-Synthese bei den Epithelien des Darmes und bei anderen Zellarten der Maus. Verh. dtsch. Ges. Path. **45**, 108—112 (1961).

MAURI, C.: Über Lipide und ihre Bedeutung in den Zellen der blutbildenden Systeme. In: Zyto- und Histochemie in der Hämatologie. 9. Freiburger Symposion. Hrsg.: H. MERKER. Berlin-Göttingen-Heidelberg: Springer 1963.

MAXIMOW, A.: Experimentelle Untersuchungen über die entzündliche Neubildung von Bindegewebe. Beitr. path. Anat. Suppl. **5**, 1—262 (1902).

— Beiträge zur Histologie der eitrigen Entzündung. Beitr. path. Anat. **38**, 301—351 (1907).

— Der Lymphocyt als gemeinsame Stammzelle der verschiedenen Blutelemente in der embryonalen Entwicklung und im postfetalen Leben der Säugetiere. Folia haemat. (Lpz.) **8**, 125—134 (1909).

— Untersuchungen über Blut und Bindegewebe. VIII. Arch. mikr. Anat. **97**, 283—313 (1923).

— Tuberculosis of mammalian tissue in vitro. J. infect. Dis. **34**, 549—584 (1924).

— Role of the nongranular blood leucocytes in the formation of the tubercle. J. infect. Dis. **37**, 418—429 (1925a).

— Über die Entwicklungsfähigkeiten des Blutleucocyten und des Blutgefäßendothels bei Entzündung und in Gewebskulturen (vorläufige Mitteilung). Klin. Wschr. **4**, 1486—1488 (1925b).

— Über undifferenzierte Blutzellen und mesenchymale Keimlager im erwachsenen Organismus. Klin. Wschr. **5**, 2193—2199 (1926).

— Über das Mesothel (Deckzellen der serösen Häute) und die Zellen der serösen Exsudate. Untersuchungen an entzündetem Gewebe und an Gewebskulturen. Arch. exp. Zellforsch. **4**, 1—42 (1927a).

— Bindegewebe und blutbildendes Gewebe. In: Handbuch der mikroskopischen Anatomie des Menschen, Bd II/1, S. 232—583. Berlin: Springer 1927b.

— Cultures of blood leucocytes. From lymphocyte and monocyte to connective tissue. Arch. exp. Zellforsch. **5**, 169—268 (1928).

MAXIMOW, A.: Über die Histogenese der entzündlichen Reaktion. Nachprüfung der v. Möllendorffschen Trypanblauversuche. Beitr. path. Anat. **82**, 1—26 (1929).

MAYER, E., u. S. FURUTA: Zur Frage der Lymphknötchen im menschlichen Knochenmark. Virchows Arch. path. Anat. **253**, 574—586 (1924).

McCLUSKEY, R. T., B. BENACERRAF, and J. W. McCLUSKEY: Studies on the specifity of the cellular infiltrate in delayed hypersensitivity reactions. J. Immunol. **90**, 466—477 (1963).

McCUTCHEON, M.: Chemotaxis and locomotion of leukocytes. Ann. N. Y. Acad. Sci. **59**, 941—944 (1955).

McDONALD, G. A., T. C. DODDS u. B. CRUICKSHANK: Atlas der Hämatologie. Stuttgart: G. Thieme 1966.

McJUNKIN, F. A.: A simple technique for the demonstration of a phagocytic mononuclear cell in peripheral blood. Arch. intern. Med. **21**, 59—65 (1918).

— The origin of the phagocytic mononuclear cells of the peripheral blood. Amer. J. Anat. **25**, 27—53 (1919).

—, and A. CHARLTON: The practical identification of endothelial leukocytes in differential blood count. Arch. intern. Med. **22**, 157—159 (1918).

McNEE, J. W.: Gibt es einen echten hämatogenen Ikterus? Med. Klin. **9**, 1125 bis 1129 (1913).

MEDLAR, E. M.: An evaluation of the leukocytic reaction in the blood as found in cases of tuberculosis. Amer. Rev. Tubercl. **20**, 312—346 (1929).

MENKIN, V.: Newer concepts of inflammation. Springfield: Ch. C. Thomas 1950.

—, and R. WARNER: Studies in inflammation. XII. Carbohydrate metabolism, local acidosis, and the cytological picture in inflammation. Amer. J. Path. **13**, 25—43 (1937).

MERCER, S. T.: Preliminary observations on human blood in early syphilis by supravital method. Proc. Soc. exp. Biol. Med. **28**, 1033—1035 (1931).

— The dermatosis of monocytic leukemia. Arch. Derm. Syph. **31**, 615—635 (1935).

MERKER, H.: Cytochemische Beobachtungen bei Erythropathien unter besonderer Berücksichtigung von Glykogen und freiem Eisen. Schweiz. med. Wschr. **40**, 1209—1211 (1961).

— Grundlagen zur klinisch-morphologischen Blutdiagnostik mit Hydrolasen. In: Zyto- und Histochemie in der Hämatologie. 9. Freiburger Symposion. Hrsg.: H. MERKER. Berlin-Göttingen-Heidelberg: Springer 1963.

—, u. L. HEILMEYER: Die alkalische Phosphatase neutrophiler Leukocyten. Zytoenzymatischer Nachweis und Aktivität bei Erkrankungen und Reaktionen des blutbildenden Systems. Dtsch. med. Wschr. **85**, 253—258 (1960).

MERKLEN, M., et M. WOLF: Monocytes, monocytose, leucémies à monocytes: trialisme leukocytaire. Paris: Presse méd. **35**, 145—149 (1927).

— — Leucémies à monocytes. Rev. Méd. **45**, 154—213 (1928).

METCHNIKOFF, E.: Über die phagocytäre Rolle der Tuberkelriesenzellen. Virchows Arch. path. Anat. **113**, 63—94 (1888).

— Leçons sur le pathologie comparée de l'inflammation. Paris: Masson 1892.

MEYER, E.: Zit. nach NAEGELI, O.: Lehrbuch der Blutkrankheiten und Blutdiagnostik. Berlin: Springer 1931.

Miller, F.: Elektronenmikroskopische Untersuchungen an weißen Blutzellen. Verh. dtsch. Ges. Path. **40**, 208—220 (1956).

Miller, J.: Die Histogenese des hämatogenen Tuberkels in der Leber des Kaninchens. Beitr. path. Anat. **31**, 347—366 (1902).

Mims, C. A.: The peritoneal macrophages of mice. Brit. J. exp. Path. **45**, 37—43 (1964).

Mitchell, L. A.: Malignant monoblastoma, a variant of monocytic leukemia. Ann. intern. Med. **8**, 1387—1394 (1935).

Mlczoch, F., u. J. Kohout: Das „Gewebsbild" bei verschiedenen Erkrankungen. Eine Anwendung der Deckglasmethode in der Klinik. Klin. Wschr. **40**, 99—105 (1962).

— — Das „Gewebsbild" bei malignen Erkrankungen. Untersuchungen mit der Hautfenstermethode an 214 Fällen. Klin. Wschr. **43**, 627—632 (1965a).

— — Tissue reactions in sarcoidosis. A report on examinations using the coverslip method. Proc. 3rd internat. Conf. on Sarcoidosis. Stockholm 1965b.

Möllendorf, W. v.: Die örtliche Zellbildung in Gefäßwänden und im Bindegewebe. Münch. med. Wschr. **74**, 135—139 (1927).

— Die Entstehung der Entzündungsleukocyten und die Grenzen der anatomischen Methode. Klin. Wschr. **7**, 2481—2483 (1928).

Moeschlin, S.: Phasenkontrastuntersuchungen in der Hämatologie. Acta haemat. **2**, 399—426 (1949).

— Diskussion zu Undritz, E.: Folia haemat. (Lpz.) **70**, 3 (1950).

Moloney, W. C., K. McPherson, and L. Fliegelman: Esterase activity in leukocytes demonstrated by use of naphthol AS-D chloroacetate substrate. J. Histochem. Cytochem. **8**, 200—207 (1960).

Monis, B., and A. M. Rutenburg: Histochemical demonstration of alkaline phosphatase in leukocytes. J. Histochem. Cytochem. **6**, 91 (1958).

Moore, D. H., and H. Ruska: Fine structure of capillaries and small arteries. J. biophys. biochem. Cytol. **3**, 457—462 (1957).

—, and M. D. Schoenberg: Alveolar lining cells and pulmonary reticuloendothelial system of the rabbit. Amer. J. Path. **45**, 991—1006 (1964).

Morriss, W. H., and S. H. Tan: The differential leukocyte count in pulmonary tuberculosis. The value of the lymphocyte-monocyte ratio in the determination of activity. Amer. Rev. Tuberc. **16**, 729 (1927).

Movat, H. Z., and N. V. P. Fernando: The fine structure of the terminal vascular bed. IV. The venules and their perivascular cells (pericytes, adventitial cells). Exp. molec. Path. **3**, 98—114 (1964a).

— — The fine structure of lymphoid tissue. Exp. molec. Path. **3**, 546—568 (1964b).

— — The fine structure of lymphoid tissue during antibody formation. Exp. molec. Path. **4**, 155—188 (1965).

Müller, K. H.: Pers. Mitt. (1966).

Myrvic, Q. N., E. S. Leake, and B. Farris: Lysozyme content of alveolar and peritoneal macrophages from the rabbit. J. Immunol. **86**, 133—136 (1961).

— —, and D. Gonzalez-Ojeda: Enzymatic differences between normal rabbit alveolar macrophages and oil-induced peritoneal macrophages. Bact. Proc. **1962**, 79.

NAEGELI, O.: Die weißen Blutkörperchen. In: NOTHNAGEL: Specielle Pathologie und Therapie. Wien-Leipzig: A. Hölder 1909.

— Lehrbuch der Blutkrankheiten und Blutdiagnostik. Berlin: Springer 1931.

NAGAI, K.: Über die Lymphfollikel im Knochenmark bei chronischer lymphatischer Leukämie. Verh. dtsch. Ges. Path. **44**, 323—325 (1960).

NELSON, D. S., and S. V. BOYDEN: The loss of macrophages from peritoneal exudates following the injection of antigens into guinea-pigs with delayed-type hypersensitivity. Immunology **6**, 264—275 (1963).

—, and R. J. NORTH: The fate of peritoneal macrophages after the injection of antigen into guinea pigs with the delayed-type hypersensitivity. Lab. Invest. **14**, 89—101 (1965).

NELSON, E., K. BLINZINGER, and H. HAGER: An electron microscopic study of bacterial meningitis. I. Experimental alterations in the leptomeninges and subarachnoid space. Arch. Neurol. Psychiat. **6**, 390—403 (1962).

NORDENSON, N. G.: Studies of bone marrow from sternal puncture. Stockholm 1935.

— Intravitale Studie der Knochenmarksretikulumzellen unter normalen und pathologischen Verhältnissen mit besonderer Berücksichtigung ihrer Stellung in der Genese der Blutzellen. Acta path. microbiol. scand. **15**, 362—395 (1938).

— Eine experimentelle Studie über die menschlichen Knochenmarksretikulumzellen sowie ein Beitrag zur Frage der Monocytengenese. Acta med. scand. **100**, 507—544 (1939).

—, u. A. G. ASPLUND: Frequenzstudien und cytologische Typen eines Leukämiemateriales. Acta med. scand. **154**, 31—40 (1956).

NORTH, R. J., and G. B. MACKANESS: Electron microscopical observations on the peritoneal macrophages of normal mice and mice immunized with listeria monocytogenes. I. and II. Brit. J. exp. Path. **44**, 601—611 (1963).

NOWELL, P. C., and D. A. HUNGERFORD: Chromosome changes in human leukemia and a tentative assessment of their significance. Ann. N. Y. Acad. Sci. **113**, 654—662 (1964).

NUNZIANTE-CESARO, A., et A. GRANATA: Le dosage histospectrophotometrique des polysaccharides et des acides nucleiniques dans les globules blancs du sang normal. Sang **26**, 935—938 (1955).

OEHLERT, W.: Autoradiographische Untersuchungen bei der experimentellen Aspergillose der Ratte. Acta histochem. **6**, 315—332 (1959).

— Durchführung und Anwendungsmöglichkeiten der autoradiographischen Methode in der Pathologie. Schweiz. med. Wschr. **94**, 1009—1015 (1964).

OELLER, H.: Über die Bedeutung der Zellfunktion bei Immunitätsvorgängen. Dtsch. med. Wschr. **49**, 1287—1291 (1923).

— Über die Bedeutung reaktiver „entzündlicher Vorgänge" bei bakteriellen Allgemeininfektionen. Dtsch. med. Wschr. **50**, 357—358 (1924a).

— Zur Histopathologie der hämatogenen Infekte mit pathogenen und apathogenen Bakterien. Dtsch. med. Wschr. **50**, 937—938 (1924b).

OLDFIELD, F. E.: Orientation behaviour of chick leucocytes in tissue culture and their interaction with fibroblasts. Exp. Cell Res. **30**, 125—138 (1963).

O'Neal, R. M., G. L. Jordan, E. R. Rabin, M. E. de Bakey, and B. Halpert: Cells grown on isolated intravascular dacron hub. An electron microscopic study. Exp. molec. Path. **3**, 403—412 (1964).

Oppenheimer, R.: Experimentelle Beiträge zur Histogenese des miliaren Lebertuberkels. Virchows Arch. path. Anat. **194**, 254—272 (1908).

Oren, R., A. E. Farnham, K. Saito, E. Milofsky, and M. L. Karnovsky: Metabolic patterns in three types of phagocytizing cells. J. Cell. Biol. **17**, 487—501 (1963).

Orr, J. W.: Monocytic leukemia: two cases. Lancet **1933**, 403—407.

Osgood, E. E.: Monocytic leukemia. Report of six cases and review of one hundred ant twenty-seven cases. Arch. intern. Med. **59**, 931—951 (1937).

—, and C. E. Lyght: Monocytic leukemia with report of two cases. J. Lab. clin. Med. **18**, 612—626 (1933).

Otten, E.: Zytologische und fermentzytochemische Untersuchungen an ausgewanderten Zellen im Rebuckschen Hautfenster. Inauguraldissertation Freiburg 1964.

Paegle, R. D.: Electron microscopic study of leukocytes in infectious mononucleosis. Blood **17**, 687—700 (1961).

Page, A. R.: Inhibition of the lymphocyte response to inflammation with antimetabolites. Amer. J. Path. **45**, 1029—1044 (1964).

— R. M. Condie, and R. A. Good: Effect of 6-mercaptopurine on inflammation. Amer. J. Path. **40**, 519—530 (1962).

Painter, R. B., and R. M. Drew: Studies on deoxyribonucleic acid metabolism in human cancer cell cultures (HeLa). I. The temporal relationship of deoxyribonucleic acid synthesis to mitosis and turnover time. Lab. Invest. **8**, 278—285 (1959).

Palade, G. E.: Fine structure of blood capillaries. J. appl. Physiol. **24**, 1424 (1953).

— Blood capillaries of the heart and other organs. Circulation **24**, 368—384 (1961).

Pappenheim, A.: Atlas der menschlichen Blutzellen. Jena: Gustav Fischer 1911.

— Einige Worte über Histiocyten, Splenocyten und Monocyten. Folia haemat. (Lpz.) **16**, 1—48 (1913).

— Hämatologische Bestimmungstafeln. Jena: Gustav Fischer 1920.

—, u. A. Ferrata: Über die verschiedenen lymphoiden Zellformen des normalen und pathologischen Blutes, mit besonderer Berücksichtigung der großen Mononukleären des Normalblutes und ihrer Beziehung zu Lymphoidzellen. Folia haemat. (Lpz.) **10**, 78—208 (1910).

Paschkis, K.: Zur Frage der Abstammung der großen Mononukleären. Virchows Arch. path. Anat. **259**, 316—325 (1926).

Patella, V.: Der endotheliale Ursprung der Mononukleären des Blutes. Folia haemat. (Lpz.) **9**, 218—224 (1909).

Patt, H. M., and M. Maloney: Kinetics of neutrophil balance. In: The kinetics of cellular proliferation. Ed. F. Stohlman. New York: Grune & Stratton 1959.

Paz, R. A., and W. G. Spector: The mononuclear-cell response to injury. J. Path. Bact. **84**, 85—103 (1962).

Perillie, P. E., and S. C. Finch: The local exudative cellular response in leukemia. J. clin. Invest. **39**, 1353—1357 (1960).

17*

Peters, H.: Eine Methode zur Verhinderung von Farbstoffzerfall und Gasblasenbildung in fermenthistochemischen Präparaten. Histochemie 4, 345—347 (1964).

Petrakis, N. L., M. Davis, and S. P. Lucia: The in vivo differentiation of human leukocytes into histiocytes, fibroblasts, and fat cells in subcutaneous diffusion chambers. Blood 17, 109—118 (1961).

Petris, D., G. Karlsbad, and B. Pernis: Filamentous structures in the cytoplasm of normal mononuclear phagocytes. J. ultrastruct. Res. 7, 39—55 (1962).

Piechl, N.: Beiträge zur Knochenmarksforschung. Versuche über die Lösbarkeit der Zellen der einzelnen Systeme aus dem Markverband. I. Mitt. Z. klin. Med. 141, 788—803 (1942).

— Beiträge zur Knochenmarksforschung. Versuche über die Lösbarkeit der Zellen der einzelnen Systeme aus dem Markverband. II. Mitt. Krankheiten der Erythropoese. Z. klin. Med. 142, 636—654 (1943a).

— Beiträge zur Knochenmarksforschung. Versuche über die Lösbarkeit der Zellen der einzelnen Systeme aus dem Markverband. III. Mitt. Krankheiten der Granulo- und Thrombopoese. Z. klin. Med. 142, 655—674 (1943b).

— Der Monocyt. Ergebn. inn. Med. Kinderheilk. 64, 625—730 (1944).

Pinkett, M. O., C. R. Cowdrey, and P. C. Nowell: Mixed hematopoietic and pulmonary origin of "alveolar macrophages" as demonstrated by chromosome markers. Amer. J. Path. 48, 859—968 (1966).

Pohl, H.: Morpholgische und cytochemische Untersuchungen an den mononucleären Zellen des Pfeifferschen Drüsenfiebers. Inauguraldissertation Frankfurt 1961.

Policard, A., A. Collet, J. C. Martin, S. Prégermain et C. Reuet: Étude infrastructurale des macrophages alveolaire libres isolés du poumon chez le cobaye. C. R. Acad. Sci. (Paris) 256, 3404—3406 (1963).

— —, and S. Prégermain: Electron microscope studies on alveolar cells from mammals. In: Electron microscopy. Proc. of the Stockholm Conf. 1956, 244—246. Uppsala: Almqvist & Wiksell 1957.

Porter, R., and H. J. Woodliff: Monocytic leukemia. Report of a case showing unusual features. Acta haemat. 21, 118—128 (1959).

Putschar, W.: Über Gefäße in Tuberkeln und ihre Beziehung zur Riesenzellbildung. Beitr. path. Anat. 84, 321—334 (1930).

Quaglino, D.: Cytochemical techniques in acute leukemias. Proc. 7th Congr. Europ. Soc. Haemat. London 1959, part II, 386—389 (1960).

— Aspects of dehydrogenase cytochemistry. Proc. 8th Congr. Europ. Soc. Haemat. Vienna 1961, Part I/20.

—, and F. G. J. Hayhoe: Acetone fixation for the cytochemical demonstration of dehydrogenases in blood and bone marrow cells. Nature (Lond.) 187, 85—86 (1960).

Queisser, W., K. Noeske, W. Sandritter u. K. Lennert: Zytophotometrische Bestimmung des DNS-Gehaltes von Zellen des lymphatischen Gewebes. Z. Zellforsch. mikr. Anat. 75, 527—536 (1966).

Rabinowitz, Y.: Separation of lymphocytes, polymorphonuclear leukocytes and monocytes on glass columns, including tissue culture observations. Blood 23, 811—828 (1964).

Rabinowitz, Y., and R. Schrek: "Monocytic" cells of normal blood, Schilling and Naegeli leukemia, and leukemic reticuloendotheliosis in slide chambers. Blood 20, 453—470 (1962a).
— — Studies of cell source of macrophages from human blood in slide chambers. Proc. Soc. exp. Biol. Med. 110, 429—431 (1962b).
Ralph, P. H.: Differential staining of lipid fractions in blood cell organoids. Anat. Rec. 94, 490 (1946).
Rappoport, A., and V. H. Kugel: Monocytic leukemia. A case report illustrating variations in clinical picture. Blood 2, 332—355 (1947).
Rasche, B., u. W. T. Ulmer: Untersuchungen über das Verhalten von Intraperitonealreizexsudaten unter dem Einfluß von Quarz-, Tridymit- und Korundstaub in vitro und in vivo. Histologie, Sauerstoffverbrauch, Milchsäurebildung und Phagocytose. Int. Arch. Gewerbepath. Gewerbehyg. 21, 27—38 (1964).
— — Untersuchungen über die Herkunft der Alveolar- und Peritonealmakrophagen. Med. thorac. 22, 516—529 (1965).
— — Experimentelle Beiträge zur zellulären Lungenreinigung. Untersuchungen über die Herkunft der Alveolarmakrophagen. Klin. Wschr. 44, 841—845 (1966).
Rebuck, J. W.: Cytology of acute inflammation in man as demonstrated by two original procedures with particular reference to the role of lymphocytes. Thesis. Univ. Minn. 1947.
— H. I. Coffman, G. B. Bluhm, and C. L. Barth: A structural study of reticulum cell and monocyte production with quantitation of lymphocytic modulation of nonmultiplicative type to histiocytes. Ann. N. Y. Acad. Sci. 113, 595—611 (1964).
—, and J. H. Crowley: A method of studying leukocytic functions in vivo. Ann. N. Y. Acad. Sci. 59, 757—805 (1955).
—, and G. A. LoGrippo: Leukocytic responses to poliomyelitis vaccines in human skin windows. In: Retikuloendothelial structure and function. New York: Ronald Press Comp. 1960.
— — Characteristics and interrelationships of the various cells in the RE cell, macrophage, lymphocyte and plasma cell series in man. Lab. Invest. 10, 1068—1093 (1961).
—, and R. C. Mellinger: Interruption by topical cortisone of leukocytic cycles in acute inflammation in man. Ann. N. Y. Acad. Sci. 56, 715—732 (1953).
—, and E. A. Monaghan: Peroxidase in the lymphocytes of man in acute inflammation. Fed. Proc. 7, 277 (1948).
— R. W. Monto, E. A. Monaghan, and J. M. Riddle: Potentialities of the lymphocyte, with an additional reference to its dysfunction in Hodgkin's disease. Ann. N. Y. Acad. Sci. 73, 8—38 (1958).
— A. J. Petz, J. M. Riddle, R. J. Priest, and G. A. LoGrippo: Human leukocytic functions in the tissues. In: Biological activity of the leukocyte (Ciba foundation study group No. 10). London: Churchill Ltd. 1961.
— R. W. Smith, and R. R. Margulis: The modification of leukocytic function in human windows by ACTH. Gastroenterology 19, 644—657 (1951).
— — — ACTH and leukocytic performance in windows in man. In: Proc. 2nd ACTH. Clin. Conf. Ed. J. R. Mote, S. 460—467. Philadelphia: Blakiston 1951

REINAUER, H.: Beitrag zur submikroskopischen Struktur der weißen Blutzellen bei infektiöser Mononukleose. Folia haemat., N. F. (Frankf.) 5, 296—327 (1961).

REISMAN, L. E., M. MITANI, and W. W. ZUELZER: Chromosome studies in leukemia. I. Evidence for the origin of leukemic stem lines from aneuploid mutants. New Engl. J. Med. 270, 591—597 (1964).

REITANO, D.: Emoistioblasti e loro derivati nella leucemia monocitica. Haematologica 3, 524—528 (1922).

REMY, R.: Ein Fall einer chronischen Monocytenleukämie. Klin. Wschr. 27, 501—503 (1949).

RESCHAD, H., u. V. SCHILLING: Über eine neue Leukämie durch echte Übergangsformen (Splenocytenleukämie) und ihre Bedeutung für die Selbständigkeit dieser Zellen. Münch. med. Wschr. 60, 1981—1984 (1913).

RÉVOL, L.: L'exploration de la moelle osseuse par ponction sternale. Myélogrammes normales et pathologiques. Paris: Baillière 1938.

RIBBERT, H.: Die Abscheidung intravenös injizierten gelösten Karmins in den Geweben. Z. allg. Physiol. 4, 201—214 (1904).

RICHTER, M. N.: Leukemia. The relative values of cell morphology and the peroxidase reaction diagnostic aids. Arch. intern. Med. 36, 13—23 (1925).
— Origin of leukemic cells in monocytic leukemia. Lab. Invest. 5, 155—161 (1956).
— Blood and bone marrow. In: W. A. D. ANDERSON: Pathology. St. Louis: C. V. Mosby Comp. 1961.

RICKER, G., u. P. REGENDANZ: Beiträge zur Kenntnis der örtlichen Kreislaufstörungen. Nach Untersuchungen am Pankreas und seinem Bauchfell, an der Conjunktiva und dem Ohrlöffel des Kaninchens. Virchows Arch. path. Anat. 231, 1—184 (1921).

RIDDLE, J. M., and M. J. BARNHART: The eosinophil as a source for profibrinolysin in acute inflammation. Blood 25, 776—794 (1965).

RIEKE, W. O., R. W. CAFFREY, and N. B. EVERETT: Rates of proliferation and interrelationships of cells in the mesenteric lymph node of the rat. Blood 22, 674—689 (1963).

RIIS, P.: The cytology of inflammatory exudate. Kopenhagen: Munksgaard 1959.

RIND, H.: Atlas der Phasenkontrastmikroskopie. Berlin: Akademie-Verlag 1958.

RINEHART, J. F.: Electron microscopic studies of sectioned white blood cells and platelets. Amer. J. clin. Path. 25, 605—619 (1955).

RITTENBERG, M. B., and E. L. NELSON: Macrophages, nucleic acids, and the induction of antibody formation. A review. Amer. Nat. 94, 321—342 (1960).

ROBERTIS, E. DE: Electron microscopic studies of circulating blood cells. Proc. 4th Congr. Intern. Soc. Haematol. 1952. New York: Grune & Stratton 1954.

ROBERTS, A. N.: Quantitative cellular distribution of tritiated antigen in immunized mice. Amer. J. Path. 44, 411—430 (1964).

ROBERTS, D. K., and J. S. LATTA: Electron microscopic studies on the red pulp of the rabbit spleen. Anat. Rec. 148, 81—101 (1964).

RÖSSLE, R.: Referat über Entzündung. Verh. dtsch. Ges. Path. 19, 18—68 (1923).

Rohner, F. J., C. W. Baldridge, and G. H. Hansmann: Chronic benzene poisoning. Arch. Path. **1**, 221—226 (1926).

Rohr, K.: Blut- und Knochenmarksmorphologie der Agranulocytosen (Ergebnisse fortlaufender Sternalmarkuntersuchungen). Folia haemat. (Lpz.) **55**, 305—367 (1936).

— Zum Problem der Differenzierungspotenzen der Leukosezellen. Schweiz. med. Wschr. **78**, 991—993 (1948).

— Das menschliche Knochenmark. Stuttgart: Georg Thieme 1960.

Roos, B., N. Odartschenko, M. Hess, R. D. Stoner u. H. Cottier: Zur Zellkinetik der Retikulumzellen lymphatischer Organe. Autoradiographische Untersuchungen mit Hilfe von Thymidin-H³. Xᵉ Congr. Soc. Europ. d'Hématologie, Strasbourg 1965.

Rosahn, P. D., and L. Pearce: Blood cytology in untreated and treated syphilis. Amer. J. med. Sci. **187**, 88—100 (1934).

Rosenthal, N.: Studies on the oxidase reaction of the cells in normal and leukemic blood. Arch. intern. Med. **20**, 184—197 (1917).

— Some atypical cases of leukemia. Med. Clin. N. Amer. **4**, 1607—1637 (1921).

—, and H. A. Abel: The significance of the monocytes in agranulocytosis (leukopenic infectious monocytosis). Amer. J. clin. Path. **6**, 205—229 (1936).

Rosenzajn, L., G. Marshak, and P. Efrati: Acid phosphatase activity in normal human blood and bone marrow cells as demonstrated by the azo-dye method. Acta haemat. **30**, 310—316 (1963).

Ross, R., and E. P. Benditt: Wound healing and collagen formation. I. Sequential changes in components of guinea pig skin wounds observed in the electron microscope. J. biophys. biochem. Cytol. **11**, 677—700 (1961).

—, and J. W. Lillywhite: The fate of buffy coat cells grown in subcutaneously implanted diffusion chambers. Lab. Invest. **14**, 1568—1585 (1965).

Ross, R. R.: Chloroma and chloroleukemia. Amer. J. Med. **18**, 671—676 (1955).

Roulet, F.: Die infektiösen „spezifischen" Granulome. In: Handbuch der allgemeinen Pathologie. Bd. VII/1. Berlin-Göttingen-Heidelberg: Springer 1956.

Rowley, D., and C. Leuchtenberger: Antigen-stimulated desoxyribonucleic acid synthesis in vitro by sensitized mouse macrophages. Lancet 1964, 734—735.

Russell, G. V.: The compound granular corpuscle or gitter cell: a review, together with notes on the origin of this phagocyte. Texas Rep. Biol. Med. **20**, 338—351 (1962).

Ruyter, J. H. C.: Histochemisch aantoonbare polysachariden in de bloedcellen van de mens. Ned. T. Geneesk. **99**, 3245—3246 (1955).

Sabin, F. R.: Studies on living human blood cells. Bull. Johns Hopk. Hosp. **34**, 277—288 (1923).

— Cellular studies in tuberculosis. Amer. Rev. Tuberc. **25**, 153—171 (1932).

—, and C. A. Doan: The presence of desquamated endothelial cells, the so called clasmatocytes, in normal mammalian blood. J. exp. Med. **43**, 823—837 (1926).

—, — The relation of monocytes and plasmatocytes to early infection in rabbits with bovine tubercle bacilli. J. exp. Med. **46**, 627—670 (1927).

SABIN, F. R., C. A. DOAN, and R. S. CUNNINGHAM: The discrimination of two types of phagocytic cells in the connective tissues by the supravital technique. Contrib. Embryol. **16**, 125—162 (1925).

— —, and C. E. FORKNER: Studies on tuberculosis. J. exp. Med. **52**, Suppl. 3, 1—152 (1930).

SCHARTUM-HANSEN, H.: Das Sternalmark bei leukämischen Krankheiten und die Genese der Monocyten. Acta med. scand. Suppl. **112** (1940).

SCHILLING, V.: Mitosen in lymphoiden, mononukleären Exsudatzellen beim Meerschweinchen. Folia haemat. (Lpz.) **7**, 477—481 (1909).

— Zur Morphologie, Biologie und Pathologie der Kupfferschen Sternzellen, besonders der menschlichen Leber. Virchows. Arch. path. Anat. **196**, 1—68 (1909).

— (1911). Zit. nach SCHILLING, V.: Das Blutbild. Jena: Gustav Fischer 1943.

— Über das Leukocytenbild bei Variola vera. Münch. med. Wschr. **63**, 154—156 (1916).

— Hochgradige Monocytosen mit Makrophagen bei Endocarditis ulcerosa und über die Herkunft der großen Mononukleären. Z. klin. Med. **88**, 377—397 (1920).

— Der Monocyt in trialistischer Auffassung und seine Bedeutung im Krankheiltsbilde. Med. Klin. **22**, 563—567 (1926).

— Anmerkung zu dem Aufsatz: HITTMAIR: Die Monocytenleukämien und die leukämischen Reticuloendotheliosen. Folia haemat. (Lpz.) **66**, 139—140 (1942).

— Das Blutbild. Jena: Gustav Fischer 1943.

— Das Problem des Monocyten und seine Geschichte. Forsch. u. Fortschr. **25**, 299—301 (1949).

— Zur Monocytenfrage. Folia haemat. (Lpz.) **70**, 19—31 (1950/51).

— Periodisch-rezidivierende Neutropenie mit Monocytose. II. Hämatologie der periodischen Neutropenie; ihre Bedeutung für die Monocytengenese und den Trialismus der Monocyten. Folia haemat. (Lpz.) **71**, 1—97 (1951).

SCHITTENHELM, A., u. W. EHRHARDT: Untersuchungen über die Beziehungen des reticulo-endothelialen Systems zu den großen Monocyten des Blutes mit Hilfe der Vitalspeicherung. Z. exp. Med. **46**, 225—242 (1925).

SCHLENNER, F.: Über Technik der Oxydasereaktion und ihr Verhalten an Monocyten. Dtsch. med. Wschr. **47**, 6—7 (1921).

SCHMIDT, F. C.: Über das Vorkommen von Kupfferschen Sternzellen in der Leber von Fischen (Cyprinus carpio). Z. mikrosk. anat. Forsch. **62**, 487—520 (1956).

— Vorkommen und Verhalten von Sternzellen der Leber des Aales und ihre Beziehungen zum reticuloendothelialen System. Z. Zellforsch. **49**, 401—417 (1959).

SCHNEIDER, R.: Das mit Hilfe der Deckglasmethode gewonnene „Gewebsbild" unter hohen N-Lost-, Phosphamidester-, Trisäthyleniminobenzochinon- und Röntgenstrahlendosen. Strahlentherapie **122**, 290—299 (1963).

SCHNETZ, M., u. S. GREIF: Das Verhalten der weißen Blutzellen im Sternalmark und im peripheren Blut bei Grippe. Folia haemat. (Lpz.) **59**, 93—110 (1938).

SCHOEFL, G. I.: Studies on inflammation. III. Growing capillaries: Their structure and permeability. Virchows Arch. path. Anat. **337**, 97—141 (1963).

SCHÖNEICH, R.: Monomakrophagocytose bei Endocarditis lenta. Folia haemat. (Lpz.) **68**, 90—103 (1944).

SCHOOLEY, J. C.: Autoradiographic observations of plasma cell formation. J. Immunol. **86**, 331—337 (1961).

SCHRÖDER, K.: Über die cytochemische Darstellung und das Verhalten der alpha-Naphthylacetat-Esterase in menschlichen Blutzellen. Inauguraldissertation Freiburg 1960.

SCHUBERT, I. C. F., u. F. KATZENMEIER: Der zytochemische Nachweis der Leucinaminopeptidase in menschlichen Blut- und Knochenmarksausstrichen. In: Zyto- und Histochemie in der Hämatologie. 9. Freiburger Symposion. Herausgeber: H. MERKER. Berlin-Göttingen-Heidelberg: Springer 1963.

SCHÜMMELFEDER, N.: Probleme der Fermentcytochemie. Folia haemat., N. F. (Frankf.) **6**, 117—144 (1961).

SCHULTEN, H.: Die Sternalpunktion als diagnostische Methode. Leipzig: Georg Thieme 1937.

— Über atypische Agranulocytosen. Folia haemat. (Lpz.) **69**, 325—333 (1950).

— Lehrbuch der klinischen Hämatologie. Stuttgart: Georg Thieme 1953.

SCHULTZ, R. L., and D. C. PEASE: Cicatrix formation in rat cerebral cortex as revealed by electron microscopy. Amer. J. Path. **35**, 1017—1041 (1959).

SCHULTZ, W.: Über eigenartige Halserkrankungen. Gangränescierende Prozesse und Defekte des Granulozytensystemes. Dtsch. med. Wschr. **48**, 1495—1497 (1922).

— Monocytenleukämie. Folia haemat. (Lpz.) **63**, 285—293 (1940).

—, u. E. KRÜGER: Monocytenleukämie. Ergebn. inn. Med. Kinderheilk. **56**, 56—100 (1939).

SCHULZ, H.: Die mikroskopische Pathologie der Cytosomen in den Alveolarmakrophagen der Lunge. Beitr. path. Anat. **119**, 71—91 (1958).

SCHWARZ, E.: Zur Morphologie der akuten Leukosen (Monocytenleukämien). Folia haemat. (Lpz.) **45**, 1—42 (1931).

SCHWARZ, G.: Über die Herkunft der einkernigen Exsudatzellen bei Entzündungen. Wien. klin. Wschr. **17**, 1173—1175 (1904).

SCHWEINITZ, H. A., u. M. T. BRAUNS: Cytochemische Untersuchungen über den Bestand hydrolysierender Fermente in menschlichen Knochenmarkszellen. Proc. 8th Congr. Europ. Soc. Haemat. Vienna 1961, Part I/44.

SCHWIND, J. L.: The supravital method in the study of the cytology of blood and marrow cells. Blood **5**, 597—622 (1950).

SEEMANN, G.: Über die Herkunft der sogenannten Polyblasten (Histiocyten, Makrophagen). Verh. dtsch. Ges. Path. **25**, 77—79 (1930a).

— Über die Beziehungen zwischen Lymphocyten, Monocyten und Histiocyten, insbesondere bei Entzündung. Beitr. path. Anat. **85**, 303—370 (1930b).

— Über die Beziehungen zwischen den einkernigen Blut- und Bindegewebselementen und über ihre Rolle bei Entzündung. Arch. exp. Zellforsch. **11**, 162—164 (1931).

SEGERDAHL, H.: Über Sternalpunktionen. Uppsala 1935.

SEHRT, E.: Histologie und Chemie der Lipoide der weißen Blutzellen und ihre Beziehung zur Oxydasereaktion, sowie über den Stand der modernen Histologie der Zellipoide. Leipzig: Georg Thieme 1927a.

SEHRT, E.: Die histologische Darstellung der Lipoide der weißen Blutzellen (neutro- und eosinophile Leukocyten, Mastzellen, Übergangszellen und Mononukleäre) und die Beziehung dieser Lipoide zur Oxydasereaktion. Münch. med. Wschr. **74**, 139—141 (1927b).
— Zur Physiologie der Zellatmung und ihrer Beziehung zu neuen histologischen Befunden. Virchows Arch. path. Anat. **273**, 701—735 (1929).
SEVER, J. L.: Passive transfer of resistance to tuberculosis through use of monocytes. Proc. Soc. exp. Biol. Med. **103**, 326—329 (1960).
SEYDERHELM, I.: Über das Vorkommen von Makrophagen im Blut bei einem Fall von Endocarditis ulcerosa. Virchows Arch. path. Anat. **243**, 462—473 (1923).
SHELTON, E.: Zit. nach HULLIGER und ALLGÖWER: Experientia **19**, 577 (1963).
SIEGMUND, H.: Untersuchung über Immunität und Entzündung (ein Beitrag zur Pathologie des Endothelapparates). Verh. dtsch. Ges. Path. **19**, 114—126 (1923).
— Über einige Reaktionen der Gefäßwände und des Endokards bei experimentellen und menschlichen Allgemeininfektionen. Verh. dtsch. Ges. Path. **20**, 260—271 (1925).
SIERACKI, J., and J. W. REBUCK: Role of the lymphocyte in inflammation. In: The lymphocyte and lymphocytic tissue. Internat. Acad. Path. Monograph. New York: Paul B. Hoeber 1960.
SILBERBERG, M.: Untersuchungen über die Entwicklung der Makrophagen. Verh. dtsch. Ges. Path. **23**, 456—458 (1928a).
— Das Verhalten des aleukocytären und vital gespeicherten Körpers gegenüber der septischen Allgemeininfektion als Beitrag zur Entzündungs- und Monozytenlehre. Virchows Arch. path. Anat. **267**, 483—550 (1928b).
— Diskussionsbemerkung zu SEEMANN, G.: Über die Herkunft der sogenannten Polyblasten (Histiocyten, Makrophagen). Verh. dtsch. Ges. Path. **25**, 101—102 (1930).
SILVERMAN, L., and R. G. SHORTER: Histogenesis of the multinucleated giant cell. Lab. Invest. **12**, 985—990 (1963).
SIMON, G., et R. PICTET: Étude au microscope électronique des sinus spléniques et des cordons de Billroth chez le rat. Acta anat. **57**, 163—171 (1964).
SIMPSON, M. E.: On the reaction of the living blood cells to dyes. Anat. Rec. **21**, 82 (1921a).
— Vital staining of human blood with special reference to the separation of the monocytes. Univ. Calif. Publ. Anat. **1**, 1—9 (1921b).
— The experimental production of circulating endothelial macrophages and the relation of these cells to the monocytes. Univ. Calif. Publ. Anat. **1**, 11—19 (1921c).
— Vital staining of human and mammalian blood, with special reference to the separation of the monocytes. Anat. Rec. **23**, 37 (1922a).
— The experimental production of macrophages in the circulating blood. J. med. Res. **43**, 77—144 (1922b).
SIROLA, S., and K. SIROLA: A histochemical study of alkaline phosphatase in the leukocytes of blood and bone marrow in various diseases. Acta haemat. **18**, 313—324 (1957).

SINN, C. M., and F. W. DICK: Monocytic leukemia. Amer. J. Med. **20**, 588—602 (1956).

SISCHMAN, D. A., and E. D. HAY: Origin of osteoclasts from mononuclear leukocytes in regenerating newt limbs. Anat. Rec. **143**, 329—337 (1962).

SMITH, B., and L. J. RUBINSTEIN: Histochemical observations on oxidative enzyme activity in reactive microglia and somatic macrophages. J. Path. Bact. **83**, 572—575 (1962).

SMITH, C. H.: The leukocytic reaction in tuberculosis of infancy and childhood. Blood studies with the supravital technique. Amer. J. med. Sci. **182**, 221—231 (1931).

SMITH, W. N. A.: The sites of action of trypan blue in cardiac teratogenesis. Anat. Rec. **147**, 507—523 (1963).

SORENSON, G.: An electron microscopic study of popliteal lymph nodes from rabbits. Amer. J. Anat. **107**, 73—96 (1960).

SPECTOR, W. G., and A. W. J. LYKKE: The cellular evolution of inflammatory granulomata. J. Path. Bact. **92**, 163—177 (1966).

— M. N. WALTERS, and D. A. WILLOUGHBY: The origin of the mononuclear cells in inflammatory exudates induced by fibrinogen. J. Path. Bact. **90**, 181—192 (1965).

—, and D. A. WILLOUGHBY: The effect of vascular permeability factors on the emigration of leucocytes. J. Path. Bact. **87**, 341—346 (1964).

SPEIRS, R. S., and E. E. SPEIRS: Cellular localization of radioactive antigen in immunized and nonimmunized mice. J. Immunol. **90**, 561—575 (1963).

STAFFORD, J. L., N. H. KEMP, and R. TANNER: Cytogenetics and the assessment of marrow dyscrasia. In: Current Research in Leukemia. Ed. F. G. J. HAYHOE. Cambridge: University Press 1965.

STAHL, R., HORSTMANN u. HILSNITZ: Untersuchungen mittels der vitalen Jodfixation am strömenden Blute und am Knochenmark. Virchows Arch. path. Anat. **257**, 392—414 (1925).

STARCK, D.: Embryologie. Stuttgart: Georg Thieme 1955.

STEIGLEDER, G. K., u. H. LÖFFLER: Zum histochemischen Nachweis unspezifischer Esterasen und Lipasen. Arch. klin. exp. Derm. **203**, 41—60 (1956).

—, u. K. SCHULTIS: Die Bedeutung des Nachweises unspezifischer Esterasen in Bindegewebszellen der Haut. Arch. klin. exp. Derm. **204**, 448—456 (1957).

STILL, W. J. S.: Pathogenesis of experimental atherosclerosis. Arch. Path. **78**, 601—612 (1964).

STOBBE, H.: Zur Diagnostik der Monocytenleukämie. Proc. 7th Congr. Europ. Soc. Haemat. London 1959. Part II, 256—259 (1960).

STOCKINGER, L., u. G. KELLNER: Der Lymphocytennucleolus. I. Mitt. Die Darstellung und Bedeutung des Nucleolus. Wien. Z. inn. Med. **33**, 135—141 (1952).

STORTI, E., and S. PERUGINI: Cytochemical researches on the lipids of the hematic cells with particular attention to those of acute leukosis. Acta haemat. **5**, 321—333 (1951).

— — e M. SOLDATI: Quadro citotopochimico dei polisaccaridi nelle cellule del sangue e degli organi emapoietici dell'uomo normale. Medicina **3**, 145—178 (1953a).

Storti, E., S. Perugini, and M. Soldati: Cytochemical investigation of normal megakaryocytes and platelets. Acta haemat. **10**, 144—149 (1953b).

Strasser, U.: Über Leukopenie unter physiologischen und pathologischen Bedingungen. Wien. Arch. klin. Med. **25**, 283—320 und 387—400 (1934).

Stump, M. M., G. L. Jordan, M. E. de Bakey, and B. Halpert: Endothelium grown from circulating blood on isolated intravascular dacron hub. Amer. J. Path. **43**, 361—367 (1963).

Stutte, H. J.: Zur fermenthistochemischen Differenzierung reticuloendothelialer Milzzellen. Verh. dtsch. Ges. Path. **49**, 280—283 (1965).

— Morphologische und fermentcytochemische Untersuchungen zur Abgrenzung der Sinuswandzellen an Schnittpräparaten der menschlichen Milz. Virchows Arch. path. Anat. **341**, 307—316 (1966).

— Zur Cytologie und Fermentcytochemie der menschlichen Milz. Untersuchungen an Ausstrichpräparaten. Klin. Wschr. **45**, 210—217 (1967).

Suter, E., and L. Hulliger: Nonspecific and specific cellular reactions to infections. Ann. N. Y. Acad. Sci. **88**, 1237—1245 (1960).

Sutton, J., and L. Weiss: Transformation of monocytes in tissue culture into macrophages, epithelioid cells, and multinucleated giant cells. J. Cell. Biol. **28**, 303—332 (1966).

Suzuki, T. (1928): Zit. nach Schultz und Krüger: Ergebn. inn. Med. Kinderheilk. **56**, 56—100 (1939).

Swartzendruber, D. C., and C. C. Congdon: Electron microscope observations in tingible body macrophages in mouse spleen. J. Cell. Biol. **19**, 641—646 (1963).

—, and M. G. Hanna: Electron microscopic autoradiography of germinal center cells in mouse spleen. J. Cell Biol. **25**, 109—119 (1965).

Sweany, H. C., and W. Cannemeyer: Monocytic leukemia. Arch. Path. **32**, 429 bis 440 (1941).

Swirtschewskaja, B.: Über leukämische Reticuloendotheliose. Virchows Arch. path. Anat. **267**, 456—476 (1928).

Sydenstricker, V. B., and T. B. Phinizy: Acute monocytic leukemia: A case with particular autopsy. Amer. J. med. Sci. **184**, 770—777 (1932).

Tanaka, H.: Comparative cytologic studies by means of an electron microscope on monocytes, subcutaneous histiocytes, reticulum cells in the lymph nodes and peritoneal macrophages. In: Ann. Rpt. Inst. Virus Res. Kyoto Univ. Ser. A, **1**, 87—149 (1958).

Tannenberg, J.: Experimentelle Untersuchungen über lokale Kreislaufstörungen. IV. Die Leukocytenauswanderung und die Diapedese der roten Blutkörperchen. Frankfurt. Z. Path. **31**, 351—384 (1925).

— Über die Umwandlung von Fibroblasten in Makrophagen in der Kultur. Verh. dtsch. Ges. Path. **24**, 29—35 (1929).

Teicher, H.: Das Sternalmark. Leipzig: VEB Georg Thieme 1958.

Teir, H.: Neubildung und Abbau der Granulocyten. Verh. dtsch. Ges. Path. **50**, 219—233 (1966).

—, and T. Rytömaa: Elimination of granulocytes in the intestinal tract and its pathological consequences. Meth. Achiev. Exptl. Path. **1**, 639—676 (1966).

TEMPKA, T., u. B. BRAUN: Das morphologische Verhalten des Sternalpunktates in verschiedenen Stadien der perniciösen Anämie und seine Wandlungen unter dem Einfluß der Therapie. Folia haemat. (Lpz.) **48**, 355—401 (1932).

—, u. M. KUBICZEK: Das normale und pathologische Splenogramm im Lichte eigener Untersuchungen. I. Mitt. Das normale Splenogramm. Folia haemat. (Lpz.) **60**, 18—37 (1938).

THADDEA, S., u. D. BAKALOS: Zur Frage der Monocytenentstehung. Dtsch. med. Wschr. **65**, 668—671 (1939).

THORBECKE, G. J., L. J. OLD, B. BENACERRAF, and D. G. CLARKE: A histochemical study of acid and alkaline phosphatase in mouse livers during various conditions modifying activity of the reticulo-endothelial system. J. Histochem. Cytochem. **9**, 392—399 (1961).

THORPE, B. D., and S. MARCUS: Phagocytosis and intracellular fate of pasteurella tularensis. II. In vitro studies with rabbit alveolar and guinea pig alveolar and peritoneal mononuclear phagocytes. J. Immunol. **93**, 558—565 (1964).

TIMOFEJEWSKY, A. D., u. S. W. BENEWOLENSKAJA: Explantationsversuche von weißen Blutkörperchen mit Tuberkelbazillen. Arch. exp. Zellforsch. **2**, 31—42 (1926).

TISCHENDORF, W.: Klinische Beiträge zur Monocytenabstammung und Unterscheidung dreier Blutmonocytentypen. Dtsch. med. Wschr. **72**, 123—127 (1947).

— Lymphknoten. In: Handbuch d. ges. Hämat. Bd. I/1. München-Berlin-Wien: Urban & Schwarzenberg 1957.

TOBIASCH, V.: Über die Anwendung cytochemischer Methoden in der Hämatologie. Folia haemat. (Lpz.) **79**, 133—221 (1962).

TOMPKINS, E. H.: Clinical applications of supravital staining. J. Lab. clin. Med. **17**, 921—931 (1932).

— The monocyte. Ann. N. Y. Acad. Sci. **59**, 732—745 (1955).

TOUGH, J. M., A. J. JACOBS, M. W. C. BROWN, A. G. BAIKIE, and E. R. D. WILLIAMSON: Cytogenetic studies on bone marrow in chronic myeloid leukemia. Lancet **1963**, 844—846.

TREPEL, F.: Die Genese der Hautfenstermakrophagen. Proc. 10th Congr. Europ. Soc. Haemat. Strasbourg 1965.

—, and H. BEGEMANN: On the origin of the skin window macrophages. Acta haemat. **36**, 386—398 (1966).

TROWELL, O. A.: Lymphocytes. In: Cells and tissues in culture. Ed. E. N. WILLMER. Vol. 2, 95—172. London-New York: Academic Press 1965.

TRUJILLO, J. M., and S. OHNO: Chromosomal alteration of erythropoietic cells in chronic myeloid leukemia. Acta haemat. **29**, 311—316 (1963).

TSCHASCHIN, S.: Über die Herkunft und Entstehungsweise der lymphocytoiden (leukocytoiden) Zellen, der „Polyblasten", bei der Entzündung. Folia haemat. (Lpz.) **16**, 247—294 (1913).

TSUJI, S., S. OSHIMA, M. OSHIRO, and T. IZUMI: Studies on the "transfer factor" of tuberculin hypersensitivity in animals. I. Observations of successful passive transfer of tuberculin hypersensitivity with fractions of either disrupted alveolar macrophages or serum of sensitized and challenged rabbits. J. Immunol. **93**, 838—849 (1964).

Tucker, D. N., W. C. Hill, and G. E. Gifford: The effect of pH on phagocytosis by rabbit mononuclear phagocytes. J. infect. Dis. **112**, 47—52 (1963).

Tullis, J. L.: Radioresistant cells in certain radiosensitive tissue of swine ex-
posed to atomic bomb radiation. Arch. Path. **48**, 171—177 (1949).

Ugriumow, B.: Ein Fall von akuter Reticuloendotheliose. Zbl. Path. **42**, 103—106
(1928).

Undritz, E.: Die regionären Monocyten der Blutkörperchennester. Folia haemat.
(Lpz.) **70**, 32—42 (1950).

— Hämatologische Tafeln. Nürnberg: Sandoz A.G. 1952.

— Diskussionsbemerkung zu Braunsteiner, H.: Zytochemische Untersuchungen an der Rebuckschen Hautfenstermethode. In: Zyto- und Histochemie in
der Hämatologie. 9. Freiburger Symposion. Herausgeber: H. Merker. Berlin-
Göttingen-Heidelberg: Springer 1963a.

— Die Peroxydasereaktionen und ihre praktische Bedeutung. In: Zyto- und
Histochemie in der Hämatologie. 9. Freiburger Symposion. Herausgeber:
H. Merker. Berlin-Göttingen-Heidelberg: Springer 1963b.

Ungar, J., and G. R. Wilson: Monocytes as a source of alveolar phagocytes.
Amer. J. Path. **11**, 681—691 (1935).

Vaithianathan, T., S. J. Bolonik, and J. G. Gruhn: Leukemic reticuloendotheliosis. Amer. J. clin. Path. **38**, 605—614 (1962).

van der Waerden, B. K., u. E. Nievergelt: Tafeln zum Vergleich zweier
Stichproben mittels X-Test und Zeichentest. Berlin-Göttingen-Heidelberg:
Springer 1956.

Volkman, A., and J. L. Gowans: The production of macrophages in the rat.
Brit. J. exp. Path. **46**, 50—61 (1965a).

— The origin of macrophages from bone marrow in the rat. Brit. J. exp. Path.
46, 62—70 (1965b).

Vorbrodt, A.: Histochemically demonstrable phosphatases and protein synthesis.
Exp. Cell Res. **15**, 1—20 (1958).

Vorwald, A. J.: The early cellular reaction in the lungs of rabbits injected intra-
venously with human tubercle bacilli. Amer. Rev. Tuberc. **25**, 74—88
(1932).

Wacholder, K.: Die heutige Norm des weißen Blutbildes. Folia haemat. (Lpz.)
71, 536—548 (1952).

— A. Beckmann u. H. Walter: Änderungen des weißen Blutbildes nach
Nahrungsaufnahme. Alimentäre Leukopenie und alimentäre Leukocytose.
Pflügers Arch. ges. Physiol. **251**, 459—484 (1949).

Wachstein, M.: Alkaline phosphatase activity in normal and abnormal human
blood and bone marrow cells. J. Lab. clin. Med. **31**, 1—17 (1946).

— The distribution of histochemically demonstrable glycogen in human blood
and bone marrow cells. Blood **4**, 54—59 (1949).

— Histochemistry of leukocytes. Ann. N. Y. Acad. Sci. **59**, 1052—1065 (1955).

—, and G. Wolf: The histochemical demonstration of esterase activity in human
blood and bone marrow smears. J. Histochem. Cytochem. **6**, 457 (1958).

Wainwright, C. W., and G. L. Duff: Monocytic leukemia. Bull. Johns Hopk.
Hosp. **58**, 267—285 (1936).

WARFVINGE, L. E.: Boeck's sarcoid, experimentally produced by virulent, human tubercle bacilli in a case of Schaumann's disease. Acta med. scand. **114**, 159—270 (1943).

WASSERMANN, F.: Wachstum und Vermehrung der lebendigen Masse. In: Handbuch der mikrosk. Anatomie Bd. I/2. Berlin: Springer 1929.

— The intercellular components of connective tissue: origin, structure, and interrelationship of fibres and ground substance. Ergebn. Anat. Entw. Gesch. **35**, 240—333 (1955).

WATANABE, K.: Versuche über die Wirkung in die Trachea eingeführter Tuberkelbacillen auf die Lunge von Kaninchen. Beitr. path. Anat. **31**, 368—382 (1902).

WATKINS, C. H., and B. E. HALL: Monocytic leukemia of Naegeli and Schilling types. Amer. J. clin. Path. **10**, 387 (1940).

WEBB, R. A., and L. J. WITTS: Monocytes of rabbit in B. monocytogenes infection, study of their staining reactions and histogenesis. J. Path. Bact. **30**, 687—712 (1927).

WEERDT, W. DE: Recherches hématologiques sur la biopsie médullaire. Rev. belge sci. méd. **11**, 297—325 (1939).

WEHNERT, W.: Pers. Mitt. (1966).

WEIDENREICH, F.: Die Leukocyten und verwandte Zellformen. Ergebn. Anat. Entw. Gesch. **19**, 527—892 (1909).

WEIL, P. E., et S. PERLES: La ponction sternale. Paris: Masson 1938.

WEILL, P.: Über Erythrophagocytose im strömenden Blute. Folia haemat. (Lpz.) **26**, 27—39 (1920).

WEISS, L.: The structure of intermediate vascular pathways in the spleen of rabbits. Amer. J. Anat. **113**, 51—92 (1963).

—, and D. W. FAWCETT: Cytochemical observations on chicken monocytes, macrophages and giant cells in tissue culture. J. Histochem. Cytochem. **1**, 47—65 (1953).

WELSCH, U., u. R. CAESAR: Transendotheliale Granulocytenemigration in der Zunge des Frosches bei der Entzündung. Beitr. path. Anat. **135**, 235—249 (1967).

WERMEL, E. M.: Reaktion der Zellen auf Tuberkelbazillen in den Gewebskulturen. Virchows Arch. path. Anat. **281**, 297—315 (1931).

WHANG, J., E. FREI, J. H. TIJO, P. P. CARBONE, and G. BRECHER: The distribution of the Philadelphia chromosome in patients with chronic myelogenous leukemia. Blood **22**, 664—673 (1963).

WHITBY, L. E. H., and J. M. CHRISTIE: Monocytic leukemia. Lancet **1935**, 80—82.

WHITELAW, D. M.: The intravascular lifespan of monocytes. Blood **28**, 455—464 (1966).

WIEDERMANN, G., J. PÄRTAN, N. THUMB u. H. BRAUNSTEINER: Die Funktion der Lymphocyten. Proc. 6th Congr. Europ. Soc. Haemat. Copenhagen 1957.

WIENER, J., and D. SPIRO: Electron microscope studies in experimental thrombosis. Exp. molec. Path. **1**, 554—572 (1962).

— —, and H. O. ZUNKER: A cellular study of tuberculin sensitivity. Amer. J. Path. **47**, 723—764 (1965).

WILLIS, R. A.: Pathology of tumours. St. Louis: C. V. Mosby Comp. 1953.

WILSON, J. W.: Zit. nach ATERMAN, K.: The structure of the liver sinusoids and the sinusoidal cells. In: The liver. Ed. C. ROUILLER. New York-London: Academic Press 1963.

WILTSHAW, E., and W. C. MOLONEY: Histochemical and biochemical studies on leukocyte alkaline phosphatase activity. Blood 10, 1120—1131 (1955).

WISLOCKI, G. B., J. J. RHEINGOLD, and E. W. DEMPSEY: The occurence of the periodic acid-Schiff reaction in various normal cells of blood and connective tissue. Blood 4, 562—568 (1949).

WITTE, S.: Die Agranulocytose. In: Almanach der Blutkrankheiten. München: I. F. Lehmanns Verlag 1962.

WJERESZINSKY, A.: Über die freien Zellen der serösen Exsudate, ihren Ursprung, ihre genetischen Wechselbeziehungen und ihre prospektiven Potenzen. Haematologica 5, 41—65 (1924).

WOLFART, W.: Histoautoradiographische Untersuchungen zum Stoffwechsel und zur Genese des tuberkulösen Granulationsgewebes. Beitr. path. Anat. 129, 436—483 (1964).

WOLLENBERG, H. W.: Beiträge zur Monocytenfrage. Z. klin. Med. 95, 321—327 (1922).

— Die historische Entwicklung der Monocytenfrage. Ergebn. inn. Med. Kinderheilk. 28, 638—656 (1925).

WUHRMANN, F., u. H. H. MÄRKI: Über den Zusammenhang zwischen dem quantitativen Verhalten der Gamma-Globuline und der Monocyten im Blut von Tumorkranken. Münch. med. Wschr. 101, 2123—2127 (1959).

WULFF, H. R.: Histochemical studies of leukocytes from an inflammatory exudate. V. Alkaline and acid phosphatases and esterases. Acta haemat. 30, 159—167 (1963).

WULFF, M. R., and H. R. WULFF: Histochemical demonstration of polysaccharides in blood cells using the hexamine-silver technique. Danish med. Bull. 11, 20—23 (1964).

WURM, E.: Über die Entstehung der Fremdkörperriesenzellen. Beitr. path. Anat. 116, 149—167 (1956).

WYSCHEGORODZEWA, W. D.: Zur Frage der monozytären Leukämie. Folia haemat. (Lpz.) 38, 355—366 (1929).

YERSIN, A. (1888): Zit. nach MAXIMOW, A.: J. infect. Dis. 37, 418—429 (1925).

YOUNG, R. H., and E. E. OSGOOD: Sternal marrow aspirated during life. Arch. intern. Med. 55, 186—203 (1935).

ZIEGLER, K.: Über die Beziehung zwischen myeloider Umwandlung und myeloider Leukämie und der Bedeutung der großen mononukleären ungranulierten Zelle. Folia haemat. (Lpz.) 6, 113—151 (1908).

ZOLLINGER, H. U.: Radio-Histologie und Radio-Histopathologie. In: Handbuch der allgemeinen Pathologie, Bd. X/1. Berlin-Göttingen-Heidelberg: Springer 1960.

— Die Wundheilung vom Standpunkt der pathologischen Anatomie. Helv. chir. Acta 29, 181—207 (1962).

ZWEIFACH, B. W.: Structural makeup of the capillary wall. Ann. N. Y. Acad. Sci. 61, 670—677 (1955).

Namenverzeichnis

Die *kursiven* Seitenzahlen beziehen sich auf die Literatur